Robert D. Hinshelwood & Wilhelm Skogstad (Hg.)
Organisationsbeobachtung

»edition psychosozial«

Robert D. Hinshelwood &
Wilhelm Skogstad (Hg.)

Organisationsbeobachtung

Psychodynamische Aspekte der Organisationskultur
im Gesundheitswesen

Herausgeber der deutschen Ausgabe: Burkard Sievers

Psychosozial-Verlag

Originaltitel: Observing Organisations. Anxiety, Defence and Culture in Health Care. Autorisierte Übersetzung der englischen Originalausgabe von Routledge, Mitglied der Taylor & Francis Group. Alle Rechte vorbehalten.

Bibliografische Information Der Deutschen Bibliothek
Die Deutsche Bibliothek verzeichnet diese Publikation in der Deutschen Nationalbibliografie; detaillierte bibliografische Daten sind im Internet über <http://dnb.ddb.de> abrufbar.

Deutsche Erstveröffentlichung
© 2006 Psychosozial-Verlag
Goethestr. 29, D-35390 Gießen.
Tel.: 0641/77819; Fax: 0641/77742
E-Mail: info@psychosozial-verlag.de
www.psychosozial-verlag.de
Umschlagabbildung: K. Haring: »Ohne Titel«, 1982 © The Estate of Keith Haring (Haring, Tafel 24)
Umschlaggestaltung nach Entwürfen des Ateliers Warminski, Büdingen.
Lektorat: Rita Stolbinger
Gesamtherstellung: Majuskel Medienproduktion GmbH, Wetzlar
www.digitalakrobaten.de
Printed in Germany
ISBN 3-89806-566-9
ISBN 978-3-89806-566-5

Inhalt

Vorwort zur deutschen Ausgabe

Burkard Sievers

Ähnlich wie die englische Originalversion dieses Buches hat auch die deutsche Übersetzung eine längere Geschichte. Während ›Observing Organisations‹ auf der mehr als 15-jährigen Arbeit und Erfahrung mit der von Robert D. Hinshelwood entwickelten psychoanalytischen Beobachtungsmethode von Organisationen beruht – der erste Beitrag (Kapitel 4) erschien bereits 1987 –, ging dem Projekt der deutschen Übersetzung die Veröffentlichung eines Beitrags von Wilhelm Skogstad (2002) in der ›Freien Assoziation‹ voraus, in dem er über seine Erfahrungen mit psychoanalytischen Beobachtungen von psychiatrischen und medizinischen Einrichtungen berichtete. Im Zusammenhang mit dem Verlagswechsel der ›Freien Assoziation‹ vom Daedalus zum Psychosozial-Verlag im Jahre 2003 entstand dann die Idee, zunächst einige Kapitel des Buches in deutscher Übersetzung in der ›Freien Assoziation‹ zu veröffentlichen, um so eine spätere Übersetzung des ganzen Buches vorzubereiten. Nachdem inzwischen vier Beiträge in der ›Freien Assoziation‹ erschienen sind, freue ich mich, dass die ›Organisationsbeobachtung‹ nun auch für einen breiteren Leserkreis zugänglich ist.

Dass mich das von R. D. Hinshelwood und Wilhelm Skogstad herausgegebene Buch sehr angesprochen und die darin dargestellte Methode der Organisationsbeobachtung fasziniert hat, ist wohl vor allem darauf zurückzuführen, dass die ihm zugrunde liegende Perspektive auf der von Isabel Menzies (1959/1988) – in Anlehnung an Elliot Jaques (1953, 1955) – entwickelten Theorie der Angstabwehr-Funktion sozialer Systeme basiert. Nur allzu gut erinnere ich mich daran, wie hilfreich ich damals diesen Artikel von Menzies (in der deutschen Übersetzung 1974 in der ›Gruppendynamik‹) fand, um die Interdependenz – und Verstrickungen – sozialer und psychischer Dynamiken in Organisationen besser zu verstehen. Ihre Arbeit über das Pflegepersonal in einem englischen Krankenhaus hat mir nicht zuletzt dabei geholfen, vieles, was ich kurz zuvor im Rahmen einer Group Relations Conference des Tavistock Institute in Leicester als Teilnehmer erfahren hatte, ›einzuordnen‹ und in einem größeren systemischen Kontext zu denken. (Die Bedeutung, die Menzies' Arbeit für die in diesem Buch beschriebene Methode der Organisationsbeobachtung zukommt, wird von R. D. Hinshelwood und Wilhelm Skogstad in Kapitel 1 ausführlich beschrieben; in ihrer Einführung weisen die Herausgeber auch deutlich darauf hin, welche nachhaltige Wirkung die Erfahrung der psycho-sozialen Dynamik in den Leicester-Konferenzen auf sie und ihre Arbeit gehabt hat.)

Wenngleich Hinshelwood und Skogstad selbst auch Psychoanalytiker sind, so steht es für sie doch außer Frage, dass »wir [...] uns Organisationen nicht mit der gleichen Forschungsmethode nähern [können], die wir in der psychoanalytischen Praxis anwenden« (Kapitel 2, Satz 1). Die Überzeugung, dass es bei einer psychoanalytisch orientierten Beobachtung von Organisationen nicht darum gehen kann, eine Organisation ›auf die Couch zu legen‹, ist nicht zuletzt aus ihrer früheren Erfahrung mit der in den 1950er Jahren an der Tavistock Clinic von Bick (1964) entwickelten Methode der Babybeobachtung entstanden.

Die in diesem Buch zugrunde gelegte und in vielen Beiträgen aus der medizinischen und psychiatrischen Praxis ausführlich beschriebene Methode der Organisationsbeobachtung verdeutlicht, wie sehr die jeweilige Subjektivität des Beobachters und seines bzw. ihres Erlebens einen Zugang zu dem zu verschaffen vermag, was im Alltag von Organisationen weithin unter der Oberfläche bleibt – obwohl es die alltägliche Realität der Arbeit sowie das Leben der Menschen in diesen Einrichtungen hochgradig beeinflusst. Die Beobachtungsberichte machen oft auf für die Autoren wie den Leser erschreckende Weise deutlich, welcher Aufwand in der Alltagsroutine der medizinischen und psychiatrischen Einrichtungen betrieben wird, um die gerade im Gesundheitssystem unverkennbaren Ängste vor Erkrankung, Ansteckung, Verrücktwerden und Sterben abzuwehren und welche psychischen und sozialen Kosten damit verbunden sind. Die Berichte vermitteln einen nachhaltigen Eindruck von dem immensen Ausmaß an Leiden, dem Patienten und Bewohner ebenso wie die in diesen Einrichtungen Beschäftigten vor allem deshalb ausgesetzt sind, weil die alltägliche Erfahrung weder erlebt noch reflektiert werden kann und sich der institutionelle Kontext – seine Kultur, Mythen, Einstellungen und Strukturen – dem Denken entzieht, weil es als zu schwierig und schmerzhaft erscheint.

Dem Buch und der darin ausführlich belegten Beobachtungsmethode liegt nicht zuletzt ein Verständnis von Organisationskultur zugrunde, das weit über den üblichen, vorwiegend im (amerikanischen) Unternehmenskontext entwickelten Rahmen hinausreicht. Kultur wird in diesem Buch als eine auf eher impliziten und weithin unbewussten Mythen beruhende ›Organisationsrealität‹ verstanden, die es im doppelten Kontext der jeweils vorherrschenden Ängste und ihrer Abwehr zu verstehen gilt. Und wie die einzelnen Berichte immer wieder aufs Neue verdeutlichen, setzen die Versuche, eine solche Kultur zu verstehen, auch die Bereitschaft des Beobachters voraus, die jeweilige Kultur zu erleiden. Aus und in der Erfahrung dieser Organisationsbeobachtungen zu lernen, d.h. die Erfahrung wirklich zu erleben, um so neues Denken, Verstehen und somit die Voraussetzung für Veränderungen der Organisation zu ermöglichen, ist ohne Er-leiden kaum möglich. Leiden ist, wie der französische Psychoanalytiker Christophe Dejours (1990, 1998) gezeigt hat, ein unabdingbarer Teil jeder – und vor allem kreativer – Arbeit. Und es ist dieses oft schmerzhafte eigene Erleben des Leidens bei der Arbeit des Beobachtens, das den Autoren der Berichte in diesem Band einen Zugang zu dem Leiden in der Arbeit der jeweiligen Einrichtung sowie zu der vielfältigen Abwehr verschafft hat, mit der die Erfahrung von Leiden im Alltag von Organisationen immer wieder vermieden oder gar negiert wird.

Wenngleich sich die Beobachtungsberichte in diesem Buch auch auf Einrichtungen des National Health Service (NHS) in den 1980er und 1990er Jahren beschränken, so scheinen sie mir nicht zuletzt deshalb wenig an Aktualität verloren zu haben, als diese Phase der Reform des britischen Gesundheitswesens auf ähnliche Weise durch ein ›totalitäres Denken‹ geprägt gewesen ist, wie wir es heutzutage in der Bundesrepublik Deutschland (und anderen europäischen Ländern) im Kontext der Gesundheitsreform erleben. Dieses Buch, die darin verdeutlichte Beobachtungsmethode und das ihr zugrunde liegende Denken sind deutliche Belege dafür, dass es bei der Qualität der Behandlung und Versorgung von kranken Menschen auf weitaus mehr ankommt, als nur dafür zu sorgen, dass ›die Zahlen stimmen‹. Es ist mein Wunsch und meine Hoffnung, dass die hier dargestellte Methode der Organisationsbeobachtung auch im deutschsprachigen Bereich verstärkt Eingang in die Aus- und Fortbildung solcher Berufsgruppen finden wird, die im Gesundheitswesen und anderen sozialen Bereichen tätig sind.

Obgleich die Organisationsbeobachtung zunächst zwar als Aus- und Fortbildungsmethode im Bereich der Psychiatrie und Psychotherapie entstanden ist, so kommt ihr m. E. gleichwohl große Bedeutung für die Weiterentwicklung einer psychodynamisch orientierten Organisationsforschung zu. Über den Bereich des Gesundheitswesens hinaus kann die hier beschriebene Organisationsbeobachtung Aktionsforschern und den sozialen Systemen, mit denen sie arbeiten, dabei helfen, solche Einsichten in die psychosoziale Dynamik unterhalb der Oberfläche von Organisationen zu gewinnen, die sich nicht zuletzt aufgrund ihrer Unbewusstheit dem Zugang durch herkömmliche Methoden der Sozialforschung weithin entziehen.

Auch wenn es utopisch erscheinen mag, die hier beschriebene Arbeits- und Forschungsweise in die Aus- und Fortbildung künftiger Manager und Führungskräfte in Deutschland zu integrieren, so könnte ein solches Unterfangen – zumindest *in nuce* – sicherlich dazu beitragen, die Wahrnehmungen und das Denken der Wirklichkeit von Managern nachhaltig zu verändern. Das könnte dazu führen, dass Rolleninhaber in Organisationen im privaten, sozialen und öffentlichen Bereich damit beginnen, ihre Rollen und Organisationen anders zu denken – und zu gestalten. Dass einige Kollegen, beispielsweise in Australien (Willshire 1999), den Niederlanden, Österreich und Schweden, bereits mit dieser bzw. ähnlichen Methode der Organisationsbeobachtung im Rahmen der (nichtmedizinischen) universitären Ausbildung arbeiten, scheint dafür zu sprechen, dass Utopie (gelegentlich doch) machbar ist.

Ich möchte dieses Vorwort nicht beenden, ohne mich ausdrücklich vor allem bei denen zu bedanken, die einzelne Kapitel dieses Buches übersetzt haben – zumeist ohne dafür eine finanzielle Vergütung erhalten zu haben: Willibald Erlacher, Julia Fink, Jasmin Frank, Vanessa Hartig, Wolfgang Kölker, Mechthild Lang, Gisela Lazar, Verena Mell, Nadine Mutz, Claudia Nagel, Martin Padeck, Inge Saunders und Gerd Woschnak. Wilhelm Skogstad hat dankenswerter Weise die Mühe auf sich genommen, alle Übersetzungen Korrektur zu lesen und sie, wenn notwendig, zu überarbeiten. Ohne die intensive Arbeit von ihnen allen sowie die Unterstützung von Hans-Jürgen Wirth, dem Verleger der ›Freien Assoziation‹ und dieses Buches, hätte die nun vorliegende deutsche Übersetzung nicht erscheinen können.

Remscheid
April 2006

Vorwort zur englischen Ausgabe

Anton Obholzer

Ich habe mich deshalb über die Einladung gefreut, ein Vorwort für dieses Buch zu schreiben, weil ich die Arbeit, die darin beschrieben wird, seit langem für wichtig erachte und schätze. Dies ist ein äußerst schmerzhaftes Buch – es zeigt sehr genau, wie es in Institutionen zugeht. Deshalb besteht vielleicht die Gefahr, dass es aufseiten des Lesers eine Abwehr gegenüber psychischen Schmerzen mobilisiert. Ich möchte Sie dringend auffordern, es zu lesen, denn es zeichnet ein ausgezeichnetes Bild der institutionellen psychischen Wirklichkeit. Eine Beobachtung nach der anderen verdeutlicht die Verzweiflung, das Elend und die Schmerzen der Patienten wie des medizinischen und pflegerischen Personals, die ihrer täglichen Arbeit in diesem Bereich wie unter einer Bestrahlung von Leiden nachgehen. Die derzeitige Mode im Gesundheitsmanagement ist vor allem an der Errichtung von Standards ausgerichtet, die bei der Erbringung von Dienstleistungen in der Psychiatrie oder in der Kardiologie eingehalten werden müssen, wobei diese Standards überwacht, überprüft und ihre Befolgung streng kontrolliert werden. Ich zweifle nur wenig daran, dass dies zu einer größeren Klarheit der Ziele und zu einer gewissen Leistungsverbesserung beitragen wird, doch bin ich alt genug, um mich an die Probleme von Kulturen mit linkssozialistischen Kontroll- und Befehlstrukturen zu erinnern und welchen Unsinn die von zentraler Stelle gesetzten Ziele aus der ursprünglichen Mitbestimmung der Arbeiter machten.

Diesem Managementansatz mangelt es meiner Ansicht nach vor allem daran, die zugrunde liegende Ursache dafür aufzuzeigen, warum wir derartige Management- und Arbeitsprobleme im National Health Service (NHS) haben und warum es eine derartige Kluft gibt zwischen denen, die an der vordersten Front arbeiten –Ärzten, Krankenpflegern und anderen, die in täglichem Kontakt mit Patienten stehen – und denen, die diesen Kontakt nicht haben, Manager, die Leute im Finanzwesen und die große Zahl der Angestellten, die uns mit Anfragen, Rundschreiben, Newslettern usw. überschütten.

Was all ihnen fehlt, ganz gleich, ob sie an der Front stehen oder die Nachhut bilden, ist das, was so lebendig in diesem Buch beschrieben wird. Kapitel für Kapitel lässt die Verzweiflung, den Schmerz, die geistige Abstumpfung und die Abwehr von Leiden lebendig werden, die wir alle erleben. Die Frontarbeiter sind allzu sehr darum bemüht, für ihr eigenes und emotionales Überleben zu sorgen, um in der Lage zu sein, zu reflektieren, in was sie verstrickt sind. Die Arbeiter der Nachhut ›wissen‹ was vor sich geht mit einer

Art ›blinder Klarheit‹, die daraus resultiert, dass sie nie ›vor Ort‹ am Arbeitsplatz sind und sich zusätzlich von diesem Leiden dadurch distanzieren, dass sie sich in das nur allzu gut bekannte Spiel des ›sie und wir‹ einlassen. Die Schönheit dieses Buches besteht darin, dass es Seite für Seite der Beobachtungen detailliert beschreibt, was in den unterschiedlichen Einrichtungen des National Health Service vor sich geht. Verständlicherweise erstreckt sich die Mehrzahl der Beobachtungen auf Einrichtungen der Psychiatrie, aber das Buch enthält auch genügend Beschreibungen anderer alltäglicher Einrichtungen des Gesundheitswesens und ermöglicht so eine breite Anwendung. Nur wenn die in diesen Kapiteln beschriebene ›ökologische Basis‹ des NHS in Betracht gezogen wird, ist es möglich, Fortschritte bei der Entwicklung des neuen NHS zu machen, das als modern, verlässlich und gerecht gepriesen wird.

Das Buch unternimmt nicht den Versuch, Vorschläge zu machen, was gegen die persönlichen und institutionellen Dilemmata unternommen werden kann, die es so anschaulich beschreibt. Es hat sich zur Aufgabe gemacht, dem Leser die ›Fakten‹ aufzuzeigen und überlässt es einem selbst, die eigenen Antworten zu finden. Dabei ist eine ganze Reihe von Antworten denkbar. Man kann diese Phänomene in Hinblick auf einen selbst und die eigene Institution oder sie im Kontext von Management, Aktionsforschung oder solchen Beratungsinterventionen berücksichtigen, wie sie vom Tavistock Institute, der Tavistock Clinic und anderen Organisationen durchgeführt und beschrieben werden.

Der Beobachtungsansatz, wie er in diesem Buch dargestellt wird, bringt somit die Möglichkeit einer *Beobachtung*, die zu *Interventionen* führt, einen Schritt voran – und fördert eine Praxis und solche Interventionen, wie sie beispielsweise im Cassel Hospital und der Tavistock Clinic durchgeführt werden.

Bei dieser Gelegenheit sei darauf hingewiesen, dass es verschiedene aktuelle ›Modelle‹ der Beobachtung gibt. Das hier beschriebene Modell geht davon aus, dass die Beobachter solche Organisationen beobachten, die denen gleich oder ähnlich sind, die ihnen vertraut sind. Demgegenüber geht das Modell des Tavistock Institute davon aus, die Studenten dazu zu ermutigen, Zutritt und die Möglichkeit der Beobachtung mit jeder Einrichtung auszuhandeln, die sie interessiert, wobei sie allerdings die Beobachtung solcher Institutionen ausschließen sollten, mit denen sie aufgrund ihrer beruflichen Ausbildung oder ihrer derzeitigen Arbeit vertraut sind. Der Nachdruck liegt daher darauf, einen halbwegs unvoreingenommenen geistigen Zustand des ›beobachtenden Anthropologen‹ zu entwickeln, der sozusagen noch an der Grenze ist. Das Tavistock Programm verfolgt ein doppeltes Ziel: zum einen soll es Menschen dazu befähigen, eine ›sicherere‹ Sichtweise der Institutionen zu entwickeln, in denen sie arbeiten und zum anderen dazu beitragen, einen Abstand zu gewinnen, der zum Beispiel die Grundlage für eine Institutionsberatung bietet. In diesem Buch geht es dabei um die Frage, ob es ein Vorteil oder Nachteil ist, etwas über die Organisation zu ›wissen‹, die man beobachtet oder berät – eine andere Variante der fortlaufenden klinischen Auseinandersetzung darüber, ob man klinische Beurteilungen ›ohne vorgefasste Meinung‹ vornehmen sollte oder nicht und wie dies erreicht werden kann. Es gibt sicherlich Raum für verschiedene Modelle, und dieses Buch trägt viel dazu bei, die Debatte voranzubringen.

Dies ist ein sehr willkommenes und notwendiges Buch, das ›die Wahrheit‹ über Leben und Tod im Gesundheitswesen auf äußerst eindrucksvolle und klare Weise ›erzählt‹. Es ist international von Bedeutung und sollte von all jenen gelesen werden, die es betrifft, von Politikern und Managern bis hin zu denen, die im klinischen Bereich tätig sind.

Anton Obholzer
Januar 2000

Übersetzung: Burkard Sievers

Einführung der Herausgeber

R. D. Hinshelwood & Wilhelm Skogstad

Ein Vorwort versucht dem Leser in der Regel einen Eindruck davon zu geben, wie das Buch zustande gekommen ist. Die Zusammenarbeit zwischen uns beiden entstand auf eine besondere Weise. Während einer von uns (RDH) vor ungefähr 15 Jahren mit dieser Arbeit begonnen hat, war der andere (WS) weniger als die halbe Zeit daran beteiligt, zunächst als Beobachter und dann als Kollege. Es schien uns wichtig, die Unterschiede und Ähnlichkeiten in unserem Engagement bei der Zusammenarbeit aufzuzeigen.

RDH: Ich kann auf die Zeit zurückblicken, als ich mich das erste Mal für Psychiatrie interessierte. Damals gab es eine recht lebhafte Reaktion gegenüber der institutionalisierten Psychiatrie. In den 1960ern wurden diese Institutionen oftmals als Ursache von Geisteskrankheit gesehen – und eben nicht als eine Möglichkeit, sie zu containen. Ich machte mir Gedanken über diese großen Institutionen und die Heftigkeit, die ich in der Haltung gegenüber Psychiatriepatienten erlebte.

WS: Die Erfahrung der Gefühllosigkeit wird für uns beide wichtig gewesen sein. Zu Beginn meiner ärztlichen Laufbahn in Deutschland habe ich in verschiedenen internistischen Stationen gearbeitet. Auf einigen dieser Stationen machte ich die Erfahrung, dass die Patienten oft wie eine Ansammlung von Organen und nicht wie leidende menschliche Wesen behandelt wurden. Ich war daran interessiert, wie Patienten ihre Krankheit erlebten und an den emotionalen Schwierigkeiten, die zu ihrer physischen Erkrankung beigetragen hatten, aber dabei kam ich mir sehr allein gelassen vor. Das veranlasste mich dazu, in eine psychosomatische Abteilung zu wechseln und eine psychotherapeutische Ausbildung zu beginnen.

RDH: Mir ging es ähnlich, als ich mit der Psychiatrie begann. Ich fand dort eine Tendenz vor, Patienten mit Abstand zu behandeln – mit emotionalem Abstand. Ich war weiterhin ratlos und betroffen darüber, als ich als Psychotherapeut eine Rolle in der Lehre für Ärzte in der psychiatrischen Ausbildung übernahm. Mir wurde eine typische Veränderung deutlich, die Psychiater während ihrer Ausbildung machten. Unter dem Druck der Arbeit, der psychiatrischen Kultur und der Struktur ihrer Laufbahn schienen ihre menschlichen Reaktionen gegenüber leidenden Patienten oft in fortschreitendem Maße gefühllos zu werden. Ich kannte viele der Trainees noch von der Zeit, als sie Medizinstudenten waren und hatte oft den Eindruck, dass es die gefühlvollsten und menschlichsten unter ihnen waren, die sich dazu entschlossen, Psychiater zu werden. Aber am Ende ihrer langen Reise der Ausbildung schienen sie unempfindlich geworden zu sein. Inzwischen hatten viele von ihnen entweder gelernt, eine zynische Distanz gegenüber ihren Patienten einzunehmen oder waren aufs Tiefste von dem System verbittert, in dem sie arbeiteten; bedauerlicherweise gaben sie diese Haltung oft an die weiter, die sie selbst ausbildeten.

WS: Der Prozess, den du beschreibst, scheint mit dem Druck der Kultur und der institutionellen Dynamik zusammenzuhängen. Was die Umwelt der medizinischen Stationen betrifft, in denen ich zu Beginn arbeitete, war ich von den Unterschieden fasziniert, wie die Patienten auf den verschiedenen Stationen behandelt wurden, sehr viel menschlicher und mit großem Einfühlvermögen auf einigen und mehr distanziert und mechanistisch auf anderen. Ich hatte nicht zuletzt deshalb die dunkle Ahnung, dass dies nicht nur mit bestimmten Menschen zu tun hatte, die auf diesen Stationen arbeiteten, weil ich mich auf den einzelnen Stationen ganz unterschiedlich gegenüber den Patienten erlebte. Als ich nach England kam, wurde ich mit der psychoanalytischen Denkweise über organisatorische Dynamiken vertraut. Ich nahm auch an einer der Leicester-Konferenzen teil, die mir eine lebhafte Erfahrung von der Macht dieser Dynamiken vermittelte, in die man hineingezogen wird. Das half mir plötzlich, mir einen Reim auf meine Erfahrungen in medizinischen, psychiatrischen und psychotherapeutischen Institutionen zu machen.

RDH: Es scheint, dass die Erfahrung der Leicester-Konferenzen offensichtlich auf uns beide einen nachhaltigen Eindruck gemacht hat. Dort versucht man gewissermaßen zu verstehen, was unterhalb der Oberfläche geschieht, während man selbst ein Teil all dieses versteckten Drucks ist, den man zu verstehen versucht. Als ich an einer Leicester-Konferenz teilnahm, war ich beeindruckt davon, dass man selbst irgendwie in der gleichen Position ist wie als Psychoanalytiker – dem unterschiedlichsten Druck vonseiten des Patienten ausgesetzt zu sein wie zum Beispiel der Übertragung, während man gleichzeitig versucht, herauszufinden, worin dieser Druck besteht.

WS: Das ist allerdings recht schwierig, wenn man selbst Teil einer Institution ist. Als wir uns im Cassel Hospital trafen, habe ich deine Versuche sehr geschätzt, die Dynamiken innerhalb des Krankenhauses zu verstehen, die mich selbst oftmals überwältigten. Deine Beobachtungsmethode führt jedoch insofern zu einer größeren Distanz der Sichtweise der Dynamiken der Institutionen, als diese nur beobachtet werden.

RDH: Das ist richtig. Als ich an die Erfahrung von Ärzten in der psychiatrischen Ausbildung dachte, richtete sich mein Denken auf mein eigenes psychoanalytisches Training. Was mich dabei besonders beeindruckt hatte, war die Beobachtung einer Mutter und ihres Babys von der Geburt an, die Teil unserer Ausbildung war. Bei dieser Beobachtung ging es nicht darum, Verantwortung für die Versorgung der Mutter und des Säuglings zu übernehmen und dennoch erlebte man andere Ängste einfach aufgrund der Tatsache, ein nicht aktiver Beobachter zu sein. Solch eine Beobachtung erschien mir als eine wichtige Form der Ausbildung, um so den Druck des familiären Milieus zu erfahren und eine emotionale Sensibilität dafür zu entwickeln. Ich fragte mich deshalb, ob nicht eine ähnliche Beobachtung Ärzten in der psychiatrischen Ausbildung dabei helfen könnte, ihre Sensibilität gegenüber ihren Patienten und Stationen zu entwickeln – anstatt sich ihnen gegenüber zu verhärten.

WS: Vielleicht gibt es eine Reihe von Gründen, die dafür sprechen, diese Beobachtungen durchzuführen. Als ich mich dafür zu interessieren begann, selbst eine Beobachtung zu machen, war ich vor allem daran interessiert, dass dies mir dabei helfen könnte, auf die Dynamiken der Institution zu schauen, in der ich arbeitete, über sie nachzudenken und so womöglich zu lernen, wie man weniger gut funktionierende Stationen beraten kann. Auch war ich daran interessiert, dahin zurückzugehen, wo ich angefangen hatte und so eine andere Sicht der Atmosphäre medizinischer Stationen zu gewinnen. Ich denke, dass dein Interesse eher von dem Gegensatz von Psychotherapie und Psychiatrie geprägt war.

RDH: Da magst du in gewisser Weise Recht haben, denn ich denke, dass ich bei Psychiatern und Psychotherapeuten einen ganz starken Gegensatz sowohl in emotionaler als auch in wissenschaftlicher Hinsicht sehe. Ich glaube, dass beide von ganz unterschiedlichen Wertsystemen ausgehen. Aber, wie du weißt, war das, was ich entdeckte, in der Tat etwas ganz anderes. Anfangs ging ich davon aus, dass mein Projekt etwas Anderes und Subversives in Bezug auf die allgemeine Ausbildung der Psychiatrie darstellen würde, aber das hat sich nicht bestätigt. Nachdem Flavia Donati die erste Beobachtung durchführte (Kapitel 3), war es erstaunlich zu sehen, wie sich das Interesse unter den Auszubildenden entwickelte, solche Beobachtungen durchzuführen: über viele Jahre hinweg, meldeten sich regelmäßig Ärzte freiwillig, um diese Erfahrung zu machen. Mir wurde klar, dass Psychiater in der Ausbildung auch weiterhin Menschen auf der Suche nach Sensibilität waren, sie wollten sich selbst auf direktere Weise dem Leiden nähern, das sich vor ihnen abspielte, ganz entgegen der kulturellen Anforderungen, die ihre Ausbildung zu stellen schien. Vielleicht ging der ›Verhärtungsprozess‹ doch nicht so weit, wie ich angenommen hatte.

WS: Wir haben die Bedeutung menschlicher Sensibilität bei der medizinischen und psychiatrischen Arbeit betont, aber ich möchte noch etwas hinzufügen, und zwar die Bedeutung des Denkens – nicht allein die der Gefühle. Als ich vor ungefähr sechs Jahren eine Beobachtung als Teil dieses Projektes begann, war das eine faszinierende Erfahrung – nicht nur die Station zu beobachten und was um mich herum und mit mir selbst passierte, sondern zumindest genauso sehr im Seminar anschließend darüber nachzudenken, was wohl all dem, was vor sich ging, zugrunde liegen könnte. Und dieser Prozess des Denkens und des Bemühens, zu verstehen versuchen, was ich beobachtet hatte, waren damit nicht zu Ende. Dies ging weiter, als ich mich hinsetzte und meinen Bericht schrieb und erneut, als ich anderen, z.B. Isabel Menzies, zeigte, was ich geschrieben hatte, die mir dann wieder halfen, Dinge zu sehen, die mir bis dahin nicht deutlich geworden waren, und weitere Gedanken zu denken.

RDH: Ich stimme dir zu. Der Prozess der Beobachtung bedeutet mehr, als nur ein paar Gefühle zu haben. Es ist wichtig, über sie nachzudenken, »anstatt sie wie der Patient zu entladen«, wie Paula Heimann es ausdrückte. Auf eine Weise ist dieser Prozess des Denkens genau so wirksam wie die Verordnung von Medikamenten. Es ist so einfach, einen Gegensatz zwischen der Art des Denkens, die wir als Psychoanalytiker fördern, und der Verordnung wirksamer Behandlungsweisen, auf die die Psychiater setzen, zu sehen; vielleicht sind beide Interventionen ›wirksam‹. Denken und Reflektion werden heutzutage als die wichtigsten Elemente einer psychoanalytischen Behandlung gesehen, aber diese Bedeutung des Denkens lässt sich auch auf andere Settings als das psychoanalytische übertragen – beispielsweise auf das unsrige.

WS: Ein wichtiger Teil der Erfahrung war für mich auch der Prozess, darüber einen Bericht zu schreiben, wobei ich unser Seminar als sehr hilfreich erlebte. Der Schritt von der Wahrnehmung des Drucks und der Atmosphäre einer Kultur hin zu der Klärung und dem Formulieren der eigenen Reflektionen schließt einen ziemlichen Prozess ein und auch ein Ringen, wie Judith Edwards deutlich macht (Kapitel 6).

Was mich bei der Herausgabe dieses Buches faszinierte, war die Möglichkeit, einen weiteren Schritt dadurch zu vollziehen, dass ich zusätzlich über die Berichte von anderen reflektieren konnte (derer, die ihre Berichte noch nicht veröffentlich hatten und dabei waren, sie zu schreiben) und ihnen dabei zu helfen, ihr eigenes Denken zu entwickeln und zu Papier zu bringen. Ist es dies, wo deiner Meinung nach der Prozess des Forschens beginnt?

RDH: Ja, ich glaube, es gibt einen fließenden Übergang von der Reflektion der Beobachtung zu den Forschungsergebnissen. In dem Maße, wie die Psychiatrie sich während der Entwicklung meiner beruflichen Laufbahn veränderte, gab es eine verstärkte Nachfrage von den Ärzten in der Ausbildung, selbst zu forschen und zu veröffentlichen. Das waren überwiegend Versuche mit Medikamenten, aber einige waren sehr daran interessiert, ihre Erfahrungen aus den Beobachtungen zu veröffentlichen. Sie hatten das Gefühl, auf ihren Stationen Dinge gesehen zu haben, die sie sich nie hätten vorstellen können oder von denen sie nur eine dunkle Ahnung hatten, und deshalb davon ausgingen, dass dies echte Forschung war, deren Erkenntnisse es wert waren, veröffentlicht zu werden.

Und als ich stärker in der Fachausbildung und mit denen arbeitete, die sich in Psychotherapie spezialisierten, so wie du oder Mark Morris (Kapitel 7), fühlte ich mich dazu herausgefordert, die Ideen, mit denen ich während der Supervisionsseminare eher intuitiv gearbeitet hatte, deutlicher herauszuarbeiten und zu formulieren. Und ich musste auch herausfinden, auf welche Weise ein solches Projekt wirklich als Forschung zum Verständnis von Institutionen des Gesundheitswesens beizutragen vermochte.

Die Herausgabe dieses Buches ist in deutlichem Maße mit einem weiteren Klärungsprozess einhergegangen, zu dem du uns fortlaufend und schonungslos angehalten hast.

WS: Auf alle Fälle hat unser Ringen tatsächlich zu einem Ergebnis geführt, über das wir beide froh sind. Es wäre schön, wenn unsere Leser das genauso sehen.

Bei der Zusammenstellung dieses Buches ging es uns darum, die Darstellung einer Methode der Ausbildung von Psychiatern mit dem Anliegen zu verknüpfen, eine stärker forschungsorientierte Haltung zu vermitteln, die darauf ausgerichtet ist, die Wissenschaft von der menschlichen Subjektivität als eine spezielle und zugleich valide Methode der Sozialwissenschaften zu verstehen. Der Prozess der Reflektion, der zwischen uns beiden bei der Zusammenstellung dieses Buches entstanden ist, die Weise, wie wir uns gegenseitig mit unseren Ideen auseinandergesetzt und wie wir mit unseren unterschiedlichen Schreibstilen gerungen haben, ist selbst zu einer, wenn auch kleinen Institution geworden. So wie Sie, als unser Leser, unsere eigenen Reaktionen zu der Art, wie wir gearbeitet haben, beobachten, werden Sie ein Gespür dafür gewinnen, wie anstrengend die gemeinsame Herstellung eines Buches sein kann, und wie wir damit auf eine Weise umgegangen sind – oder es vermieden haben, die für uns nun besser nachvollziehbar ist.

Bob Hinshelwood
Wilhelm Skogstad
Januar 2000

Übersetzung: Burkard Sievers

Teil I
Allgemeine Einführung

Kapitel 1

Zur psychosozialen Dynamik in Einrichtungen des Gesundheitswesens

R. D. Hinshelwood & Wilhelm Skogstad

Einleitung

In diesem Buch versuchen wir, Einrichtungen des Gesundheitswesens mit der Brille eines teilnehmenden Beobachters zu verstehen. Der von den Autoren gewählte Zugang basiert auf dem Theoriemodell der Psychoanalyse und entwickelte sich unter dem Einfluss der Tradition der Tavistock Clinic sowie des Tavistock Institute for Human Relations weiter.

Am Tavistock Institute bildeten sich unterschiedliche Trends der Anwendung psychoanalytischen Denkens außerhalb des Behandlungsraumes heraus. In den vierziger Jahren des vorigen Jahrhunderts leistete Esther Bick (1964) Pionierarbeit in der Säuglingsbeobachtung. Mittlerweile ist diese Methode zu einem Standardinstrument in der Ausbildung von Psychoanalytikern, Psychotherapeuten sowie Kinderpsychotherapeuten geworden.

Das Tavistock Institute, zunächst ein Zweig der Tavistock Clinic, der sich später verselbstständigte (Trist & Murray 1990), baute dann eine Tradition in der Anwendung psychoanalytischer Konzepte auf Wirtschafts- und Verwaltungsorganisationen auf. Nach und nach wurde dieser Ansatz in einen umfassenderen Rahmen der Systemtheorie gestellt (Rice 1963, Miller 1993). Dieser konzeptuelle Ansatz findet vielfach in der Beratung von größeren und kleineren Industriebetrieben, anderen Wirtschaftsorganisationen, in der Verwaltung sowie in kleinen, temporären Konferenzen (z.B. im Group Relations Training), aber auch in einem größeren gesellschaftlichen Kontext Anwendung (Khaleelee & Miller 1985). Diese Tradition nimmt mittlerweile einen bedeutenden Stellenwert in diesem Arbeitsbereich ein (de Board 1978, Palmer 2001).

Obholzer und Roberts (1994) von der Tavistock Clinic haben umfangreiche Arbeiten vorgelegt, die versuchen, dem psychoanalytischem Zugang wieder einen größeren Stellenwert beizumessen. Ihre Arbeit konzentriert sich vorwiegend auf besonders angstbesetzte Institutionen des Gesundheits- und Sozialbereiches.

Dieses Buch beschäftigt sich ebenfalls mit Organisationen aus diesem Bereich, wobei wir jedoch insofern noch größeren Wert auf die psychoanalytische Methodik legen, als wir uns auf die ursprüngliche Methode von Bick zur

Beobachtung der Mutter-Kind-Interaktion stützen. Unser Konzept greift auf die ursprünglichen Ideen der Tavistock Tradition zurück (Trist 1950/1990; Jaques 1953; Menzies 1959/1988).

Die Anpassung dieser Methode für die Beobachtung größerer Organisationen, die den Ausgangspunkt für die in diesem Buch veröffentlichten Beobachtungsstudien bilden, wird in Kapitel 2 beschrieben. In diesem Kapitel wollen wir die Tradition in der Arbeit mit Institutionen und insbesondere mit Gesundheitsorganisationen skizzieren.

Soziales Abwehrsystem

Eine Grundlage psychoanalytischen Verstehens bildet das Modell der Angstabwehr, nach der jedes Individuum bewusste und unbewusste Ängste und Konflikte hat, denen es durch die Entwicklung psychologischer Abwehrmechanismen beizukommen versucht. Dies ist zunächst ein individualpsychologisches Modell.

Die Ausweitung dieses Modells auf das Verstehen von Gruppen, Organisationen und Institutionen im Hinblick auf Angst und Angstabwehr geschah in den fünfziger Jahren des vorigen Jahrhunderts, als Jaques (1953) die Ansicht vertrat, dass ein soziales System die Abwehrmechanismen eines Individuums unterstützen könne. Seine zentrale Hypothese besteht darin, dass Individuen unbewusst soziale Systeme dazu verwenden können, sich selbst vor ihren eigenen Ängsten zu schützen. Wiewohl es Individuen sind, die Angst empfinden und ihre Abwehr organisieren, kann Abwehr dennoch auch einem Sozialsystem immanent sein. Insgesamt funktioniert ein solches System dann so, dass es Individuen in die Lage versetzt, bestimmte Ängste und Konflikte zu vermeiden, insbesondere jene, die durch die Primäraufgabe einer Institution hervorgerufen werden (Menzies 1959/1988). Durch ihr Zusammenspiel innerhalb gemeinsamer Aspekte des Sozialsystems erhalten die einzelnen Mitglieder der Institution rigidere und primitivere Abwehrmechanismen in den Individuen aufrecht. Diese unbewussten Abwehrmechanismen spiegeln sich in gemeinsam geteilten und sozial erwünschten Abwehrhaltungen und in der spezifischen Art der Arbeitsausführung wider. Die gängigen Arbeitsformen, die sich innerhalb einer Organisation im Hinblick auf Abwehrzwecke entwickeln, werden von Menzies (1959/1988) als ›Abwehrtechniken‹ bezeichnet. Obwohl diese Praktiken ihrerseits Teil des sozialen Systems und offenkundig sind, ist das, was sie am Leben erhält, individuell und unbewusst und kann nur (indirekt) erschlossen werden. Diese Divergenz von individuellem System und dem System der Organisation wurde erstmals von Trist (1950/1990) erkannt, der Wege suchte, diesen Unterschied zwischen dem Sozialen und dem Personalen konzeptionell zu überwinden.

In jeder Organisation machen Individuen Angsterfahrungen unterschiedlichster Art. Einige davon hängen von der spezifischen Arbeit ab, andere wiederum liegen in der Person begründet. In den meisten Organisationen treten beide jedoch meist gemeinsam auf. Zunächst einmal kann jede Arbeitssituation Ängste auslösen – die Arbeit selbst kann gefährlich sein, wie z. B. die Arbeit in einem Bergwerk, oder sie kann Schuldgefühle hervorrufen, wie beispielsweise die Arbeit in der Rüstungsindustrie. Diese spezifische Angst ist durch die Art der Arbeit induziert und jeder Einzelne ist davon betroffen.

Die spezifische Art der Arbeit formt und begrenzt aber zugleich auch die kulturellen Möglichkeiten der Abwehr, da die verwendbaren Abwehrstrategien von der jeweiligen Art der Arbeit abhängen. Die Abwehrtechniken in den psychischen Gesundheitsberufen sind deshalb andere als beispielsweise die für Gefängnismitarbeiter (Hinshelwood 1993) und zwar in doppelter Hinsicht – sowohl was die arbeitsspezifische Angst, als auch die persönlichkeitsspezifischen Ängste anlangt.

Eine andere, weniger psychoanalytisch orientierte Art, sich solche Unterschiede anzusehen, verfolgt das Konzept der ›sozio-technischen Systeme‹, welches vom Tavistock Institute entwickelt wurde (Trist u. a. 1963). Dieses Konzept geht davon aus, dass die praktischen Anforderungen des spezifischen Ausgangsmaterials der jeweiligen Art von Arbeit (die technischen Aspekte) einen besonderen Einfluss darauf haben, wie sich ein Sozialsystem, einschließlich seiner Abwehrhaltungen entwickelt.

Dieser Ansatz wurde vom Tavistock Institute aus der Beratung von Organisationen der Fertigungsindustrie entwickelt. Betrachtet man hingegen Gesundheitsorganisationen, so ist die Arbeit und somit auch die ›Technologie‹ eine gänzlich andere. Gesundheitsorganisationen üben Einfluss auf Menschen aus und nicht auf die Eigenschaften und Verhaltensweisen materieller Dinge. Die Interaktion zwischen den Pflegekräften (Menschen mit spezifischen Ansichten und Haltungen im Bezug auf ihre Arbeit) und ihrem ›Ausgangsmaterial‹, nämlich anderen Personen (Patienten oder Klienten mit ihrerseits spezifischen Erwartungen) ist wesentlich komplexer, subtiler und subjektiver als die kulturellen Einstellungen in einem Produktionsbetrieb. Das Ausmaß des wechselseitigen Aufeinandertreffens zwischen unterschiedlichen Haltungen und emotionalen Erfahrungen ist hier ungleich höher – ein Faktor, der in der Arbeit mit unbelebtem Ausgangsmaterial gänzlich wegfällt.

Auch bringen Individuen ihre ganz persönlichen Bedürfnisse, Ängste und Konflikte mit. Sie können sich etwa von einer bestimmten Arbeit oder bestimmten Organisation angezogen fühlen, da ihre Abwehr gut zu Aspekten des sozialen Abwehrsystems der Organisation passt (Dartington 1994; Roberts 1994b).

Natürlich gibt es auch viele andere Faktoren, die eine Arbeitsmethodik beeinflussen. Diese können ökonomische, soziale und historische Hintergründe haben, bilden aber nicht den primären Fokus unserer Studien hier.

Gesundheitseinrichtungen als soziale Abwehrsysteme

In den fünfziger Jahren führte Menzies eine umfassende Untersuchung am Pflegedienst eines allgemeinen Krankenhauses durch. Dabei setzte sie Interview- und Fragebogenmethoden ein. Sie beschrieb detailliert, wie das soziale System des Krankenhauses dergestalt beeinflusst wurde, dass es psychologische Abwehrmechanismen gegen die Ängste, die sich aus der Primäraufgabe ergaben, unterstützte (Menzies 1959/1988).

Menzies' klassische Studie ist der Bezugsrahmen für die meisten der nachfolgenden psychoanalytisch orientierten Arbeiten im Gesundheitsbereich. Sie betrachtete dabei die Ängste, welche Abwehrsysteme bestimmen, aus einer spezifischen Sichtweise. Es geht dabei um unbewusste Fantasien im Zusammenhang mit menschlicher Aggression und den Schaden, den diese Aggression in der Fantasie anrichtet. Menzies sprach von der unbewussten Ebene dieser Fantasien und davon, wie die reale Existenz von kranken und sterbenden Patienten im Krankenhaus eben diese Fantasien als real existierend erscheinen lassen. Dabei wird Bezug genommen auf Freuds (1909) Begriff der Omnipotenz von Fantasien – der Annahme, dass Aggressionsfantasien, wenn sie unbewusst sind, es dem Einzelnen schwer machen, in der Wirklichkeit zu überprüfen, ob er tatsächlich das gemacht hat, was er unbewusst zu tun denkt. Im Unbewussten bedeutet nämlich, etwas zu denken, bereits, es auch schon getan zu haben. Diese Fantasien kommen dann zur real existierenden Verantwortung und Schuld hinzu und führen zu erheblicher und irrealer Angst. Die extreme Aufgabe, Sterbende zu pflegen, kann das innere Gefühl belastender Verantwortung verstärken. Das führt dazu, dass sich der Einzelne unter Druck gesetzt fühlt, den fantasierten Schaden zu beheben und den beeinträchtigten Patienten wieder zu voller Gesundheit zu bringen.

Die Nähe zu Leid und Sterben im Pflegedienst sowie der intime körperliche Kontakt mit den Patienten lassen vielfältige Ängste aufkommen, verbunden mit der Last der Verantwortung für Krankheit, Leiden und Tod. Viele Charakteristika des Pflegedienstes, den Menzies untersucht hat, schienen darauf abzuzielen, dem Einzelnen zu helfen, bewusste Erfahrungen von Angst, Schuld und Unsicherheit zu vermeiden. Dies wurde dadurch erreicht, dass man Situationen, Aufgaben und Beziehungen als angstauslösende Momente erst gar nicht aufkommen ließ. So wurden beispielsweise viele Schwestern regelmäßig von einer Station zur nächsten versetzt, und eine Vielzahl von Pflegeaufgaben wurde unter mehreren Schwestern so aufgeteilt, dass keine allzu große Nähe zwischen Patienten und Schwestern entstehen konnte. Die Entpersonalisierung und Distanzierung wurde von einer Verleugnung von Gefühlen bei Schwestern und Patienten begleitet. Die Prozesse von Spaltung und Projektion wurden in dieser Studie als ganz wesentlich zum Verstehen des Abwehrsystems gesehen. Zum Beispiel wurden Konflikte im Zusammenhang mit Verantwortung dadurch vermieden, dass alle Impulse, die als unverantwortlich galten, den jüngeren Schwestern zugeschrieben wurden, Strenge und straffe Disziplin hingegen den erfahreneren Schwestern. Die wesentliche Bedeutung für die Dynamik einer Institution liegt dabei darin, dass solche projektiven Prozesse nicht auf der psychischen Ebene verbleiben, sondern in der Organisation zur Wirklichkeit werden, da »Menschen objektiv gemäß den ihnen zugeschriebenen Rollen handeln«, wie Menzies es formuliert (1959/1988, S. 57) – etwas, das wir heute als ›projektive Identifikation‹ bezeichnen würden.

Menzies zeigte weiterhin, wie Abwehrsysteme die üblichen Möglichkeiten, all dies zu verarbeiten, beeinträchtigten: zum einen dadurch, dass sie dafür sorgten, dass alle diese Gefühle unbewusst blieben und somit nicht zur Realitätsprüfung verfügbar waren; zum anderen dadurch, dass sie zu einem Bruch in der Beziehung zwischen Patienten und Personal führten, sodass das Personal nie wirklich die Pflege ausüben konnte, die es eigentlich anbot. Dies hielt das Personal zugleich aber auch davon ab, die fantasierte Schuld und den Anspruch auf Wiedergutmachung abzumildern.

Die Externalisierung von Konflikten durch die Projektion verschiedener Aspekte in unterschiedliche Gruppen innerhalb einer Organisation (wie in diesem Fall hinsichtlich der Verantwortung) ist, wie Menzies zeigte, ein durchaus üblicher Aspekt institutioneller Dynamik. Auf diese Art und Weise kann ein innerer Konflikt zu einem äußeren Konflikt werden. Dies reduziert zwar die Angst beim Einzelnen, führt aber zu Spannungen zwischen verschiedenen Gruppen und verhindert aufgrund der aus den Projektionen resultierenden Polarisierung oftmals angemessene Lösungen für die Arbeitsaufgaben.

Ein solches Ausweiten von in der Arbeit begründeten Konflikten wurde von Bott (Bott 1976, Bott-Spillius 1990) beschrieben. Bott führte in den sechziger Jahren mittels einer anthropologischen Feldforschungsmethode eine umfangreiche Studie in einem psychiatrischen Krankenhaus durch. Dabei beschrieb sie das Krankenhaus als im Zentrum einer Reihe von konflikthaften Zielen und Intentionen liegend, nämlich:

- dem Bedürfnis, die Verrücktheit, welche Verwandte und die weitere Gesellschaft als zu belastend empfinden und loswerden wollen, unter Kontrolle zu halten;
- der Notwendigkeit, für die Menschen, die eine Rückzugsmöglichkeit und Erleichterung von den unerträglichen Schwierigkeiten ihres Lebens suchen, eine Versorgung zu schaffen;
- und dem Wunsch, Behandlung, ja sogar Heilung, für kranke Patienten anzubieten.

Diese unterschiedlichen Ziele sind sehr oft unvereinbar und geraten miteinander in Konflikt. Bott fand allerdings heraus, dass solche Konflikte vom Personal des Krankenhauses weder ausgedrückt noch direkt wahrgenommen wurden. Statt dessen wurden die verschiedenen Aspekte solcher Konflikte auf Patienten, Ärzte, Schwestern, Verwandte und Vertreter der Gesellschaft verteilt, wodurch verhindert wurde, dass die Konflikte zu schwierigen und schmerzlich bewussten Spannungen in den einzelnen Mitarbeitern (oder Patienten) führten.

Miller und Gwynne (1972), die Einrichtungen für Schwerst-Körperbehinderte im Rahmen eines Aktionsforschungsprojektes untersuchten, stießen dabei ebenfalls auf soziale Abwehrsysteme, welche im Umgang mit aufgabenbezogenen Konflikten die primitiven Abwehrmechanismen von Verleugnung, Spaltung und Projektion unterstützten, wobei sich in diesem Fall eine Aufteilung zwischen unterschiedlichen Institutionen einstellte. Auf der einen Seite fanden sie Heime mit einer liberalen Einstellung, wo man den Insassen ein vollständiges menschliches Potenzial zuerkannte und erheblichen Druck auf sie ausübte, ihre wie auch immer gearteten Fertigkeiten zu entwickeln. Miller und Gwynne nannten dies eine ›Gartenbaukultur‹ und stellten sie einer ›Lagerhauskultur‹ mit einer eher paternalistischen Grundhaltung in anderen Heimen gegenüber. In diesen wurden die Heiminsassen als schwerstgeschädigt betrachtet, mit wenig Chance auf Entwicklung und Erlangung menschlicher Lebensstandards und einem Bedürfnis nach totaler Versorgung. Sich einerseits die schweren Beeinträchtigungen, die ein normales Leben für die Heiminsassen unmöglich machten, vor Augen zu halten, andererseits ihre verbliebenen Fähigkeiten und Potenziale zu erkennen sowie beide Aspekte individuell und regelmäßig im Laufe der Zeit immer wieder abzuschätzen, würde sowohl für die Patienten als auch für die Mitarbeiter Angst und Schmerz bedeuten. Dies alles wurde dadurch vermieden, dass es entlang einer Trennlinie zur Spaltung und Teilung kam, was dazu führte, dass getrennte, eigentlich jedoch komplementäre Auffassungen nicht zusammengebracht werden konnten. Für diejenigen, die die Erwartungen in dem ›Gartenbaumodell‹ nicht erfüllen konnten, bedeutete diese Polarisierung eine Verleugnung ihrer schweren Behinderung und ihres Leides, und für viele im ›Lagerhausmodell‹ eine Verleugnung ihrer Möglichkeiten, mit der Folge unnötiger Einschränkungen ihres Lebens.

Eine ähnliche Dynamik fand Roberts (1994a) als Ergebnis einer Beratung in einem Krankenhaus für schwer beeinträchtigte ältere Menschen vor. Dort führte eine Trennung zwischen Abteilungen für Rehabilitation einerseits und Pflegeabteilungen für Langzeitpflege ohne Rehabilitationsintentionen andererseits zu einer strikten Trennung zwischen Hoffnung und therapeutischem Eifer in den ersteren Abteilungen und einer hoffnungslosen, entwerteten Konzentration auf die körperliche Pflege und Sicherheit von Patienten in den anderen.

Dies sind nur einige Beispiele für Abwehrsysteme von Organisationen im Gesundheitsbereich. Diese Abwehrsysteme führen die individuellen Abwehrmechanismen zusammen, in denen Einzelne auf einer unbewussten Ebene ihre Ängste und Konflikte verbergen. Das Verhaftetsein mit solchen Abwehrstrategien innerhalb einer gemeinsamen Arbeitssituation hat jedoch Einfluss auf das Identitätsgefühl der einzelnen Individuen. Die Verleugnung eigener Anteile durch Spaltung und projektive Identifikation ist dabei nicht nur ein individueller Mechanismus; in einem gemeinsamen Setting kommt es zu einer Koordination zwischen den intrapsychischen Zuständen der Einzelnen und dadurch zu einer gemeinsamen Anwendung entsprechender Abwehrmechanismen. Jeder Einzelne unterstützt unbewusst ähnliche Abwehrstrategien in den anderen und trägt somit zu einer starken Harmonisierung innerhalb unterschiedlicher Gruppen bei. Die Eingliederung von Individuen in eine soziale Struktur ist somit immer eine Wechselbeziehung.

Beispielsweise können in einer psychiatrischen Anstalt die Angst, von Verrücktheit und Gewalt angesteckt zu werden, ebenso wie individuelle Wünsche nach Wiedergutmachung den primären Objekten gegenüber, durch Projektion auf andere unter sicherer Kontrolle gehalten werden. Dies alles wird durch ein soziales Abwehrsystem koordiniert, in welchem die Verrücktheit bei den Patienten und die Gesundheit beim Personal verbleibt sowie rigide Grenzen zum Schutz vor Ansteckung errichtet werden (Bott-Spillius 1990; Hinshelwood 1987a; Main 1975). Dies führt allerdings zu erheblichen Problemen, den Patienten zu einem entsprechenden Grad an Gesundheit zu verhelfen, der es ihnen erlaubt, eigene gesunde Anteile wieder für sich verfügbar zu machen und zu halten.

Andererseits kann die Angst vor Verrücktheit in jedem Einzelnen die, wenn auch unbewusste, Ebene einer kollektiven Annahme erreichen, der Annahme nämlich, dass jede Lebendigkeit zwischen Menschen zu Verrücktheit führen könnte (Hinshelwood 1987a), was wiederum eine spezifische Kultur der Stumpfheit und Unterdrückung jeder Lebendigkeit ergibt. Dies führt uns zu dem Konzept der Kultur und der ihr zugrunde liegenden unbewussten Annahmen.

Unbewusste Kultur

Kultur ist ein schwer fassbarer und definierbarer Begriff. Dennoch ist sie ein wichtiges Konzept, wenn man über die Dynamik von Organisationen nachdenkt. Der Begriff ›Kultur‹ wurde von Trist (1950/1990) eingeführt und beeinflusste sehr stark die Sichtweisen von Menzies hinsichtlich der Rollen und Arbeitstechniken in der Praxis von Institutionen. Menzies Lyth (1990, S. 466-467) betrachtet Kultur im Zusammenhang mit »solchen Aspekten wie Einstellungen und Glaubenssätzen, Beziehungsmustern, Traditionen, dem psychosozialen Kontext, in dem gearbeitet wird, und der Art, wie Menschen in der Arbeit miteinander kooperieren«.

Als Trist (1950/1990) sein Konzept der ›Kultur als psychosozialem Prozess‹ einführte, wollte er diese äußeren Aspekte der Rollen und der Arbeitspraktiken mit den inneren Bewusstseinszuständen der Individuen verknüpfen, die Rollen übernehmen und die Arbeit verrichten. Dabei werden Anschauungen und Glaubenssätze zum Teil als Rationalisierungen für Abwehrtechniken und die oben beschriebenen schismatischen Projektionen kultiviert; sie sind Teil der spezifischen Kultur einer Organisation oder eines ihrer Subsysteme.

Kultur stellt, so Trist (1950/1990, S. 540), eine Verbindung zwischen dem Psychischen und dem Sozialen her; sie bezieht sich sowohl auf strukturelle und instrumentelle Aspekte des sozialen Lebens, ebenso wie sie in »tiefere emotionale Phänomene der Persönlichkeit« hinabreicht. Kultur umfasst Techniken wie Rituale, Fertigkeiten, Gewohnheiten, Strategien und Taktiken, wobei viele dieser Techniken als Abwehrstrategien gegen Angst auftreten können. Menzies (1959/1988) bezeichnete dies später als ›Abwehrtechniken‹. Kultur umfasst aber auch ›Kulturmuster‹, die Trist innerhalb der Person lokalisierte. Einige von ihnen beziehen sich mehr auf äußere Aspekte wie beispielsweise Wissen, Können, Sprache, Glaubenssätze, Werte, Vorurteile und soziale Einstellungen; andere wiederum sind vorwiegend innere, wie zum Beispiel ›innere Objekte‹ im Sinne der Psychoanalyse. Wiewohl Grundzüge einer institutionellen Kultur von Individuen getragen werden, dürfen sie doch nicht individualpsychologisch verkürzt werden; sie existieren innerhalb der Realität der gesamten Organisation. Dennoch hat das Individuum seine ganz eigenen, bewussten oder unbewussten Gründe, an der Organisation zu partizipieren.

In unserem Modell haben wir versucht, uns dadurch mehr Klarheit zu verschaffen, dass wir uns auf einen speziellen und wichtigen Aspekt konzentrierten. Dieser Aspekt beinhaltet *unbewusste* Annahmen, Einstellungen und Meinungen hinsichtlich der Arbeitsaufgabe und ihrer Durchführung. Um diese Elemente als zur Kultur gehörig bestimmen zu können, müssen sie als mentale Objekte kollektiv im Team von Mitarbeitern und Patienten oder in einer ihrer identifizierbaren Untergruppen verankert sein. Diese Vergemeinschaftung führt zu charakteristischen Arbeitspraktiken, aber auch zu weniger greifbaren Phänomenen, die am besten als ›Atmosphäre‹ oder ›emotionale Stimmung‹ beschrieben werden können. Menschen scheinen sehr empfänglich für eine solche ›Atmosphäre‹ zu sein und reagieren häufig ohne zu denken, also gefühlsmäßig und unbewusst, darauf. Unser Blick richtet sich daher auf diese kollektiv entwickelte und aufrechterhaltene ›Atmosphäre‹, in die Menschen hineingeraten können.

Obwohl vieles zur Kultur gehört, richtet ein psychoanalytischer Blick die Aufmerksamkeit auf solche Bereiche, die unbewusst sind – die unausgesprochenen gemeinsamen Einstellungen, die nicht anerkannten Ängste und Konflikte ebenso wie die Qualität der Atmosphäre und ihre unbewussten Aspekte. Ein soziales Abwehrsystem ist somit, im Sinne von Trist, ein psychosozialer Prozess, eine Sammlung von kulturellen Einstellungen, die bis in die Tiefen der Einzelpersonen hinabreichen. Dies fügt den sozialen Dimensionen von Rolle, Aufgabe, Autorität und Führung eine explizit persönliche Dimension hinzu. Unbewusste Abwehr führt zu impliziten Annahmen, die einen greifbaren Kulturaspekt bilden. Obwohl diese unbewusst sind, sind sie dennoch sehr mächtig und bleiben vor allem deshalb einflussreich, weil sie nicht bewusst erkannt und begründet werden.

Angst und das Managementsystem

Als Miller und Rice (1967) am Tavistock Institute sich dem systemischen Theoriezugang verschrieben, legten sie besonderes Augenmerk auf Systeme als solche und auf Prozesse der Systemerhaltung. Dies geschah durchaus in Übereinstimmung mit der gegenwärtigen Fokussierung auf das Management in Untersuchungen über Organisationen. Durch diese Verschiebung wurden jene Themenbereiche innerhalb einer Organisation zu zentralen Foki, die mit dem Management von Systemen zusammenhängen, wie beispielsweise Aufgabe, Rolle, Autorität, Führung und Grenzen. Deren Funktion innerhalb eines Systems, ihre Verzerrungen und Widersprüche in einer Institution werden besonders genau betrachtet. Ein Grund für diesen Perspektivenwechsel mag in der Nachfrage nach Beratungstätigkeit durch das Tavistock

Institute gelegen haben. Deren Ziel ist tatsächliche Organisationsveränderung und der Schwerpunkt wurde deshalb auf die Führungs- und Autoritätsebene gelegt, die Veränderungen billigen und unterstützen, wenn nicht gar initiieren muss. Diese unterschiedliche Betonung gerade dieses Bereiches hat allerdings den Effekt, dass Ängste und Konflikte, die zu Verzerrungen führen, möglicherweise ihren zentralen Stellenwert verlieren und so manchmal einfach als Kategorien des Veränderungswiderstandes betrachtet werden.

Beratung wurde aber auch als Methode von einer Gruppe an der Tavistock Clinic eingesetzt, die sich mit Problemen in Gesundheits- und anderen Sozialeinrichtungen beschäftigte (Obholzer & Roberts 1994). Auch diese Gruppe neigt dazu, die Bedeutung von Führung und Autorität bei der Arbeit zu betonen, wobei, in unterschiedlichem Ausmaß, auch die darunter liegenden Ängste angesprochen werden.

In den von Obholzer und Roberts gesammelten Studien arbeitet der Berater mit dem Personal üblicherweise in wöchentlichen oder zweiwöchentlichen Gruppensitzungen oder in einer ›Sensitivity Group – Trainingsgruppe‹. Dieser Ansatz geht vor allem von der Prämisse aus, dass diejenigen, die mit Menschen arbeiten, für die emotionale Atmosphäre und für die subtile nonverbale Kommunikation von Gefühlen in ihren Klienten sensibilisiert werden müssen. Die damit einhergehende Grundüberlegung geht davon aus, dass es spezielle Gründe dafür gibt, dass Menschen vom Zugang zu ihrem eigenen gefühlsmäßigen Bewusstseinsstand abgehalten werden. Diese Hinderungsfaktoren werden im Unbewussten der Teammitglieder gesucht, von dem angenommen wird, dass es kollektiv geteilt wird.

Dieses durchaus brauchbare und erfolgreiche Paradigma geht ferner von der Annahme aus, dass jemand von außerhalb des Teams eine günstigere Ausgangsposition hat, die nicht von diesen unbewussten Blockaden beeinflusst ist. Dennoch vermitteln die aufschlussreichen Studien von Obholzer und Roberts einen inkonsistenten Blick auf die Quelle dieser unbewussten ›Blockaden‹. Es gibt dabei gegensätzliche Annahmen über deren Ursprung. Eine psychoanalytisch orientierte Annahme besagt, dass ein soziales Abwehrsystem Arbeitsabläufe beeinträchtigt, und zwar aufgrund von Abwehr gegen nicht aushaltbare Angst, die sich aus der Arbeit ergibt. Eine andere, auf der Systemtheorie basierende Annahme wiederum meint, dass Schwierigkeiten »von anderen Problemen in der Institution herrühren« (Obholzer & Roberts 1994, S. 164), von organisationalen Veränderungen auf einer übergeordneten Ebene, die dann wiederum Verwirrung über die Primäraufgabe des Teams stiften. Dies betreffe nicht ein unbewusstes Problem, sondern eine andere Form der Nichterkennbarkeit – die unbekannte Organisation jenseits des Teams.

Die beiden Annahmen stehen zwar nicht notwendigerweise im Widerspruch zueinander, die Schilderungen weisen aber auf die Notwendigkeit hin, jeden Fall dahingehend zu untersuchen, welche Art von Problem Veränderung benötigt. Ein und dasselbe Problem kann manchmal ja auch von unterschiedlichen Seiten her angegangen werden.

Um ein Beispiel zu geben: Roberts (1994b) beschreibt die Beratung in einem Heim für Kinder, die zu ihrer eigenen Sicherheit von ihren Eltern getrennt wurden. Die Kinder sollten für ein zukünftiges Familienleben, entweder in ihrer Ursprungsfamilie oder in einer Adoptivfamilie, vorbereitet werden. Unter dem emotionalen Druck von Mitleid und Schuld sowie den eigenen inneren Bedürfnissen hatte das Personal jedoch seine primäre Aufgabe dahingehend verändert, den Kindern ›ideale elterliche Fürsorge‹ zu geben, ihnen das, was sie nie gehabt hatten, zu ersetzen und sie so zu entschädigen. Diese Veränderung der Aufgabe war im Endeffekt jedoch gegen die eigentliche Aufgabe gerichtet, da dies den Aufenthalt der Kinder in der Einrichtung, der nur als vorübergehender gedacht war, verlängerte. Während also ein systemtheoretischer Ansatz hauptsächlich die Verzerrung der Aufgabe betrachtet und hilft, sie zu (er)klären und zu verändern, würde der psychoanalytische Ansatz sein Augenmerk auf die nicht ausgedrückten Schuldgefühle des Personals richten wollen sowie auf die unbewusste Annahme seiner Kultur, es könnte ideale elterliche Fürsorge bereitstellen.

Um ein anderes Beispiel zu geben: Roberts (1994a) stieß in der Beratung des schon erwähnten Krankenhauses für schwer beeinträchtigte ältere Menschen auf rigide Grenzen zwischen den Aspekten der Rehabilitation von Patienten und den Aspekten, sie am Leben und in Sicherheit zu halten. Diese Situation kann man entweder hinsichtlich dieser Grenzen und wie sie durchlässiger gemacht werden können, oder aber auch hinsichtlich der Projektionsmechanismen und der massiven Ängste, die mit der Betreuung Unheilbarer verbunden sind, untersuchen. Ein Modell kann somit das andere Modell komplementär ergänzen.

Angst und Kultur

Unser Blick auf die Kultur ist hingegen ein anderer als der auf das Managementsystem; er vermeidet die oben beschriebenen Spannungen, indem wir unser Konzept auf psychoanalytische Ansätze und ihre Anwendung auf Organisationskulturen beschränken. Wir haben zudem den Vorteil, von der operationalen Notwendigkeit frei zu sein, Organisationsveränderungen herbeiführen zu müssen. Unser Augenmerk konzentriert sich auf die vorrangige Bedeutung von Angst und die Veränderungen der ursprünglichen Aufgabenstellung, die sich aus ihr ergeben.

Indem wir uns auf die Atmosphäre, die Glaubenssätze und die Einstellungen, die die Kultur einer Institution bedingen, konzentrieren, bewahren wir Trists Ansatz einer Verbindung von der Organisation als Ganzer und der inneren ›Kultur‹ von Individuen. Somit haben wir es durch die Anwendung des Angstabwehrmodells auf die Organisation (und nicht so sehr auf Individuen) eher mit einem Angst-Kultur-Abwehr-Modell zu tun.

Während der zentrale Punkt in der Arbeit mit sozialen Abwehrsystemen die expliziten und sichtbaren ›Abwehrtechniken‹ sind, möchten wir diesen noch die Vorstellung einer eher ›inneren‹ Dimension, einer zugrunde liegenden Fantasie bzw. eines ›defensiven Mythos‹ hinzufügen (Rosenberg 1970). Dies bringt die Aufmerksamkeit zurück zur psychoanalytischen Untersuchung der ›unbewussten Fantasie‹ als entscheidendem Element innerhalb der Kultur und als zentral in der Erfahrung von Angst und Abwehr.

Wir werden nun die kollektiven Ängste von diesem Standpunkt aus benennen. Die ›Mythen‹, die die ›unbewussten‹ Aspekte von Kultur ausmachen, können als spezifische Einstellungen gegenüber der Arbeit verstanden werden. Wir haben bislang betont, dass die Organisationskultur auf dreierlei Art und Weise durch Angst und Abwehr gekennzeichnet ist:

– Erstens, dass spezifische Ängste mit bestimmten Formen von Arbeit zusammenhängen.

– Zweitens, dass Menschen, die sich zu bestimmten Berufen oder bestimmten Bereichen hingezogen fühlen, in der Regel bestimmte Formen von Ängsten und Abwehrmechanismen haben, was wiederum einen starken Einfluss auf die Kultur hat.

– Und drittens, dass es sehr unterschiedliche Arten gibt, mit diesen allgemeinen und persönlichen Ängsten innerhalb einer Organisation umzugehen, was wiederum zu unterschiedlichen Organisationskulturen führt.

Auch wenn wir diese Facetten in ihrer Unterschiedlichkeit nun getrennt betrachten, muss man sich dennoch im Klaren darüber sein, dass sie offensichtlich in vielerlei Hinsicht miteinander verbunden sind.

Aufgabenbezogene Ängste

In unterschiedlichen Arbeitskontexten gibt es zahlreiche spezifische Ängste. In diesem Buch beschränken wir uns auf Gesundheits- und verwandte Bereiche. Menzies (1959/1988) zeigte in ihrer bereits erwähnten Studie mehrere Ängste auf, die spezifisch für die Arbeit von Krankenschwestern in einem allgemeinen Krankenhaus sind. Die Nähe zu leidenden, sterbenden oder verstümmelten Patienten ist anstrengend und vor allem deshalb belastend, weil sie tief sitzende Ängste hinsichtlich des eigenen Potentials, Schaden anzurichten, wie auch Zweifel, diesen wieder gut machen zu können, herauf beschwören. Die Angst vor dem Tod ist allgegenwärtig und nicht nur beschränkt auf die Patienten; sie wird aber zu einer besonderen Last, wenn sich jemand auch potenziell für den Tod von Patienten verantwortlich fühlt. Die Erfahrung von Verantwortung kann übermächtig werden und Angst und schwere Schuldgefühle auslösen. Der enge körperliche Kontakt mit Patienten kann sowohl Abscheu und heftige Reaktionen als auch libidinöse und erotische Wünsche hervorrufen – Impulse, die mitunter schwer zu kontrollieren sind und Angst auslösen. Neben den sozial akzeptierten Gefühlen wie Mitleid und Erbarmen erleben Schwestern aber auch Hass und Abscheu gegenüber den Patienten und ihren Forderungen oder auch Neid auf die Pflege, die die Patienten erhalten; diese weniger akzeptierten Gefühle lösen beträchtliche Angst aus.

Spezialisiertere Bereiche des Gesundheitswesens rufen wiederum spezifischere Ängste hervor. Beispielsweise ist auf einer Geburtsstation die Geburtserfahrung ständig durch die Angst um das Leben der Mutter oder das des Babys bedroht. Ferner löst eine Geburt bei Hebammen, Schwestern und Ärzten unbewusste, frühkindliche Konflikte um eine befürchtete oder reale Schwangerschaft der (eigenen) Mutter und der Geburt von Geschwistern aus, oder auch Konflikte des Jugendalters, beispielsweise die Angst von Frauen um ihren eigenen Körper. Der Neid auf die Gebärfähigkeit der Frau, Eifersucht auf die (oftmals idealisierte) Einheit von Mutter und Kind, und Neid und Feindseligkeit gegenüber dem Baby lösen, wenn auch ›nur‹ unbewusst, Angst und Schuld im Personal aus und können dessen Arbeitsfähigkeit beeinträchtigen. All diese Aspekte sind, wie Cohn (1994) und Fletcher (1983) untersuchten, auf Kinderstationen besonders gravierend und konfliktbeladen.

Besonders wichtig für die in unserem Buch dargestellten Untersuchungen ist der Bereich von Ängsten, der die Arbeit in der Psychiatrie umgibt. Der Schrecken angesichts von Verrücktheit wird nicht dadurch gemildert, dass wir Verrücktheit jetzt als ›psychiatrische Krankheit‹ bezeichnen und ein fortschrittliches Wissen darüber besitzen. Während eine körperliche Krankheit als von der persönlichen Identität getrennt angesehen werden kann (als etwas, das ›man hat‹), wird Geisteskrankheit viel eher als Teil der persönlichen Identität und mit katastrophalen Auswirkungen auf diese erlebt. Die Destruktivität, die gegen Denken und Integration gerichtet und ein Bestandteil von Geisteskrankheit ist, wird vor allem vom Umfeld, insbesondere von Verwandten, aber auch von Helfern als massiv erlebt. Die Fragmentierung und Verwirrung kann nicht nur gewaltige Ängste bei den Patienten selbst, sondern auch bei denen auslösen, die ihnen nahe stehen. Wie Bott-Spillius (1990, S. 590) es ausdrückt: sie haben das Gefühl, als ob »etwas absolut Entscheidendes in ihrem Inneren angegriffen würde«, und dass »ihr Geist zerstört wird« (ebd., S. 604).

Psychiatrische Dienste beschäftigen sich selbstverständlich nicht nur mit Verrücktheit, sondern auch mit Erfahrungen von großem seelischen Leid, Depression, massiven Angstzuständen und Zusammenbrüchen, von Gewalt und Selbstzerstörung. Dies sind Erfahrungen, die uns allen viel näher stehen, als wir es selber gerne sehen würden, und jeder, der mit solchen Patienten arbeitet wird sich (bewusst oder unbewusst) davor fürchten, von solchen Gefühlen angesteckt zu werden und die Kontrolle darüber zu verlieren. Mit den Patienten zu reden und sich empathisch mit ihnen auseinander zu setzen, kann daher mitunter als gefährlich erlebt werden.

Wenn jemand für andere sorgt, sei es weil diese ein körperliches oder ein seelisches Leiden haben, werden sehr schnell Ängste über die eigenen Fähigkeiten und Möglichkeiten wach, insbesondere dann, wenn die Arbeit mit einer schweren Verantwortung verbunden ist. In den helfenden Berufen wird zu einem Großteil das Selbst des Helfers als wesentlichstes Instrument zur Hilfestellung für Patienten oder Klienten angesehen (Roberts 1994b). Daraus ergibt sich, dass sich die Angestellten in ihrem innersten Selbst verletzlich fühlen und Angst darum haben, was sie erreichen können.

Die Liste der hier vorgestellten Ängste im Kontext unterschiedlicher Pflegeeinrichtungen ist nicht vollständig und kann es auch nicht sein. Ängste und Konflikte sind zahllos und so spezifisch hinsichtlich der Aufgabenstellung, dass sie nur von Fall zu Fall individuell ermittelt werden können.

Was das Personal mit einbringt

Es ist nicht nur so, dass bestimmte Arbeiten spezifische Ängste und Konflikte implizieren, sondern unterschiedliche Tätigkeiten ziehen auch unterschiedliche Persönlichkeiten mit ihren ganz spezifischen Ängsten, Konflikten und Abwehrmechanismen an. Dies mag zwar für die Arbeit recht hilfreich sein, kann aber auch das Containment von inhärenten Ängsten verhindern oder untergraben (Dartington 1994; Roberts 1994b).

Menschen in helfenden Berufen hatten häufig in ihrer Ursprungsfamilie eine helfende Rolle, die zu einem integralen Bestandteil ihrer Identität wurde (Roberts 1994b). Zusätzlich kann ihre Motivation aus unbewussten Wiedergutmachungswünschen gegenüber ihren ›primären Objekten‹, insbesondere der Mutter, kommen. Solche Wünsche entstehen aus psychoanalytischer

Sicht aus Schuld über die eigenen destruktiven Impulse. Diese Wiedergutmachungswünsche können hilfreich sein, um in der Arbeit zurecht zu kommen, dennoch bleiben die ursprünglichen Gefühle von Schuld und Angst über die eigenen destruktiven Anteile erhalten und können wieder in den Vordergrund rücken, wenn man nicht in der Lage ist, auf perfekte Weise zu heilen oder wiedergutzumachen. Ein wesentlicher Aspekt dafür, dass jemand einen helfenden Beruf ergreift, kann auch darin liegen, dass er eine tief sitzende Angst vor Hilflosigkeit und Kontrollverlust in sich trägt und sich von omnipotenten Erwartungen hinsichtlich des eigenen Helfen-Könnens angezogen fühlt. Auf diese Art und Weise kann dann sogar eine ausreichend gute Arbeitsleistung vor dem Hintergrund solcher omnipotenter und narzisstischer Erwartungen als ein Versagen erlebt werden, und Gefühle von Hilflosigkeit, die so oft Teil der Arbeit von Helfern sind, können erhebliche Qualen verursachen. Die Helfer werden dann oft dazu verleitet, eigene Gefühle von Hilflosigkeit auf die Patienten zu projizieren, und jede Erfahrung von Hilflosigkeit kann dabei das Ressentiment gegenüber den Patienten erhöhen, die die übertriebenen Erwartungen der Helfer nicht erfüllen. Aufgestauter Groll kann so leicht eskalieren, wenn diese infantilen Fantasien enttäuscht werden.

Interesse und Empathie für das Leid und die seelischen Qualen anderer Menschen sind wesentlich, um im psychiatrischen Bereich arbeiten zu können. Diese lassen sich oftmals auf die eigene emotionale Entwicklung, vor allem auf spezifische emotionale Schwierigkeiten, die man erlebt hat, zurückführen. Ein solches Interesse kann dann im Verständnis der eigenen seelischen Schmerzen und in der Fähigkeit begründet liegen, emotionales Leid zu ertragen. Oft werden aber auch solche Menschen von der Arbeit in psychiatrischen Einrichtungen angezogen, die eine massive Furcht vor Angstzuständen, Verwirrung, Traurigkeit oder Depression in sich tragen und daher wünschen, solche schmerzlichen Zustände bei anderen unter strenger Kontrolle zu halten. Sie versuchen dies dann dadurch zu bewerkstelligen, dass sie die Rolle des gesunden Arztes oder der gesunden Schwester gegenüber den ›Verrückten‹ einnehmen. Dies macht sie dann allerdings unfähig, den Patienten mit ihren störenden Gefühlen zu helfen, da sie sich nicht länger in die seelischen Zustände ihrer Patienten hineinfühlen können, die zu gefährlich werden. Stattdessen ziehen sie sich auf immer massivere Projektionen zurück, was zu einer Ausuferung von Behandlungsmethoden (Isolierung, Fixierung, Medikamentenerhöhung, Elektroschockbehandlung) führen kann. Damit verlieren diese Maßnahmen aber ihren therapeutischen Wert und verwandeln sich in Methoden, dasjenige auf Distanz und unter Kontrolle zu halten, was sonst unerträglich wäre.

Der dritte wesentliche Einfluss von Ängsten und Angstabwehr auf die Kultur bezieht sich auf eine Vergemeinschaftung individueller Arbeitspraktiken und deren Anpassung oder Verdrehung. Dies variiert von Organisation zu Organisation und damit auch die Art, wie Angst innerhalb der Kultur contained wird.

Abwehrhaltung versus Containment

Während also sowohl die aufgabenspezifischen als auch die eher persönlichkeitsbezogenen Ängste und Konflikte die Kultur einer Institution wie etwa eines Krankenhaus beeinflussen, haben wir auch betont, dass mit diesen in unterschiedlichen Institutionen verschieden umgegangen werden kann. Die Ängste und Konflikte können innerhalb einer Organisation durch verschiedene Aspekte der Kultur oder durch bestimmte Fähigkeiten, besonders des leitenden Personals, in ausreichendem Maße contained werden (Bion 1959), oder aber sie können nicht contained werden und führen dann zu einem massiven Abwehrsystem. Diese Unterscheidung zwischen einem System, das mit den Ängsten in einer angemessenen und hilfreichen Form umgeht und einem rigiden Abwehrsystem stellt die Verbindung zu Bions Begriffen der ›Arbeitsgruppe‹ und ›Grundannahme-Gruppe‹ her (Bion 1961). Während die ›Arbeitsgruppe‹ auf einem reifen Niveau funktioniert und adäquat mit ihren Aufgabenstellungen umgeht, befindet sich die ›Grundannahme-Gruppe‹ hingegen im Banne von unbewussten Bedürfnissen und Ängsten.

Viele Beobachtungen in unserem Buch illustrieren, wie kulturelle Prozesse zu einem beachtlichen zusätzlichen Zuwachs an Angst innerhalb des Personals führen können, zusätzlich zu den Ängsten, die aus der Primäraufgabe erwachsen. Beachtlicher Druck kann dabei auf Menschen ausgeübt werden, damit sie sich auf einer unbewussten Ebene anpassen. Menzies (1959/1988) hat beschrieben, wie dieser Druck zur Beeinträchtigung der Arbeitszufriedenheit und einer nachhaltigen Demoralisierung und Zermürbung des Personals führen kann. Obholzer (1994, S. 178) beschreibt dies so, dass »ein hauptsächlich und durchgängig abwehrgeleiteter Arbeitsstil nicht nur der Arbeit selbst schadet, sondern auch den Individuen«.

Andererseits kann sich ein angemessenes Containment von Ängsten und Konflikten innerhalb einer Institution natürlich positiv auf die Arbeit mit Patienten oder Klienten auswirken und ist gleichzeitig gut für das Personal und dessen Arbeitszufriedenheit. Menschen sind häufig unzufrieden und frustriert in Institutionen, aber sehr oft bleiben die wahren Gründe dafür verborgen und worüber geklagt wird, mag wenig oder gar nichts mit den tieferen Ursachen dieser Frustration zu tun haben. Deshalb ist es für ein gründliches Verständnis von Organisationen so wichtig, besser zu verstehen, was den Problemen, die angesprochen werden, zugrunde liegt.

Abschließende Bemerkungen

Die Untersuchungen in diesem Buch betonen die Notwendigkeit, eine Verbindung zwischen dem Leiden in der Arbeit als solcher und dem persönlichen Leid des Personals herzustellen. Dabei mag manchmal der Eindruck entstehen, als würde die Bedeutung der Angst überbetont. Dies scheint aber unvermeidlich bei Beobachtungsstudien dieser Art. Diese Beobachtungen finden immer an der Schnittstelle zwischen Patienten/Klienten und den unmittelbaren Betreuern statt und haben deshalb diejenigen Menschen im Blick, die der Quelle von Ängsten am nächsten sind.

Dieses Buch enthält eine Reihe von Beobachtungen. Sie verdeutlichen eine Innerlichkeit, eine Art des Verstehens und eine Subjektivität von Beobachtungen (im Gegensatz zu dem üblicheren Forschungsparadigma der Objektivität). Bei psychoanalytischer Forschung stellt die Subjektivität den ausschlaggebenden Vordergrund dar. Der Psychoanalytiker ist genauso ein Beobachter seiner eigenen subjektiven Erfahrung im jeweiligen Setting, wie er die Erfahrung des Patienten beobachtet. Das trifft in hohem Maße auch für die Methode der Organisationsbeobachtung zu. Jede einzelne Beobachtung beruht ebenso auf der subjektiven Erfahrung des Beobachters in der beobachteten Organisation wie auf der objektiven Beschreibung dessen, was er beobachten kann. Der Beobachter beobachtet seine eigene Erfahrung innerhalb der Kultur. Wie man es alltagssprachlich ausdrückt, muss der Beobachter die ›Atmosphäre‹ erspüren. Die Atmosphäre und ihre Schwankungen bilden den dynamischen Prozess der Organisation.

Unsere eigene Position lässt sich abschließend so beschreiben, dass wir der Frage nachgegangen sind, was das subjektive ›Feld‹ der Beobachtung auf der Ebene der Organisation ist. Und unsere Antwort darauf ist, dass es die ›Kultur‹ ist – bzw. bestimmte entscheidende Aspekte von ihr. Wir haben deshalb das Angst-Abwehr-Modell durch ein drittes Element ergänzt, was zum Angst-Kultur-Abwehr-Modell führt.

Im nächsten Kapitel werden wir ausführlicher die Methode der Organisationsbeobachtung beschreiben.

Übersetzung: Willibald Erlacher & Gerd Woschnak

Kapitel 2
Die Methode der Organisationsbeobachtung

R. D. Hinshelwood & Wilhelm Skogstad

Einleitung

Wir können uns Organisationen nicht mit der gleichen Forschungsmethode
nähern, die wir in der psychoanalytischen Praxis anwenden. Wenn wir eine
komplexe Organisation (die für gewöhnlich Teil einer größeren ist) anstatt
eines Individuums beobachten, haben wir keinen Auftrag dazu, Therapie
oder Deutungen anzubieten, was dazu führt, dass wir nur in einem beschränkten Maße Rückmeldungen auf unsere Schlussfolgerungen erhalten.
In dieser Hinsicht ähnelt unsere Position eher den Forschern, die psychoanalytische Konzepte anwenden, als der einer psychoanalytischen Praxis.

Für die Untersuchung der unbewussten Ebenen einer Organisation ist es
wichtig, sich über das methodologische Vorgehen Klarheit zu verschaffen.
Innerhalb der psychoanalytisch orientierten Sozialpsychologie wird eine
Vielzahl an Methoden verwendet: Fragebogen- und Interviewtechniken,
anthropologische Feldforschung, Aktionsforschung sowie weitere aus der
traditionellen Beratung übernommene Vorgehensweisen.

Die psychoanalytische Praxis bringt jedoch eine sehr spezifische Fähigkeit
mit sich, nämlich die des teilnehmenden Beobachters. Im klinischen Setting
der psychoanalytischen teilnehmenden Beobachtung sind fünf Aspekte
wichtig: das Beobachten mit ›gleichschwebender Aufmerksamkeit‹ und ohne
voreilige Bewertung; der sorgfältige Gebrauch der subjektiven Erfahrung des
Beobachters (die so weit als möglich durch eine persönliche Analyse ge-
schärft ist); die Fähigkeit, über die Erfahrung als Ganzes zu reflektieren und
nachzudenken; die Anerkennung der unbewussten Dimension und die Formulierung von Deutungen, die eine Möglichkeit bieten, die Schlussfolgerungen zu verifizieren (oder zu falsifizieren), zu denen der Psychoanalytiker
durch diesen Prozess gelangt. Während der letzte Aspekt, die Deutung, dem
klinischen Setting vorbehalten bleibt, können alle anderen auf psychoanalytische Forschung außerhalb des klinischen Settings übertragen werden.

Eine ähnliche Forschungspraxis ist die Feldforschung in der Soziologie
und Anthropologie. Hunt (1989) verglich klassische Methoden der Feldforschung mit einer psychoanalytisch ausgerichteten Methode. Am wichtigsten
ist dabei, dass psychoanalytische Beiträge solche Methodologien zugrunde
legen, die die Objekt-Subjekt-Beziehung anerkennen und sich deutlich von

positivistischen Beobachtungsmethoden unterscheiden. Heald u. a. (1994) beziehen sich auf einige Anthropologen (Devereux 1978; Lewis 1977), die sich vom klassischen Versuch, eine Gesellschaft unter objektiven Parametern zu verdinglichen, entfernt haben, und die sowohl die Subjektivität des Beobachters als auch der Mitglieder der zu erforschenden Kultur in Betracht ziehen. Dieser Zugang kommt dem psychoanalytischen Ansatz näher, der Selbstprüfung und Selbstbeobachtung des Beobachters verlangt. Er erkennt an, dass viele der Erfahrungen des Beobachters außerhalb der bewussten Wahrnehmung stattfinden und manchmal in deutlichem Maße von Kindheitserinnerungen des Beobachters beeinflusst sind. Beobachtungen gehen mit intrapsychischen Konflikten einher, die nicht nur die Beobachtung beeinflussen, sondern auch wichtige Indikatoren für die Beobachtung sein können.

Unser Ansatz zielt in eine ähnliche Richtung, greift aber auf eine Methode zurück, die der gegenwärtigen Praxis der Psychoanalyse besonders nahe steht – die Methode der Babybeobachtung (Bick 1964; Perez-Sanchez 1990; Miller u. a. 1989; Reid 1997). Dabei besucht ein teilnehmender Beobachter eine Mutter und ihr Baby regelmäßig über einen bestimmten Zeitraum hinweg, richtet seine Aufmerksamkeit auf deren Interaktionen und verwendet für sein Verstehen seine eigenen emotionalen Reaktionen sowie die Hilfe einer Seminargruppe. Durch die Pionierarbeit von Bick begann die Babybeobachtung als Teil der Ausbildung für Kinderpsychotherapeuten an der Tavistock Clinic und später für Psychoanalytiker am Londoner Psychoanalytischen Institut. Die ursprüngliche Intention lag dabei nicht in der Forschung, sondern im Erlernen der Methode psychoanalytischen Erlebens. Das Ziel war es, Psychotherapeuten und Psychoanalytikern in ihrer Ausbildung dabei zu helfen, ihre intuitive Sensibilität für menschliche Erfahrungen und Situationen zu schärfen, und eine psychoanalytische Haltung zu entwickeln, bei der der Beobachter das Erleben des Beobachteten nachzuempfinden und es zu reflektieren sucht, ohne sogleich auf den inneren und äußeren Druck reagieren zu müssen.

Diese Methode der Babybeobachtung gab den Anstoß für die Entwicklung der Methode, Organisationen zu beobachten, wie sie für die Studien in diesem Buch angewandt wurde. Ähnlich wie bei der Babybeobachtung entstand diese Methode hauptsächlich als Teil der Ausbildung. Das Ziel war es, eine Sensibilität für die menschliche Dimension und die Kultur einer Institution sowie der Ängste und Zwänge zu entwickeln, die in ihr vorherrschen. Eine solche Beobachtung kann auch die eigene Sensibilität für eine Arbeitsrolle in einer Institution schärfen und somit dazu beitragen, ein besseres Verständnis für die Zwänge und Einflüsse der Kultur in der eigenen Institution zu entwickeln.

Das Beobachtungsprojekt

Einer von uns (R. D. Hinshelwood) hat die Organisationsbeobachtung als Ausbildungsprojekt für junge Mediziner in die psychiatrische Ausbildung integriert. Die Zielsetzung bestand darin, es den Ausbildungskandidaten zu ermöglichen, ihre eigene Sensibilität für die Stationsatmosphäre und die Teammoral im psychiatrischen Bereich zu entwickeln, ohne dabei durch ihre sonstige organisatorische Rolle oder durch die Barrieren des sinnbildlichen ›weißen Kittels und Stethoskops‹ eingeschränkt zu sein. Ihren Arztkittel abzulegen und die Stationen in einer ganz anderen Rolle zu betreten, gab ihnen die Empfindung zurück, ›normale Menschen‹ statt ausschließlich Fachleute zu sein.

Die Beobachtungen erwiesen sich insofern als erfolgreich, als die Psychiater in Ausbildung darauf erpicht waren, an diesem Kurs teilzunehmen. Sie schienen die angebotene Möglichkeit sehr zu schätzen, über ihre Arbeit und ihren gewählten Berufsweg auf eine Art und Weise zu reflektieren, die im Allgemeinen Ausbildungsprogramm nicht möglich ist. Zu Beginn ihrer beruflichen Laufbahn als Psychiater waren sie sich oft der Spannungen bewusst, die in psychiatrischen Teams auftreten können. Zu dieser Zeit fanden auch wesentliche Veränderungen der Psychiatrie in Großbritannien statt, die begann, sich von einer institutionellen Versorgung in den Nervenheilanstalten hin zu einer Gemeindeversorgung zu entwickeln. Diese angehenden Psychiater waren sich der Kritik an den Nervenheilanstalten und der offensichtlich leblosen Atmosphäre auf vielen Langzeitstationen bewusst, stellten sie zunehmend in Frage und empfanden oft Sympathie für die Insassen (und auch das Pflegepersonal), die mehr oder weniger Opfer des Systems zu sein schienen.

Das Projekt wurde dann auf diejenigen ausgeweitet, die sich in der Zusatzausbildung zum Psychotherapeuten im NHS (National Health Service) befanden (viele von ihnen hatten einen medizinischen Hintergrund, beispielsweise als Psychiater in psychotherapeutischer Ausbildung). Ein solches Beobachtungsprojekt wurde für die Ausbildung für solche Personen als nützlich erachtet, die eine berufliche Tätigkeit in den verschiedensten medizinischen Institutionen anstrebten. Eine der entscheidenden Fähigkeiten der psychotherapeutischen Tätigkeit innerhalb des NHS besteht darin, Verständnis für den Zustand der psychiatrischen Institution zu entwickeln, in der sie arbeiten (Hinshelwood 1987a). Das Beobachtungsprojekt war ein Setting, um ein solches Verständnis zu fördern.

Obwohl die Hauptintention dieser Beobachtungen in der Ausbildung lag, gingen daraus mehrere Artikel hervor, die zur Veröffentlichung in wissenschaftlichen Zeitschriften angenommen wurden. Dieses Buch umfasst eine Auswahl der Beschreibungen dieser Beobachtungen, von denen einige bereits zuvor in Zeitschriften veröffentlicht worden sind, während andere hier zum ersten Mal erscheinen. Aufgrund der ursprünglichen Intention beschränkt sich die Bandbreite institutioneller Settings dabei auf die Psychiatrie, die Medizin und den Sozialbereich, wenngleich die Methode selbst genauso gut auf andere Institutionen angewandt werden kann.

Als sich das Projekt entwickelte, wurde damit begonnen, die Supervision der Beobachtungen in Form von kleinen Seminargruppen aus zwei bis vier Teilnehmern zu organisieren, an denen einer von uns (R. D. Hinshelwood) als Seminarleiter teilnahm. Die Beobachter nahmen mindestens neun Monate am Seminar teil, wobei sich die Mitgliedschaft insofern überlappte, als die im Seminar gewonnen Erfahrungen an die neu hinzukommenden Teilnehmer weitergegeben werden konnten. Eine vollständige Seminarperiode bestand insgesamt aus drei Phasen.

In den ersten drei Monaten wurde vom Beobachter erwartet, ein wenig Lesearbeit zu leisten. Die Minimalanforderung war Menzies (1959/1988), Miller und Gwynne (1972) sowie einige der Artikel, die frühere Seminarteilnehmer geschrieben hatten. Das Lesen und die Teilnahme in den Seminardiskussionen halfen, das Denken über institutionelle Dynamiken zu wecken. Während dieser ersten Phase verhandelte der Beobachter auch mit einer Organisation seiner Wahl, um die Erlaubnis für die Durchführung einer Beobachtung zu erhalten, wobei ihm von der Seminargruppe geholfen wurde.

In den zweiten drei Monaten führten die Teilnehmer die eigentlichen Beobachtungen durch. Dies geschah einmal in der Woche, gewöhnlich für eine Stunde und für ungefähr zwölf bis dreizehn Beobachtungen. Während dieser Phase schrieb der Beobachter nach jeder Beobachtung ein detailliertes Prozessprotokoll; diese Beobachtungen wurden in wöchentlicher Folge im Seminar präsentiert und in der Gruppe diskutiert. Während dieser Phase nutzte der Beobachter das Seminar dazu, über seine Beobachtungen zu berichten und sich Rat und Unterstützung zu holen.

In den letzten drei Monaten der Teilnahme am Seminar reflektierte der Beobachter dann über die Beobachtungen und begann mit der Aufgabe, die Menge an Material zu sichten. Den meisten Teilnehmern gelang es, diese Beobachtungen schriftlich in einem Bericht zusammenzufassen. Sie sahen darin vor allem die Möglichkeit, eine Art Ordnung für die Komplexität subjektiver Eindrücke und Erfahrungen zu finden, von denen sie sich oft überwältigt gesehen hatten. Wenngleich auch nicht alle, so haben doch die meisten einen solchen Bericht verfasst; ungefähr die Hälfte von ihnen hat später, nach Beendigung des Seminars, weiter daran gearbeitet, ihn zu veröffentlichen.

Die Rolle des Beobachters

Der Beobachter stellt für die Organisation einen Eindringling dar und ist nicht Teil irgendwelcher formaler Prozesse innerhalb der Organisation. Aus diesem Grunde erweisen sich die Verhandlungen um eine Erlaubnis zur Beobachtung einer Organisation manchmal auch als kompliziert; im Laufe des Seminars ist es in einem Fall nicht gelungen, eine entsprechende Erlaubnis zu erhalten. Sich einer Organisation zu nähern, in sie einzutreten und das Projekt zu verhandeln, ist jedoch in sich ein integraler Bestandteil der Beobachtung. Die Reaktion der Organisation, das Netzwerk von Autoritäten, die oftmals in die Gewährung der Erlaubnis involviert zu sein scheinen, sowie die jeweilige Bereitschaft, Skepsis oder Angst sind erste Erlebnisse, die wichtige Hinweise enthalten. Man kann bereits einiges über das Funktionieren einer Organisation daraus ableiten, wie sie mit dem Eindringen von außen und der Vorstellung umgeht, untersucht zu werden. Wesentliche Anhaltspunkte gewinnt man auch aus seinen eigenen emotionalen Reaktionen darauf, eine Organisation zu betreten und auf eine spezifische Art und Weise behandelt zu werden. Insofern liefert dieses Anfangserlebnis bereits eine Menge an wichtigem Beobachtungsmaterial.

Der Beobachter muss zu Beginn die leitende Person in der Organisation herausfinden, die die Beobachtung autorisieren kann, z.B. durch einen telefonischen Anruf auf der Station oder Abteilung oder durch das direkte Ansprechen eines Bekannten in der Organisation. Der Beobachter schreibt danach einen offiziellen Brief an diese Leitungsperson – wobei er in der Regel erst dann eine Reaktion erfährt, wenn er sich telefonisch erneut in Erinnerung bringt. In den meisten Fällen ergibt sich daraus ein Gespräch mit der leitenden Autoritätsperson, doch insofern auch andere Manager wie Kliniker in einer Abteilung dazu gehört werden wollen, lässt es sich manchmal nicht umgehen, sich auch mit ihnen zu treffen. Für gewöhnlich ist eine kurze Erklärung der Beobachtung, ihrer Zielsetzung und der erwarteten Ergebnisse notwendig. Dies führt insofern bereits zu Ängsten aufseiten des Beobachters, als von ihm erwartet wird, eine Rolle zu erläutern, die er bis dato noch gar nicht innehatte. Das persönliche Ausbildungsziel wird man dabei immer betonen; auch wird man wohl auf den Abschlussbericht hinweisen und die erforderliche Vertraulichkeit zusichern. Gewöhnlicherweise fragt dann eine der Autoritätspersonen das Team oder die Station/Abteilung, ob es bereit ist, den Beobachter zu akzeptieren, was dann dazu führt, dass dieser sich dort auf irgendeine Weise vorstellt. Der Beobachter erklärt das Projekt dann nochmals bei einem Treffen des Teams. Dies gibt eine erste Möglichkeit, auf die Ängste des Teams zu hören, was Teil der Beobachtung sein wird.

Wo möglich und notwendig, wird man das Team hinsichtlich der Ängste beruhigen, die die beabsichtigte Beobachtung auslösen kann. Praktische Aspekte wie Zeit, Tag und der am besten geeignete Platz für die Beobachtung müssen ebenfalls bei dieser Gelegenheit verhandelt werden.

Während der drei Monate der eigentlichen Beobachtung besucht der Beobachter die Organisation einmal pro Woche zur selben Zeit und sitzt für eine Stunde am gewählten Platz. Er sollte so sitzen, dass er ein möglichst breites Sicht- (und Hör-)feld hat, wenngleich es auch unvermeidlicherweise eingeschränkt sein wird. Die Interaktion mit den Personen der Organisation sollte höflich sein und sich auf eine ›freundliche Zurückhaltung‹ beschränken. Dabei wird es sich nicht umgehen lassen, dass der Beobachter manche in der Organisation eher beachten und sich mit ihnen mehr als mit anderen verbunden fühlen wird. Dies alles ist Teil dessen, worauf in der Beobachtung zu achten ist.

Ursprünglich, wie im Kapitel 3 beschrieben, veränderte der Beobachter die Zeit und die Position der Beobachtung, um breitere Möglichkeiten zum Erleben der Organisation zu erreichen. In nachfolgenden Beobachtungen haben wir dies jedoch modifiziert, um eine Konstanz der Beobachtung für den Beobachter und auch für die Organisation zu schaffen. Die Konstanz hilft dem Beobachter, seine Rolle und Haltung als Beobachter zu entwickeln. Die Kürze der Beobachtung bedeutet, dass man nur flüchtig, wie durch ein Schlüsselloch, in das Leben der Station hineinblicken kann. Der Beobachter und das Seminar müssen sich mit dieser Einschränkung arrangieren. Dabei wird jedoch davon ausgegangen, dass die Kultur oder die Atmosphäre, auch dann, wenn sie sich im Tagesverlauf (und innerhalb des Beobachtungsraumes) etwas verändert, eine gewisse Konstanz aufweist, die durchgehend erfahren werden kann.

Ein Zeitraum von drei Monaten ist erheblich kürzer als der Zeitraum einer Babybeobachtung, der sich mindestens über ein und manchmal gar über zwei Jahre erstreckt. Die Babybeobachtung hat jedoch einen besonderen Fokus – nämlich wie sich Mutter und Baby gemeinsam in den ersten Wochen, Monaten und Jahren des Lebens entwickeln. Im Gegensatz dazu wird sich eine Organisation, auch wenn sie konstant in Bewegung ist, was ihre Kultur anbetrifft nur über einen sehr viel größeren Zeitraum verändern. Das Ziel der Beobachtung ist somit eine synchrone Momentaufnahmenbeschreibung und nicht so sehr eine diachrone Studie im Zeitverlauf.

Die Konstanz und Regelmäßigkeit der Besuche sind auch wichtig, weil dies die Verbindung zwischen dem Beobachter und der Organisation verstärkt. Obwohl diese Verbindung üblicherweise, verglichen mit der Verbindung zwischen einem Beobachter und der Mutter mit ihrem Baby, schwächer ist, so entsteht doch eine Art Familiarität, wenngleich sie auch eher unpersönlicher erscheinen mag. Der Beobachter löst immer eine ganze Reihe an Erwartungen aus – beispielsweise als kritische Person, als Unterstützung oder als Bestätigung der Besonderheit der Abteilung und so weiter – und diese Erwartungen sind Hinweise auf die Kultur, vergleichbar den Übertragungsphänomenen in einer therapeutischen Beziehung. Und auch der Beobachter spürt in sich, besonders dann, wenn es daran geht, die Organisation wieder zu verlassen, ein überraschendes Gefühl persönlicher Bindung.

Der Beobachter wird, so weit wie möglich, eine Haltung offenen Interesses einnehmen für alles, was vor sich geht. Es gibt keine Verpflichtung, sich in irgendeiner anderen Art einzubringen, und die Verantwortung ist sehr gering. Während der Fokus in der Babybeobachtung die Beziehung zwischen der Mutter und dem Säugling ist, ist er in der Organisation breiter. Wie wir in Kapitel 1 beschrieben haben, ist das Äquivalent hier die Kultur, die implizite Art und Weise, wie Personen miteinander in Beziehung stehen, wie sie Handlungen ausführen und wie sie offenbar darangehen, spezielle Ziele zu erreichen. Vor allem muss der Beobachter ein Gespür für die Atmosphäre der Organisation, im Allgemeinen und speziell an dem Tag der Beobachtung, sowie für die emotionale Qualität der Interaktionen bekommen, die er beobachtet. Außerdem muss er die sich entwickelnden Erlebnisse, die er beim Beobachten des Geschehens hat, abwägen, z.B. den Sog, mitzumachen oder sich zurückzuziehen, die Gefühle von Anerkennung oder Missbilligung, von Zuneigung und Abneigung, die ihm flüchtig durch den Kopf gehen. Zusammenfassend bemüht sich der Beobachter, sein Auge auf drei Dinge zu richten: auf die objektiv stattfindenden Ereignisse, die emotionale Atmosphäre, und sein eigenes inneres Erleben – den ganzen Bereich, der im psychoanalytischen Setting ›Gegenübertragung‹ genannt würde. Alle diese Beobachtungsbereiche zusammen reflektieren die Qualitäten, die die ›Kultur‹ einer Organisation ausmachen.

Der Beobachter wird häufig, mit mehr oder weniger Druck, dazu eingeladen, mit den Personen zu interagieren. Es kann ihm eine Tasse Tee oder etwas vom aufgetragenen Essen angeboten werden, er kann gebeten werden, sein Projekt zu erklären, seinen Namen, seinen Beruf oder was auch immer mitzuteilen oder eine maßgebende Meinung oder einen Rat abzugeben. Die Rolle des Beobachters ist es dann nicht, eisern still zu bleiben, sondern mit diesen Annäherungen höflich umzugehen und weder als bedürftig, noch als geheimnisvoll oder besonders defensiv zu erscheinen. Im Allgemeinen ist es dem Beobachter immer möglich, es zu vermeiden, allzu tief in solche Gespräche verstrickt zu werden, was seine Aufmerksamkeit für das breitere Beobachtungsfeld ablenken würde. Auch kann man anschließend darüber nachdenken, was diese Beziehungsaufnahmen seitens der Organisation bedeuten.

Die Rolle des Beobachters ist trotz ihrer relativ passiven Qualität für gewöhnlich angstbesetzt. Tatsächlich ist dies zum Teil gerade deshalb so, weil diese Rolle passiv ist. Die selbst auferlegte Beschränkung, stärker involvierende Einladungen nicht anzunehmen, ist belastend und kann den Beobachter als eine ablehnende Person erscheinen lassen. Wenn bedrückende Dinge geschehen, oder auch wenn freudige oder aufregende Ereignisse stattfinden, erzeugt der Drang, involviert zu werden, im Beobachter einen inneren Kampf. Das wöchentliche Seminar muss diese Spannungen anerkennen und containen. Es funktioniert dann als eine Art Rückhalt für den Beobachter – sein Zuhause – im Gegensatz zur Station oder zum Team.

Die Funktion des Seminars

Die Beobachter treffen sich wöchentlich in einem kleinen Seminar von ungefähr drei Personen mit dem Seminarleiter. Es hat verschiedene Ziele, die bei jeder Gelegenheit an die jeweiligen spezifischen Erfordernisse der Mitglieder angepasst werden müssen. Das Seminar muss

- zum Lesen einiger theoretischer Arbeiten zu Beginn des Projektes anregen und diese klären;
- die anfänglichen Verhandlungen des Beobachters mit der Organisation unterstützen;
- regelmäßig die Prozessberichte der Beobachtungseinheiten anhören und diskutieren;
- und sowohl beim ›Verdauen‹ des Beobachtungsmaterials als auch beim Strukturieren eines Abschlussberichtes helfen und Ratschläge geben.

Wie in allen Seminaren dieser Art ist ein Klima der Akzeptanz und des nicht-wertenden Ratgebens besonders förderlich. Es ist jedoch auch typisch, dass die Atmosphäre im Seminar zum Teil bestimmte Ängste des Beobachters erkennen lassen und zeitweise die emotionale Qualität der beobachteten Organisation widerspiegeln wird.

Der Beobachter schreibt seine Aufzeichnungen so bald wie möglich nach der Beobachtungseinheit nieder. Er wird alles aufschreiben, an das er sich erinnert, und es in der Reihenfolge der tatsächlichen Beobachtung ordnen – soweit dies möglich ist. Dies sollte so verstanden werden, dass die Aufzeichnungen nicht erschöpfend und auch nicht in einem objektiven Sinn vollständig genau sein werden. Eine Videoaufzeichnung würde eine wesentlich größere Genauigkeit erzielen. Im Gegensatz zu diesem Verlust in den Untersuchungen gibt es jedoch einen Gewinn, der diesen Verlust aufwiegt. Der Gewinn besteht dabei darin, dass die Erinnerung des Beobachters gewisse

Verbindungen und Akzentuierungen einfügt, die von ihm ohne bewusstes Verständnis oder bewusste Wahrnehmung ausgewählt wurden. Dieses Tiefenleben in den Aufzeichnungen (psychoanalytisch würde man es als vorbewusste oder gar unbewusste Wahrnehmung bezeichnen) ist wichtiges Material für die Arbeit im Seminar. Durch diese unbeachteten Aspekte der eigenen Arbeit kann das Seminar dem Beobachter helfen, seine subjektiven Erfahrungen zu einem neuen Instrument für das Verstehen der menschlichen Situation zu schärfen, auf die er trifft.

Durch seine schriftlichen Prozessaufzeichnungen, aber auch durch das, was er möglicherweise während der Präsentation im Seminar hinzufügt und durch die Art, wie er dies tut, bringt der Beobachter eine Darstellung aus seiner eigenen Sensibilität. Für das Seminar ist es wichtig, die intuitive Wahrnehmung des Beobachters anzuerkennen und ihm zu helfen, bewusster für das zu werden, was er zwar intuitiv aufgenommen hat, dessen er sich aber oft anfänglich nicht gewahr war. Redewendungen, die besondere Betonung von gewissen Ereignissen oder Personen, insbesondere nebenbei Gesagtes, und oftmals humorvolle, scheinbar wegwischende Kommentare usw., sind sehr wichtig und sollten aufgegriffen werden. Die Rolle des Seminarleiters ist diesbezüglich besonders wichtig, um dabei zu helfen, Hinweise für diese Art von ›Gegenübertragung‹ zu finden. Es ist für das Lernen des Beobachters beflügelnd, dass er selbst die Aufzeichnungen gemacht hat, in der andere etwas sehen, was er nicht gesehen hat. Er kann dann für sich selbst reflektieren und prüfen, ob sich dies wahr anfühlt, und wenn dies so ist, kann er es sich selbst zugestehen, dies erkannt zu haben, auch wenn er es nicht bewusst wahrgenommen hat.

Sensibilität und Intuition werden in beruflichen Ausbildungen im Gesundheitsbereich nicht ausdrücklich unterstützt, besonders nicht in der medizinischen Ausbildung. Deshalb kann eine solche Ausbildungsmethode so nützlich sein, doch es bedeutet auch, dass der Beobachter ein gewisses Ausmaß des ›Verlernens‹ erzielen muss. In einem fortlaufenden Seminar kann dieses nicht bewertende Befreien des Beobachters hin zu einer subjektiveren Beobachtungsposition gerade die Rolle der anderen Seminarmitglieder sein, die selbst durch diese psychische Entwicklung hindurchgegangen sind. Immer wieder waren naive Beobachter davon beeindruckt und bewegt, wie viel sie von ihren Erlebnissen in einem Setting erinnerten, das häufig im Vorhinein von Stumpfsinn und Leblosigkeit gekennzeichnet schien. Die Entdeckung der Menschlichkeit selbst in den unpersönlichsten Situationen ermunterte alle Beobachter und verlieh ihnen den Antrieb, mit der oftmals angstauslösenden Beobachtungsarbeit fortzufahren.

Diese Ausbildungsfunktion des Seminars ist das Kernanliegen, und anfänglich beschränkte es sich darauf. Als uns jedoch bewusst wurde, dass diese Beobachtungen Material und Beschreibungen von versteckten Prozessen auf Stationen und Abteilungen lieferten, begannen wir zu erkennen, dass diese Arbeit zu Recht eine eigenständige Forschungsaktivität war. Als Ergebnis davon änderte sich die Auffassung des Seminars selbst ein wenig, obwohl die darin geleistete Arbeit ähnlich blieb. Die Forschung in subjektiven Erfahrungsbereichen wurde schon immer wegen ihrer Unzuverlässigkeit kritisiert, die sich aus der Natur des Beobachters, mit seiner selektiven Erinnerung und seinem selektiven Vergessen ergibt. Dies ist richtig und eine gewichtige Kritik, doch muss dem die Tatsache gegenübergestellt werden, dass in den Humanwissenschaften gewisse Beschreibungen und Entdeckungen auf keinem anderen Weg, denn auf einem subjektiven gemacht werden können. Das Seminar, mit seinem Fokus auf der Subjektivität des Beobachters, ist zu einem gewissen Grad ein Werkzeug zur Schärfung dieses Instruments. Nachdem die Kollegen in der Gruppe selbst in einer ähnlichen Arbeit involviert waren, während sie gleichzeitig eine größere Distanz zur diskutierten Beobachtung haben, können sie augenscheinliche Lücken oder eine Überbetonung gewisser Merkmale ausmachen, die als zusätzliche Orientierung für die Subjektivität des Beobachters fungieren können. Somit ist in dieser Form der subjektiven Beobachtungsarbeit das Seminar mit den Kollegen ebenso ein Forschungsinstrument wie der Beobachter selbst.

Das Seminar muss dem Beobachter auch bei der Aufgabe helfen, das Erlebte zu verdauen. Dies kann im späteren Teil der Teilnahme des Beobachters am Seminar begonnen werden. Dieser Prozess des Verdauens dehnt sich jedoch über das Ende des Seminars hinaus aus, und einige haben tatsächlich Jahre gebraucht, um einen Bericht fertig zu stellen. Der Zweck des Kurses liegt darin, dass er eine Grundlage für eine Herangehensweise schafft, die in der zukünftigen beruflichen Tätigkeit von Psychiatern und Psychotherapeuten in institutionellen Settings fortdauert.

Das Seminar muss ein Gleichgewicht zwischen theoretischer Untermauerung einerseits und Offenheit für Erfahrungen und gewonnene Eindrücke andererseits finden. Theorie kann so leicht die Offenheit für Erfahrungen beschränken und sie ersticken. Gleichzeitig kann eine subjektiv beschreibende Studie dieser Art nicht ohne einige Vorurteile aufseiten des Beobachters stattfinden. Dies wird in anderen vergleichbaren Untersuchungsmethoden in den Humanwissenschaften gut erkannt. Rustin (1989, S. 57) schreibt über diese Dialektik in Bezug auf die Babybeobachtung:

Psychoanalytische Beobachtungsmethoden, ähnlich denen der Feldanthropologen oder Ethnosoziologen, erfordern es von den Beobachtern, sowohl eine

Reihe von Vorstellungen und latenten Erwartungen zu haben, mit denen sie ihre Erfahrung verständlich machen und ihnen Form geben können, als auch aufgeschlossen und empfänglich für die speziellen Situationen und Ereignisse zu sein, denen sie ausgesetzt sind. Sie können nicht im Voraus wissen, welche der Vorstellungen, deren sie sich bereits bewusst sind, sich in nützlicher Weise anwenden lassen werden. Genauso wenig können sie sicher sein, dass irgendwelche ihrer bereits bestehenden Konzepte passen werden. Sie können sehr gut mit Erfahrungen konfrontiert werden, die, zumindest anfänglich, außerhalb ihrer Verstehensmöglichkeiten liegen. Was diese Methode von denen, die sie praktizieren, verlangt, ist die Fähigkeit, eine Reihe von Erwartungen und Vorstellungen im Kopf zu behalten, und gleichzeitig für die Erfahrungen der sich entwickelnden Beobachtung offen zu bleiben. Sie müssen auch bereit sein, auf neue Eindrücke, von den beobachteten Familien wie von sich selbst, die sich nicht leicht oder unmittelbar auf ihre bereits bestehenden Konzepte beziehen lassen, zu reagieren und über sie nachzudenken. Dies ist nicht allzu verschieden von der Situation der Beobachter in der anthropologischen oder soziologischen Feldforschung.

Diese Beschreibung trifft gleichermaßen auf die Beobachtung von Organisationen wie auf die von Kleinkindern zu. Die Methode, Organisationen zu beobachten, steht der Feldarbeit in der Anthropologie und Soziologie nahe, während ihr psychoanalytischer Konzeptrahmen mit der Babybeobachtung geteilt wird. Somit sind theoretisch vorgefasste Meinungen unvermeidlich und dienen als eine Art Fernglas, während es zur selben Zeit ein ganz wichtiges Anliegen im Seminar ist, theoretische Überlegungen angesichts von Erlebnissen in den Hintergrund rücken zu lassen. Die Forschungsansprüche dieser Beobachtungsmethode müssen bescheiden sein und bestehen in beschreibender Arbeit, die zu Hypothesen für weiterführende Untersuchungen und zu einem nützlichen Verständnis für die institutionelle Praxis von Berufsgruppen führt.

Schlussfolgerung

Nachdem wir die Methode der Organisationsbeobachtung sowie die Entwicklung von Verständnis und Gespür mithilfe einer Seminargruppe beschrieben haben, bleibt die abschließende Frage, wie das Lernen aus diesen Projekten in die institutionelle Praxis einfließen kann. Die meisten Projekte wurden von Personen während ihrer beruflichen Ausbildung durchgeführt, die sich solche Organisationen anschauten, die denen entsprechen, in denen sie in Zukunft arbeiten und häufig sogar eine leitende Position einnehmen werden. So wie es das Ziel der Babybeobachtung ist, die Möglichkeit zur Entwicklung einer analytischen Haltung bereitzustellen, so kann das Beobachten einer Organisation dabei helfen, diese spezifische Haltung gegenüber einer Institution zu entwickeln. Eine Organisation zu beobachten und darüber nachzudenken, kann einen für die Dynamik der Organisation sensibilisieren, in der man arbeitet, und dabei helfen, über die Zwänge innerhalb der Organisation nachzudenken anstatt unmittelbar handelnd darauf zu reagieren. Mit anderen Worten, das Lernen, das man als teilnehmender Beobachter in diesen Projekten gewonnen hat, kann sich psychisch dahingehend verändern, dass es für die eigene Situation als ein in eben solche Prozesse verstrickter Berufstätiger zur Verstehensgrundlage wird. Man kann sich so von einem teilnehmenden Beobachter zu einem beobachtenden Teilnehmer entwickeln.

Übersetzung: Gerd Woschnak & Willibald Erlacher

Teil II
Beobachtungen in psychiatrischen Einrichtungen

Kapitel 3

Wahnsinn und seelische Verfassung

Eine chronisch-psychiatrische Station

Flavia Donati

Einleitung

Manche Menschen sind chronisch psychotisch, und manche Menschen müssen diese dauerhaft pflegen. Dieses Kapitel versucht, die sich entwickelnden dynamischen Prozesse zu identifizieren, wenn eine kleine Gruppe männlicher Pfleger die Aufgabe hat, über mehrere Jahre hinweg eine große Gruppe psychotischer Männer zu betreuen, die alle auf einer Station leben.

Die hier verwendete Vorgehensweise bestand darin, einen kleinen, aber sich ständig wiederholenden Lebensausschnitt auf der Krankenstation zu untersuchen, die Station einmal wöchentlich für eine Stunde im Laufe von drei Monaten zu besuchen und dabei sowohl die Methode der direkten Beobachtung als auch subjektive Eindrücke zu verwenden. Mein Ziel war es, zu untersuchen, wie die chronisch kranken Patienten (die dort wohnen) und die Pfleger (die nur für die Dauer ihrer Schicht anwesend waren) ihre Beziehungen strukturieren. Im Fokus war dabei im Besonderen, wie Pfleger mit den sich aus der Aufgabe ergebenden Ängsten umgingen, vor allem mit denen der Chronizität, und ob es allgemein übliche Abwehrmechanismen, Fantasien und Selbst-Bilder gab.

Es ist nicht mein Ziel, die Abwesenheit weiblicher Pflegekräfte, die Pflegepolitik, die Hierarchie des Krankenhauses oder die Arbeit der totalen Institution zu untersuchen. Diese wurden bereits umfangreich diskutiert, seitdem Goffman *Asylums* (1961) publiziert hatte (Rosenberg 1970; Bott 1976; Menzies 1959/1988; Hinshelwood 1979; siehe auch Kapitel 1 in diesem Buch). Menzies (1959/1988) hat in einer klassischen Untersuchung in einer großen Allgemeinklinik gezeigt, dass die Art und Weise, wie die Hauptaufgabe, die Kranken zu pflegen, durchgeführt wird, nur zum Teil von der Art der Aufgabe abhängt. Vor allem wird sie sehr von dem Bedürfnis beeinflusst, intensive Ängste, die bei den Pflegekräften durch die Krankheiten und die Patienten hervorgerufen werden, abzuwehren oder sogar aus dem Bewusstsein zu tilgen. Das führt zu Traditionen, Ritualen und Verhaltensweisen, die gemeinsam geteilten, aufgezwungenen aber unbewussten Hilfsmitteln gleichkommen, die Angst kontrollieren und ihre Wahrnehmung vermeiden sollen. Als solche sind diese Mechanismen sehr zerbrechlich und nicht effektiv und aus der Perspektive der Hauptaufgabe ohne rationale Begründung.

Der erste Kontakt

Nachdem ich die Erlaubnis für die Studie von den Fachärzten der Station erhalten hatte, bestand mein erster Schritt darin, den Pflegern einen Brief zu schreiben, in dem ich sie fragte, ob es die Möglichkeit gäbe, für einen kurzen Zeitraum das Leben auf der Krankenstation zu beobachten. Nach zehn Tagen rief ich die Station an, um zu fragen, ob sie für ein Gespräch bereit seien. Ihre Antwort war positiv, warf aber auf, dass es durch einen derzeit laufenden Streik bedingt Begrenzungen geben könnte.

Ich traf das Pflegepersonal zur Zeit der Schichtübergabe (13.00 Uhr) für eine Stunde. Während der dreimonatigen Beobachtungsphase gab es keine weiteren Treffen mehr. Mein Projekt wurde genehmigt, und das nächste Treffen sollte erst wieder stattfinden, um meine Beobachtungsergebnisse zu diskutieren, wenn sie dies denn wollten.

Um 13.00 Uhr kam ich in den Personalaufenthaltsraum. Die Pfleger fragten mich mehrmals, ob ich Tee wollte. Ich sagte zwei- bis dreimal »Nein, danke, ich hatte gerade einen Kaffee«. Sie antworteten »Wir trinken hier Tee. Kaffee können wir uns nicht leisten«. Schließlich musste ich doch eine Tasse Tee annehmen.

Der Stationspfleger fragte mich, woher ich komme, und indem ich seine Antwort vorwegnahm, fragte ich ihn »Sind Sie aus Argentinien?« Es war zur Zeit des Falkland Krieges. Ich nahm diese Herausforderung an und sagte »Ich bin dann nämlich ein Feind«. Ich sagte, ich käme aus Mailand in Italien. Sofort erzählte er mir, wie er während eines Urlaubs in Italien mit zwei Freundinnen, die kurze Hosen trugen, eine Kirche nicht besuchen durfte, weil es der Priester ihnen wegen der unangemessenen Kleidung nicht erlaubte. Ein anderer Pfleger, der mich während dieser langen Erzählung immer wieder beobachtete, sagte dann »Lassen Sie uns doch auf das Thema Ihres Besuches zurückkommen«.

Ich erläuterte ihnen mein Vorhaben und die Tatsache, dass ich mit dem Team auf der Station keinen Kontakt wollte. Dann fragte ich sie über das Leben auf der Station. Der Stationspfleger war der Sprecher der Gruppe. Er sagte, es gäbe keine Probleme, nur Langeweile, nichts Interessantes passierte. Er beschrieb die Patienten, die aus allen Altersklassen gemischt waren: »Wir haben einen 92-Jährigen seit vielen Jahren hier. Das sind alles chronisch Kranke«. Der Aufgabenbereich dieser Station liege zwischen dem einer ge-

schlossenen Station und dem einer offenen Akut-Station. Manchmal gäbe es zu wenig Betten. Einer der Fachärzte komme nie, der andere nur, wenn er dringend ein Bett für einen akuten Fall benötige. Er machte lebhaft ihre gemeinsame Haltung deutlich: sie seien auf sich allein gestellt, niemand von Außen interessiere sich für sie, es sein denn als eine Art Abladeplatz. Wenn es eng würde mit den Betten im Rest des Krankenhauses, »dann versuchen sie, Patienten bei uns abzuladen«.

Keine der Rehabilitationsstationen habe eine Verbindung zu dieser. Der Patiententyp, der auf dieser Station lebe, sei relativ unabhängig. »Dies könnte auch ein Wohnheim oder eine Tagesklinik sein. Sie müssen nicht unbedingt in einer Klinik sein. Früher wurden die Patienten deutlich dazu ermuntert oder auch gezwungen, an Rehabilitationsmaßnahmen teilzunehmen. Heute tun sie, was sie wollen. Aber ich glaube, dass Patienten über 60 keine Rehabilitation benötigen. Was kann man mit einem 60 Jahre alten Patienten schon anfangen?«

Während seiner pausenlosen Erzählung ermunterte ich ihn mit Kommentaren und weiteren Fragen immer wieder zu weiteren Selbstoffenbarungen. Der Stationspfleger fuhr fort, über sich selbst zu sprechen. Zu einer anderen Zeit, in einer anderen Klinik habe er es geschafft, eine Reihe von Halbtagsjobs für die Patienten zu organisieren, sodass diese tagsüber beschäftigt waren. Die Station war leer, und er war nur für dringende, unterstützende Interventionen verfügbar, falls dies von den Unternehmen benötigt wurde. Der Facharzt hatte ihm freie Hand gelassen. Dann ging der Facharzt weg und seine gesamte Organisation brach zusammen. Schließlich ging er selber, völlig demoralisiert. Davon habe er sich nie wieder erholt »Was soll das alles? Die Verwaltung spielt eine immer größere Rolle. Die können entscheiden, was zu tun ist. Die Pfleger haben keine Funktion mehr. Früher waren sie alles für den Patienten, heute gibt es Beschäftigungstherapeuten und Sozialarbeiter, die darüber entscheiden, was der Patient zu tun hat«.

Ich fragte ihn nach physischen Problemen auf der Station. »Nein, keine Probleme. Wir hatten seit Jahren keinen Toten mehr. Sie wollen uns nicht verlassen. Wir kümmern uns sehr gut um sie«. Das Treffen endete mit einem Einverständnis für meine Untersuchung. Die anderen Pfleger hatten während des Treffens geschwiegen, aber aufmerksam während der ganzen Zeit zugehört. Am Schluss fragten sie mich, ob ich mit ihnen Billard spielen wollte. Ich murmelte irgendeine Antwort, um mich davor zu drücken.

Ich war von ihnen eingeführt worden, und sie hatten schnell einige ihrer Schlüsselprobleme offenbart. Diese Beichte schien aus ihrer Angst zu kommen, ich könnte ihre Inkompetenz entdecken. Sie schienen zu sagen

»Wir wissen, dass man uns unsere Aufgaben weggenommen hat, die nun von anderen ausgeführt werden (Beschäftigungstherapeuten, Sozialarbeiter, Verwaltung). Wir langweilen uns ohne Leistungsergebnisse und Fortschritte. Unsere Unfähigkeit werden Sie nicht herausfinden, denn wir kennen sie schon«. Die Angst vor der Unfähigkeit schien durch das offene Geständnis verringert zu werden.

Ihre erste Reaktion auf mich war, als wäre ich eine neue Bedrohung für die Station (eine unbekannte weibliche Beobachterin auf einer rein männlichen Station). Sie gingen damit um, indem sie darüber Witze machten, ich sei ein argentinischer Feind, der in ihr Gebiet eindränge. Ihre Waffen waren nicht so einfach zu entdecken, und trotz ihrer Bereitwilligkeit war ich für sie doch ein Problem, mit dem sie irgendwie umgehen mussten. Umso mehr noch, als die Angst vor einem weiblichen Beobachter auf einer männlichen Station durch die Erzählung unterstrichen wurde, in der es um das Infragestellen einer religiösen Institution ging, das hervorgerufen wurde durch die provozierende Bekleidung zweier Touristinnen in Italien.

Die Situation

Die Rolle des Beobachters
Die Technik der Beobachtung wird ausführlich in Kapitel 2 beschrieben. Meine Arbeit als Beobachter war es, mich auf Interaktionen, Ereignisse, Worte und Bewegungen des Personals und der Patienten zu konzentrieren und im Anschluss daran, Aufzeichnungen davon zu machen. Anders als bei anderen Beobachtungen in diesem Buch, führte ich sie zu verschiedenen Tageszeiten durch, aber die Wahl des Zeitpunktes war jeweils gut im Voraus geplant. Die meisten der Beobachtungssitzungen fanden vor oder nach dem Mittagessen statt, drei während des Mittagessens und eine bei der Stationsbesprechung. Mein Beobachtungsplatz in der Station wechselte, meistens war es eine Ecke in der Nähe des Eingangs.

Meine Absicht war es, eine neutrale Beobachterin zu sein und so wenig wie möglich teilzunehmen. Das bedeutete, meine eigenen Interaktionen mit dem Personal und den Patienten auf ein Minimum zu beschränken und auf eine warme Art zuzuhören, um so weder Ablehnung noch ein Gefühl des ausschließlich Beobachtet- oder des Beurteiltwerdens auszulösen. Ich wurde den Patienten nie formell vorgestellt, sodass sie völlig frei darin waren, mich zu ignorieren, anzusprechen oder zu befragen. Sie waren frei zu entscheiden, ob sie mit mir in Beziehung treten wollten, herausfinden wollten, wer ich war oder was ich hier tat.

Ich kam zu einer festgelegten Zeit, sagte »Hallo« zum Personal und zu den

Patienten, setzte mich bequem in einem Sessel und ›war einfach da‹ für eine Stunde.

Die Station und ihre Patienten

Die Station lag im Erdgeschoss, war wie ein griechisches Kreuz geformt und war der einzige Zugangsweg zu der geschlossenen Station der Klinik. In den Quergängen befanden sich ein Schlafsaal, Toiletten und Waschräume. Die Längsgänge waren in drei Bereiche unterteilt: zu der geschlossenen Station hin der Speisesaal, ein Bereich zum Sitzen und Billardspielen und ein Bereich zum Sitzen und Fernsehen. Die Sessel im Billardbereich standen alle in einer Reihe in Richtung Spieltisch. Im Fernsehbereich standen die Sessel in zwei einander gegenüberstehenden Reihen. Es gab keine privaten Rückzugsmöglichkeiten. Die Aufstellung war linear und eckig, informelle Runden fehlten. Einige Poster hingen an der Wand gegenüber dem Fenster, auf ihnen sah man entfernte Szenen: zwei Nashörner, zwei Schiffe auf einem Fluss, zwei Thai-Frauen in der Nähe eines Turms, einen Platz.

Es gab ungefähr 20 männliche Patienten, sie waren zwischen 40 und 92 Jahre alt und seit 10 bis 60 Jahren auf der Station. Alle Patienten waren in ihren täglichen Routineverrichtungen unabhängig, keiner war inkontinent, keiner schien körperlich behindert zu sein (außer einem blinden, unbeweglichen Patienten, zwei körperlich stark eingeschränkten Patienten mit Parkinson und einem Patienten mit einer neurologischen Erkrankung). Sie trugen alle ihre eigene Kleidung.

Das Personal bestand aus zwei Tagesschichten mit Pflegern. Die beiden Stationspfleger waren britisch, alle anderen Pfleger bis auf einen waren nicht-britisch. Einer der Stationspfleger und alle nicht-britischen Pfleger trugen weiße Kittel.

Die Beobachtungen

Erste Sitzung
In meiner ersten Sitzung fand ich es besonders interessant, wie sich die Interaktionen entwickelten.

Zu Beginn saßen alle bis auf zwei Patienten in ihren Sesseln, diese beiden gingen umher und nahmen Kontakt mit mir auf. Sie kommentierten die Neuigkeiten aus der Zeitung und zeigten mir das Bild eines Fohlens, das von einer Frau geküsst wurde. Ich fragte sie »Was mögen Sie an dem Bild?« »Das Fohlen« war die Antwort. Das Personal hatte mich eingangs gewarnt, dass es zu

Reibereien kommen könne, hervorgerufen durch die Frau eines neuen Patienten, die sich über seine Behandlung in der Klinik beschwerte. Die Pfleger gingen umher, etwas weiter entfernt von meinem Platz, machten manchmal über die Probleme auf der Station Kommentare und hatten wenig Kontakt mit den Patienten.

Nach den ersten zehn Minuten kam der Stationspfleger zu mir und blieb bis zum Ende der Sitzung in meiner Nähe. Die anderen Pfleger gingen umher und gaben den Patienten Ratschläge wie: »Kämmen Sie Ihr Haar«, »Gehen Sie doch spazieren«, »Warum gehen Sie nicht zur Beschäftigungstherapie?«.

Einige Patienten nahmen einen kurzen Kontakt zu mir auf. Einer sprach mit mir über eine Schauspielerin (derselben Nationalität wie ich). Ein anderer Patient bot mir etwas von seinem selbst gemachten Kuchen an, den seine Mutter gebacken hatte. Der Stationspfleger, der immer noch in meiner Nähe war, beschwerte sich, dass man ihm kein Stück angeboten hätte. Die anderen Pfleger waren auch noch da, aber hatten wenig Kontakt zu den Patienten. Später in dieser Sitzung saßen die Patienten, die auf mich zugekommen waren, vor dem Fernseher, gingen umher oder hin und her zu ihren Zimmern. Am Schluss hatten sich die Pfleger um mich herum versammelt und sprachen über ihre Schwierigkeiten, ähnlich wie in dem Einführungstreffen.

Während der Beobachtung wurde ich immer mit »Gnädige Frau« *angesprochen, niemals als* »Frau Doktor«; *einige der Komplimente, die die Pfleger mir lauthals in ihrer Unterhaltung machten, waren für mich kleine Unterbrechungen der Zeit, die ich dort verbrachte. Als ich den Raum verließ, folgte mir einer der Pfleger und sagte auf zweideutige Art* »Wenn Sie nach 21 Uhr kommen, dann werde ich Ihnen einige Geheimnisse über diesen Ort erzählen«. *Ich war verlegen und stammelte eine Antwort.*

War ich als Besucherin etwa weniger bedrohlich, und daher auch das Objekt männlicher Kommentare, als als Ärztin, die ihre Station besucht und dabei vielleicht dort etwas über das Leben auf dieser Station herausfindet?

Ich ging und war überrascht über das unerwartet reiche Material und die emotionale Erfahrung, die ich während dieser Stunde gemacht hatte, zugleich machte ich mir aber auch Sorgen und fühlte mich schuldig. Ich fragte mich, ob ich wohl von dem Personal vereinnahmt und von den Patienten ferngehalten würde. Würde ich lernen, die Situation als Studienobjekt zu verstehen und nicht auf das Unbehagen reagieren, dass daraus entstand, dass die Patienten wie ausgeschaltet waren? Könnte dies einfach ein Mittel zum besseren Verständnis sein?

Sechste Sitzung
Später beobachtete ich die gleichen Muster, die ich schon mehrfach beschrieben habe. Hier ist ein Beispiel aus der sechsten Sitzung.

Als ich die Station betrat, beschloss ich, mich neben einen Patienten zu setzen, der laut sprach. Kein Pfleger war da. Kurz danach kam ein Pfleger und fragte mich, ob ich eine Tasse Tee wollte. Ich sagte: »Nein danke, es ist gut so«. Er setzte sich mit einer Zeitschrift zu mir, mir gegenüber. Der Patient fragte ihn, ob ich seine Freundin sei. Und der Pfleger antwortete »Ich würde gern wissen, wer der Glückliche ist«, als ob es eine Unterhaltung zwischen zwei Männern über eine abwesende Frau wäre.
Der Patient stellte dem Pfleger drei Fragen: über die Prüfung des Pflegers, über seine Streikbeteiligungund über Stationsbelange. Der Pfleger gab drei einsilbige Antworten und begann dann, nur mit mir zu sprechen. Er begann mit Fragen über mein Projekt und fuhr dann fort, wie sehr er von dem Leben auf der Station gelangweilt sei, und wie schwierig, wenn nicht sogar unmöglich es sei, die Patienten für etwas zu interessieren und sie zu einem Dialog zu veranlassen.

Der Pfleger sprach auf negative Art und Weise über die Patienten, so als ob sie nicht da wären, als ob sie keine lebendigen Menschen seien, die zuhörten, Gefühle hätten und entsprechend reagierten.

Der Patient, der laut gesprochen hatte, war nun leise und stand auf, um sich woanders hinzusetzen, kam dann aber zurück, während der Pfleger immer noch auf mich einredete (ich hörte lediglich zu). Er setzte sich für einen kurzen Moment, ging dann erneut weg, um sich woanders hinzusetzen und laut vor sich hin zu sprechen. Es sah so aus, als würde er offen sein Unbehagen darüber ausdrücken, dass man ihn zum Schweigen gebracht hatte und nun über ihn sprach. Seine Reaktion hatte jedoch keinen Einfluss auf das Verhalten des Pflegers. Nach einer Weile wurde der Pfleger von einem Kollegen fortgerufen und ging. Ich war allein und sah mich um. Der Teewagen kam und ein Patient bediente die Patienten in der Schlange und die, die in den Sesseln saßen. Als ich dran war, wurde mir eine Tasse Tee mit Keksen angeboten, als ob ich zu ihnen gehörte.

Das Fantasieleben der Station

Entpersönlichte Stereotypisierung
Ich wurde von den Patienten aufgenommen, ohne dass ich gefragt wurde, wer ich denn sei und was ich hier mit ihnen tue (sie hatten mich bisher noch

nicht gefragt). Hinter diesem oberflächlichen Eindruck der Akzeptanz hegte ich jedoch Zweifel über den Umfang des persönlichen Kontakts. Ich war in der gleichen Situation wie die Patienten, und mir schien die allgemeine Beziehungsqualität eher entpersönlicht und stereotyp zu sein.

Die Pfleger kamen zurück und plauderten mit mir darüber, wie viel besser die Stationen für weibliche Dauerpatienten seien, da Frauen immer in der Lage seien, aus der Station ihr Zuhause zu machen, sie hätten immer etwas zu tun, würden auf sich selbst und ihre Umgebung achten. Die Atmosphäre sei viel lebendiger, sauberer ... mehr wie zu Hause. Männliche Patienten vernachlässigten sich, bräuchten ständige Aufmunterung, es sei langweilig und allein die Pfleger hätten aus der Station ein Zuhause zu machen.

Die abwesende Mutter

Ich wurde zum Empfänger ständiger Beschwerden, die außerordentlich mühsam waren, vor allem wenn diese sich um den Mangel an einer auf ideale Weise warmherzigen Umgebung drehten, wie sie von Frauen geschaffen wurde.

Die tägliche Arbeit eines Pflegers auf einer chronischen Station bestand darin, Zuwendung zu geben, ohne viel dafür als Gegenleistung zu bekommen. Die Anstrengung des Pflegers führt zu keinerlei Erfolg, bewirkt wenig Veränderungen, wenn überhaupt nur sehr spärliche Reaktionen rudimentärer Art. Unvermeidlich führt dies dazu, dass er an seinen eigenen Fähigkeiten und an seinen inneren Ressourcen zweifelt. Dadurch, dass in der Pflege von Dauerpatienten keine Veränderungen bei ihnen bewirkt werden, wird die Identifikation des Pflegers mit den in der Ausbildung gelehrten Idealen und deren Validierung in der Praxis geschwächt.

Alles Schlechte wurde den Patienten zugeschrieben und als von ihnen verursacht angesehen. Sie galten als leer, unmotiviert, ohne Wünsche und Triebe, nichts gebend und unfähig, ihrem Umfeld eine sie regenerierende, nährende und behagliche Qualität zu geben. Die Leere, die sie selbst erlebten, schien in einem scharf umrissenen Manöver auf die Patienten projiziert zu werden, sodass die eigenen Gefühle der Pfleger verleugnet und getilgt wurden: »Männer können kein Heim gestalten«. Patienten können kein warmes Heim für sich und die Pfleger schaffen. Aber auch die Pfleger waren Männer, die sich nach etwas Nährendem sehnten und nicht fähig waren, dies ihren Patienten zu geben. »Wir können nicht als Frauen funktionieren, unsere Brüste können nicht nähren, wir sind steril und impotent«. Das scheint das hinter der Fantasie eines nährenden und mütterlichen Umfeldes liegende Geheimnis zu sein.

Der abwesende unterstützende Vater

Dadurch, dass auch keine nährenden Aspekte von außen kommen, wie es der Stationspfleger so deutlich bereits beim Einführungstreffen gesagt hatte, wird dieses Gefühl noch verschlimmert. Sie müssen andere nähren, ohne selbst genährt zu werden, während alle weiblichen Pflegekräfte, männliche Medizintechnologie und die anderen guten mütterlichen und väterlichen Dinge woanders hingingen. Sie erhalten keine Unterstützung. Kein Dritter wirkt als Container für die Ängste in der Pfleger-Gepflegten-Beziehung (Vater in der Mutter-Kind-Beziehung).

Es kamen außerdem noch Fantasiebilder über die Unfruchtbarkeit der Mann-zu-Mann-Beziehung hinzu, auch wenn diese sich weniger direkt im klinischen Material zeigten.

Zwischenmenschliche Beziehungen

Während der Sitzungen saß ich in einem Sessel und sah mich um, dabei war mein Kontakt zu den Patienten auf den Austausch eines Lächelns oder von Blicken beschränkt. Die Patienten sprachen sehr selten miteinander, aber nicht weil sie größere kognitive Beeinträchtigungen hätten, denn einige von ihnen spielten sehr gut Karten, Schach, Dame und Billard und schlugen dabei häufig die Pfleger.

Sowohl die Patienten als auch die Pfleger unterbrachen diese Isolation auf zwei Arten: (a) beim Betreten oder Verlassen der Station (»Ist es Zeit für Beschäftigungstherapie?«, »Wie war der Spaziergang?«, »Wieso gehen Sie nicht auf einen Kaffee raus?«, »Wie geht es Ihnen heute?«) und (b) durch die kurzen Kommentare derjenigen, die in ihren Sesseln saßen und aussahen, als ob sie auf etwas warteten und die Vorbeigehenden mit einer herausfordernden, netten oder witzigen Bemerkung bedachten. In dieses ›touch and go‹-Verhalten war jeder eingebunden. Das gilt auch für den Geistlichen, dessen zwei Besuche während meiner Zeit auf der Station ich kurz erwähnen möchte.

Bei der ersten Gelegenheit verbrachte er einige Zeit im Gespräch mit dem Personal, er war sehr vergnügt, lachte laut über Geschichten, die ich nicht hören konnte und die mich auf den Spaß, den alle zu haben schienen, neidisch machten. Die Patienten beobachteten dies schweigend.

Bei seinem zweiten Besuch war er sehr beschäftigt mit einer Pflanze, die er wohl der Station geschenkt hatte und die, wenn überhaupt, dann kaum wuchs. Er besprach diese Angelegenheit mit dem Personal: »Braucht sie vielleicht mehr Pflege? Sollte ich sie mehr gießen?«.

Der Geistliche schien sich auch der allgemeinen Nichtbeachtung der Patienten anzuschließen und sich nicht um die Wirkung seiner Besuche auf die Patienten zu kümmern. War ich die einzige, die neidisch war auf ihren Spaß miteinander, der die anderen ausschloss? Der Geistliche war mit dem Wachstum seiner Baby-Pflanze beschäftigt: weibliche Aufmerksamkeit und Mühe hätten wenigstens zu Erfolg geführt! Das Bild des Fohlens, das von einer Frau geküsst wurde, kam mir wieder in den Sinn, weil es das Bedürfnis nach einer ursprünglichen Beziehung verkörpert, in der es um Sorge und Zärtlichkeit geht, die den anderen nähren.

Ich habe die kläglichen und bisher gescheiterten Versuche der Patienten dargestellt, Kontakt mit mir aufzunehmen (in der ersten und in der sechsten Sitzung) und wie das Personal damit umging. Bei zwei anderen Gelegenheiten versuchten sie es erneut; in der ersten handelt es sich um einen Patienten, der gewöhnlich auf und ab wanderte.

»Sind Sie die Sekretärin von Dr. V?« – »Warum?« – »Nur so« – »Wollen Sie sie sehen?« – »Eigentlich nicht« … – »Woher kommen Sie?« – »Raten Sie mal.« – »Von Wales?« – »Nein, noch mal« – »Nein, ich geb's auf«. Als er wieder zurückkam, bestand er darauf, meine Nationalität zu erfahren. Er sprach dann einige Worte in Italienisch mit mir, sodass ich ihn fragte: »Waren Sie schon einmal in Italien?« – »Ja, während des Krieges« – »Als unser Befreier?« – »Davon weiß ich nichts« … und ging weg.

Hierbei scheint es sich um ein erneutes Beispiel für das ›touch and go‹-Verhalten und die Schwierigkeit, eine wirkliche und tiefere Beziehung einzugehen, zu handeln. Dies werde ich später noch erläutern.

Die Atmosphäre war während dieses ganzen Tages sehr aufgeregt. Später erfuhr ich, als ich mich nach dieser Veränderung erkundigte, dass die ganze Station miterlebt hatte, wie ein Mitpatient abgehauen war und von der Polizei zurückgebracht wurde. Eine allgemeine Unruhe und Aufregung hatte sich über die ganze Station ausgebreitet.

Die zweite Gelegenheit war von größerer Bedeutung; deswegen werde ich die ganze Sitzung schildern.

Die zehnte Sitzung
Sobald ich um 11.30 Uhr ankam, fragte ein Patient einen Pfleger »Wer ist sie? Eine Psychologin? Eine Ärztin? Eine Pflegerin?« Der Pfleger gab eine indirekte Antwort wie »Sie ist eine Freundin von uns« und wandte sich dann an mich: »Hier ist jemand, der darauf wartet, Sie zu treffen«.
Ein sehr großer Mann kam mit einem breiten Lächeln auf mich zu. Zuerst

wusste ich nicht, ob er ein Pfleger oder ein Patient war. »Er ist Grieche und möchte Sie gern kennen lernen«. Der Pfleger fügte hinzu: »Sein Name ist Angelo« (Angelo = Engel aus dem Griechischen Angelos – Botschafter). Angelo schüttelte meine Hand und verwickelte mich in eine Unterhaltung über mein Land, dessen Weine, dessen Schönheit, und bot mir dann eine Tasse Tee an, die ich wirklich nicht wollte, was ich ihm auch sagte. Er nickte mit dem Kopf und verschwand. Zwei Patienten kamen vorbei und sprachen über ihre vergangenen finanziellen Schwierigkeiten. Angelo kam mit einer Tasse Tee für mich zurück. Ich konnte nicht widerstehen: »Milch?« – »Ja, gern«. Ich war besiegt durch sein mir aufgezwungenes Geschenk und lächelte.

Zwangsernährung

Es handelt sich hier um den ersten von mehreren Zwangsernährungsversuchen für mich und andere Patienten. Angelo wollte mich immer wieder mit Kaffee, Milch, Keksen und Chips füttern. Auch wenn ich versuchte, ihn davon zu überzeugen, dass ich nicht hungrig sei, glaubte er mir nicht. Vielleicht hat er auf mich sein eigenes Mangelgefühl an Lebendigkeit in der Station projiziert und verteidigte sich so gegen den Verlust seiner Rolle als Pflegender. Er hatte das Gefühl, ich hätte Hunger und Durst und war davon getrieben, mich zu füttern.

Angelo ging dann in der Station auf und ab, machte Kommentare zu den sitzenden Patienten, vor allem zu Brian. »Komm schon, mach ein paar Schritte, komm auf mich zu«. Mit einem Katheter und halb unbeweglich nahm Brian die Herausforderung an und begann, seinen Sessel zu verlassen und ein paar Schritte zu gehen, während er sich auf seine Gehhilfe stützte. Die anderen Patienten sahen ihn an, als wäre ein Wunder geschehen. Brian war sehr aufgeregt, wurde gesprächig und lachte. Drei Patienten kamen von der Beschäftigungstherapie zurück. Angelo hieß sie willkommen und sie unterhielten sich, als Brian den Flur erreichte. Angelo wurde zum Telefon gerufen und unterhielt sich dort laut lachend. Als Angelo aus dem Pfleger-Büro zurückkam, verbrachte er einige Zeit mit Brian, sie standen vor einer Tafel mit Bildern – Fotos – tauschten Bemerkungen aus und lachten.

Angelo war sehr aktiv und kontaktfreudig, er ging umher, als wolle er der Station eine Portion Leben und Energie injizieren. Nur an diesem Tag war er für die Station zuständig, in einer Schicht mit einem anderen Pfleger (das andere Pflegepersonal war nicht da), aber er schien sofort mit der bedürftigen, apathischen und leeren Seite der Patienten in Berührung zu gelangen und auch mit der Angst, ein Pfleger für sie zu sein. Es schien, als ob er die Realität dieses Ortes verleugnete, er war sehr beschäftigt und guter Laune, und ich fühlte mich an das kurze Leben einer Eintagsfliege erinnert.

Angelo fragte laut »Wann ist Abendessen?« Jemand sagte »Gleich« und der Essenswagen kam. Alle bis auf einen Patienten gingen zum Speisesaal. Dieser eine fühlte sich krank und sagte zu mir »Ich kann dieses Essen hier nicht essen«. Angelo versuchte, ihn zu überzeugen, gab aber schnell auf. Ich wurde eingeladen mitzukommen, und ich setzte mich, nachdem sich alle anderen gesetzt hatten, auf einen Stuhl in der Nähe des Eingangs zum Speisesaal. Angelo verteilte gemeinsam mit einem anderen Pfleger das Essen.

Ein Patient, Brian, fragte, wer ich sei. Angelo sagte »Eine Freundin von mir.« Brian sagte: »Nein – sie war schon mal hier, mehrere Male, als meine Eltern da waren« (und dann zu mir): »Woher kommen Sie?« Ich antwortete: »Aus Italien.« Brian sagte: »Aber Sie sind keine Italienerin, nicht wahr?« Ich fragte ihn, warum ich denn keine Italienerin sein könne, und er sagte, das könne eben einfach nicht sein.

Angelo war in meiner Nähe und kam mehrere Male, um mir eine Kartoffel oder etwas anderes anzubieten. Ich war nicht hungrig, aber ich wurde mehrere Male von Angelo mehr oder weniger dazu gezwungen, etwas zu essen. Er wollte sogar, dass ich eine Handvoll Pommes Frites in der Serviette mitnehme, und sagte, er würde ja auch essen und sich schuldig fühlen, wenn er dies allein täte.

Der andere Pfleger, der einen weißen Kittel trug, war vor dem Essen in gedrückter Stimmung: »Immer wird hier soviel verschwendet. Jeden Tag wird eine Menge Essen weggeschmissen! Sie werden sehen!« sagte er zu mir. Nach einer Weile kam er zurück und wirkte sehr enttäuscht, als er sagte: »Es sieht so aus, als ob heute nichts übrig bliebe!« Sie aßen mit ungewöhnlich gutem Appetit, und es war diesmal auch deutlich lauter beim Essen als sonst.

Er hatte sich darauf gefreut, endlich einen Zeugen für die Verschwendung zu haben (Verschwendung von Essen, aber auch von seiner eigenen Energie, seinem zurückgelassenen Leben oder seiner Qualifikation …), aber er konnte mir nur eine einzige zermatschte Kartoffel zeigen. Noch eine verschwendete Gelegenheit …

Der gleiche Patient, der gefragte hatte, wer ich sei, Brian, beantwortet sich die Frage selbst: »Sie sind hergekommen, um unseren Verstand zu untersuchen. Wir sind Verrückte«.

Ein anderer Patient nahm mich mit in sein Zimmer, um mir ein Poster an der Wand zu zeigen, es stellte das Mädchen seiner Träume dar. »Ich werde nach Kopenhagen fahren, ich werde sie heiraten und dann werden wir unsere Flitterwochen in Dänemark verbringen«. Als wir nach einer Weile in den Speisesaal zurückkamen, fragte er mich, ob ich ihm ein paar Gedichte vorlesen könne. Es waren Gedichte, die von Psychiatriepatienten geschrieben waren, und er wählte eines aus, das von einer Frau geschrieben war. Ich las ihm das gewünschte Gedicht vor und als ich ging, machte er noch ein paar Bemerkungen darüber, wie schön dieses Buch sei.

Die Sitzung endete mit noch ein paar Essensangeboten von Angelo und noch einigen mündlichen Kontakten mit Patienten, die von diesen initiiert wurden.

Ich war überrascht über die Menge an Kontakten. Das zu der Station gehörende Personal war zu dem Zeitpunkt nicht da, deren Präsenz war seit einigen Tagen eher unregelmäßig, und irgendwie hatte der neue Pfleger durch seine allgemeine Einstellung die Dinge geändert, indem er die normalen Gewohnheiten und die routinierten Rollen durchbrach, die mindestens schon so lange bestanden, wie die Patienten da sind. Die verschiedenen Kontakte mit den Patienten, die dadurch zustande kamen, dass ich greifbar für sie war, waren für mich sehr bedeutungsvoll und stark und meine allgemeine Stimmung war ein Hochgefühl (weil sie mich einordnen wollten, »Wer sind Sie?«, ihre Träume mit mir teilten und sich aus einem Buch vorlesen ließen wie ein kleines Kind).

Einzelne Persönlichkeiten

Eine andere Fragestellung tauchte auf: wie gingen Personal und Patienten mit der Anerkennung von Individualität, deren jeweiligem Ausdruck und ihrer Förderung um, die noch hinter der Rolle des Dauerpatienten versteckt ist.

Einmal, während der achten Sitzung, setzte sich der Stationspfleger neben mich und sagte: »Die Patienten haben jeder ihren eigenen Tagesablauf. Jeder hat eine andere Persönlichkeit, die wir auch respektieren müssen. Der eine, der reden möchte, und der andere, der allein gelassen werden möchte ... Die Pfleger haben eine Einstellung hier, die ich nicht teile. Sobald ein Patient einmal ärgerlich, unruhig oder einfach nur anders als sonst ist, wollen sie mehr Medikamente geben. Für mich ist das eher ein Zeichen dafür, dass sie noch am Leben sind«.

Persönlichkeitsunterschiede wurden zwar wahrgenommen, aber auch kategorisiert. In der dritten Sitzung kam das Problem der Individualität hoch. Sie verdeutlicht, wie man damit umging und welche Lösung dafür gefunden wurde, z. B. beim Mittagessen:

Um genau 12 Uhr war der Speisesaal voll, die Musik war sehr laut. Der Stationspfleger verteilte das Essen. Ein Pfleger brachte es den Patienten. Die meisten Patienten aßen, ohne miteinander ein Wort zu wechseln. Sie waren entsprechend ihres ›Typs‹ den verschiedenen Tischen zugeteilt. Ein Tisch war der Tisch der Übergewichtigen, die unter Aufsicht standen und nicht vom Teller anderer essen durften. Ein anderer Tisch war der für die Untergewichtigen. An einem Einzeltisch saß ein blinder Patient, dessen Teller vor ihm stand. Die anderen beiden Tische waren gemischt besetzt mit Patienten mit etwas ausgeglicheneren Persönlichkeitsstrukturen.

Die Organisation in Untergruppen führt mich zu einer Reihe von Fragen: Woher kommt dieses Bedürfnis nach Ordnung, Kontrolle, Leitung, wenn sich doch das Personal über Langeweile, Mangel an Initiative und Kooperation seitens der Patienten und über deren sie belastende Abhängigkeit beklagt? Wie werden unvorhergesehene Ereignisse gesehen? Fördert das Personal Aktivität, Kooperation und persönliche Initiative der Patienten?

Es scheint, dass als Antwort auf das Gefühl des Versagens und der Unfähigkeit, das in der Pflege von Dauerpatienten auftritt, eine Vermeidungshaltung aufkommt, die jegliche Zeichen von Spontaneität, Mitwirkung, Gefühl und Erwartungen abtötet, die alles wie leblos und vorhersagbar gestaltet, sodass keine neue Hoffnungen, aber auch keine Enttäuschungen und noch mehr Frustrationen entstehen können.

Stationsbesprechung

Hierzu gibt es noch ein Beispiel während der zweiwöchentlichen Stationsbesprechung, die nach dreijähriger Pause ungefähr zu der Zeit wieder aufgenommen wurde, als ich auf die Station kam.

Der Stationspfleger leitete die Besprechung:
St: »Wer möchte etwas sagen?«
Stille
P1: »Kann ich nach Hause gehen und wieder arbeiten?«
St: »Diese Frage sollte dem Arzt gestellt werden, hier nicht.«
Stille
St: »Wie war der Ausflug gestern?«
P2: »Okay, das ist alles.«

St: »Steven, Sie wollten doch eine Party organisieren. Warum sagen Sie hier nicht etwas darüber?«
P2: »Ja, eine Party ... Was sollte ich noch dazu sagen?«
St: »Eh, Arthur, sagen Sie doch was.«
Arthur: »Ich bekomme keine Luft.«
St: »Warum?«
Arthur: »Ich weiß nicht.«
St: »Es gibt einen Vorschlag, einen Ausflug zu planen.«
Es kehrte wieder Stille ein.
P3: »Ich möchte einen Sozialarbeiter sehen wegen des Wohnheims.«
St: »Es gibt kein Wohnheim für Sie.«
Stille
P4: »Ich möchte woanders hin verlegt werden. Die Leute hier sind hochnäsig.«
St: »Sind Sie nicht glücklich hier, Philipp, nach so vielen Jahren? Haben Sie Probleme, mit den anderen zu sprechen?«
Phillip: »Nein.«
St: »Sehen Sie (P4), was ist also das Problem? Wo Sie auch sind, Sie sind nicht zufrieden.«

Der Stationspfleger versuchte verzweifelt, die Patienten dazu zu bewegen, sich zu beteiligen. Aber sobald sie ein ernsthaftes Problem anbrachten, war es entweder die Sache der Ärzte oder aber es gab keine brauchbare Lösung. Beschwerden, welcher Natur auch immer, wurden sofort abgelehnt oder abgewiegelt. Die Erwartungen und Überzeugungen der Patienten waren immer sehr stark. Die Möglichkeit einer gemeinsamen Gruppenanfrage wurde jedoch sorgfältig vermieden, die einzige Möglichkeit für Gruppenmeinungen bestand in Fragen zu Ausflügen.

In diesem Material gibt es Hinweise auf Ängste, die nicht-konforme Gedanken vonseiten der Patienten, vor allem den Ausdruck von Verzweiflung und unmöglichen Hoffnungen, unterdrückten. Dazu passte es, dass der Gruppenleiter (der Stationspfleger) mir nach der Stationsbesprechung sagte:

»Es ist einfach hoffnungslos. Niemand gibt eine Antwort. Wir könnten diese Versammlung genauso gut lassen. Die Patienten sagen immer das Gleiche.«

Einige letzte Bemerkungen und Vorschläge

Meine Beobachtungen ließen unangemessene Abwehrmechanismen des Personals gegen ihre intensiven Angstgefühle erkennen.

Diese *Angst* schien mit folgenden Aspekten zusammenzuhängen:
-   Der Angst vor der ständigen Erfahrung von Unfähigkeit und deren Bestätigung durch die Wirklichkeit,
-   der Verkümmerung der beruflichen Fähigkeiten bzw. Qualifikation,
-   der ungewissen Identität und dem ungewissen Selbstwertgefühl in der Rolle des männlichen Pflegers und
-   der stabilen ›Verrücktheit‹ ihrer Patienten.

Die *Abwehrmechanismen* erschienen in
-   der Pflege von stereotypen und entpersönlichten Beziehungen mit lediglich einem ›touch and go‹-Kontakt;
-   der Zurückweisung der Projektion der Gefühle von Verzweiflung, Depression und Hoffnungslosigkeit seitens der Patienten und der gleichzeitigen Projektion aller Gefühle des Versagens auf die Patienten, die daran ständig erinnert wurden. Die ständige Erinnerung daran kanalisierte einen Teil der Aggressionen, die in diesen frustrierenden Beziehungen erlebt wurden. Das schlechte Selbstbild des Personals wurde auf die Patienten projiziert und verband sich mit dem der Patienten;
-   dem Tilgen jeglichen Zeichens spontaner Mitwirkung, wach werdender Gefühle und Erwartungen; alles muss möglichst seelenlos, vorhersagbar und effizient unter Kontrolle gehalten werden. Die Verhinderung neuer Anforderungen und jeder Möglichkeit auf Veränderung und Fortschritt trug dazu bei, die Situation in ihrer Unbeweglichkeit, Hoffnungslosigkeit, Leblosigkeit und ihrem dauernden Wahnsinn zu belassen. Es war ein Abwehrmechanismus, der genau die Bedrohung, die er abwehren sollte, noch verschlimmerte.

Ein sich selbst aufrechterhaltender Kreislauf findet sich hier in allem: Die Bedrohung (durch Unfähigkeit, Verlust von Identität und Fähigkeiten, Angst vor dem Ausbruch von verrückter, sexueller oder aggressiver Erregung) steigert die Angst und führt damit zu ineffektiven Abwehrmechanismen, die wiederum die Gefühle der Bedrohung und damit die Angst steigern. Das Personal war sich offensichtlich der Unzufriedenheit der Patienten bewusst, konnte aber den selbstzerstörerischen Charakter seines eigenen Abwehrverhaltens nicht erkennen.

In einer derartigen Zwickmühle benötigt das Personal Unterstützung durch eine containende und denkende Funktion, wie die des Vaters in der Mutter-Kind-Beziehung. Das *Ziel* der Arbeit mit Mitarbeitern in ähnlichen Situationen sollte sein:
-   ihnen dabei zu helfen, sich selbst zu beobachten,

– die Ursachen dieser gemeinsam geteilten, tiefen Ängste auszumachen,
– hilfreichere Abwehrmechanismen aufzubauen und
– den Aufbau wirklicher persönlicher Beziehungen zu fördern.

Übersetzung: Claudia Nagel

Kapitel 4

Stoff zum Nachdenken

Die Kantine eines psychiatrischen Krankenhauses

John Rees

Einführung

Es ist wiederholt darauf hingewiesen worden, dass Menschen, die in Krankenhäusern arbeiten, nicht recht nachvollziehen können, was es bedeutet, Patient und krank zu sein. Sie gestalten ihre Arbeit auf eine Weise, als ob sie empfindungslos gegenüber der Krankheit wären – gerade so als ob die Erkrankung ihrer Patienten irgendwie ansteckend wäre (Rosenhan 1973). Solche Einstellungen werden häufig von denen, die im Krankenhaus beschäftigt sind, der Gesellschaft als Ganzes zugeschrieben, aber es ist wahrscheinlich, dass diese Gefühle weiter verbreitet sind, und dass bei den Krankenhausmitarbeitern selbst eher eine deutliche Ambivalenz in der Beziehung zu den Patienten besteht, die Sorge nur ein Aspekt ihrer Gesamthaltung ist. Es ist auch darauf hingewiesen worden, dass die hierarchische Organisation der Krankenhausmitarbeiter die Häufigkeit der Patientenkontakte aufseiten derjenigen reduziert, die in der Hierarchie oben stehen (Stanton & Schwartz 1954). Dies wird insbesondere für das medizinische Personal zutreffen, da die Erwartung der Patienten, von ihnen behandelt zu werden, einer Art Filterung durch die Mitarbeiter unterliegt, die intensiver mit den Patienten zu tun haben.

Eine solche Kluft zwischen der wechselseitigen Wahrnehmung von Patienten und dem behandelnden Krankenhauspersonal kommt in Helmans (1981) begrifflicher Unterscheidung von Leiden (disease) und Krankheit (illness) zum Ausdruck. ›Leiden‹ bezieht sich auf die pathologische Dimension innerhalb des medizinischen Modells gestörter Gesundheit, wohingegen ›Krankheit‹ sich auf die Sicht des Patienten von seiner gestörten Gesundheit bezieht und somit auf psychosozialen Einstellungen beruht, die sich deutlich von dem medizinischen Modell des Leidens unterscheiden. Die klinische Bedeutung besteht darin, dass eine medizinische Behandlung dann am wirksamsten ist und die größte Akzeptanz findet, wenn sie sowohl Leiden als auch Krankheit berücksichtigt. Anderenfalls kann dies leicht zu einer schlechten Arzt-Patienten-Beziehung, zu Unzufriedenheit und mangelhafter Compliance führen.

Die medizinische Ausbildung und Praxis (einschließlich der von Psychiatern) ist weitgehend am Leidensmodell orientiert und geht kaum darüber hinaus. Das psychotherapeutische Denken hat allerdings schon seit Längerem die Arzt-Patienten-Beziehung einbezogen. Um künftige Psychiater mit einigen dieser Probleme vertraut zu machen, wurden sie gelegentlich dazu ermutigt, Beobachtungsstudien zu einigen Aspekten des Krankenhauslebens durchzuführen (Hinshelwood 1989; Kapitel 2 in diesem Buch). Eine solche Beobachtung setzt insofern eine deutliche Veränderung ihrer Arbeitstechnik voraus, als sie Zeit mit Patienten auf eine Art verbringen, die sich sehr von der gewöhnlichen Praxis unterscheidet. Zunächst kann dies lähmen; der Schutz und die Sicherheit, die die Rolle des Arztes mit sich bringen, gehen verloren. Allerdings können die neuen Informationen, die man dadurch gewinnen kann, und der Umgang mit der Angst, die dabei hervorgerufen wird, sehr lehrreich für den Arbeitsalltag mit Patienten sein.

Das Krankenhaus, in dem die vorliegende Studie durchgeführt wurde, ist ein traditionelles, großes psychiatrisches Krankenhaus und hat, wie viele andere, einiges an Veränderung durchgemacht. Letztlich habe ich die Kantine für die Beobachtungen wohl aufgrund meiner persönlichen Neigung zur Gastronomie ausgewählt. Jedenfalls wird die Ernährung häufig als eine elementare Form der Fürsorge verstanden, sodass die Art und Weise, wie die Beköstigung ausgeführt und akzeptiert wurde, wichtige Aussagen darüber ermöglichen kann, welche Einstellungen und Haltungen die Berufsgruppe und das Krankenhaus haben.

Die Patientengruppe war recht unterschiedlich. Eine große Anzahl kam von der Aufnahmestation, diejenigen, die als ›gesund‹ genug betrachtet wurden, ohne allzu viel Aufsicht auszukommen. Die meisten chronischen Patienten waren von der Rehabilitationsstation und einige von den Langzeitstationen. Es gab auch eine kleine Anzahl von Patienten, die gelegentlich die Tagesklinik und Beschäftigungstherapie besuchten. Außerdem kamen auch einige ehemalige Patienten und Obdachlose dorthin, die meist erfolgreich für ein kostenloses Essen anstanden.

Das Pflegepersonal, das die Kantine aufsuchte, kam von verschiedenen Stationen des Krankenhauses. Sie waren überwiegend jüngere Schwestern und Pfleger, größtenteils solche in allgemeinmedizinischer Ausbildung, die in diesem Krankenhaus arbeiteten, um Erfahrung in der Psychiatrie zu gewinnen. Die Mitarbeiter der Kantine waren ausschließlich dort tätig und verbrachten keine Zeit in der Mitarbeiterkantine.

Das Gebäude selbst war rechteckig und relativ klein. In zwei Ecken waren Eingänge. Während einer der Haupteingang war, führte der andere zu einer Krankenstation und wurde von den Personen dieser Station benutzt, wenngleich er die meiste Zeit verschlossen war. Viele, die diese Tür benutzten, waren so in der Lage, sich an den Anfang der Schlange zu stellen, die immer entstand.

Erste Eindrücke

Bott (1976) hat darauf hingewiesen, dass eine Art, wie die Belegschaft zwar im Kontakt mit ihren Patienten bleibt, sie emotional jedoch ignoriert, die Entwicklung von Routinen ist; dann steht eher die Organisation der einzelnen Aktivitäten im Vordergrund als die Personen selbst, die sie ausführen. Solche Routinemuster führen zu einem ›autoritären Regime‹ und, wie Bott feststellte, zu unterschwelligen Spannungen und Ängsten. Wenngleich sich ihre Beschreibung auf Stationen mit chronischen Langzeitkranken bezog, so trifft sie weitgehend auch sehr treffend auf die Atmosphäre in dieser Kantine zu.

Als ich die Kantine vor Beginn der Beobachtung besuchte,
war ich nicht in der Lage, in den Speisesaal zu gelangen. Eine lange Warteschlange reichte vom Eingang bis in einen kleinen Wartebereich; sie war häufig so lang, dass sie in mehrfachen Bögen verlief. Das Pflegepersonal stand in der Tür, gerade noch innerhalb des Speisesaals, und machte den Eingang so eher noch schmaler. Ich war nicht in der Lage, um Durchlass zu bitten und nahm stattdessen kleinlaut auf der Fensterbank Platz. Ich rationalisierte dies damit, dass das Pflegepersonal keinen Arzt dort haben wolle, der seine ›Nase da rein steckte‹, wie sie die Kantine führten, obwohl die meisten mich sicherlich nicht einmal als solchen erkannt hätten.

In Wirklichkeit erschien es mir zu beängstigend, näher heranzugehen. Im Gespräch mit meinem Supervisor verging einige Zeit, bis ich zugab, überhaupt noch nie in der Kantine gewesen zu sein, wobei ich mir sehr dumm vorkam. Danach begann ich regelmäßig die Kantine aufzusuchen und, obwohl ich verschiedene Plätze wählte, saß ich immer mit dem Rücken zur Wand.

Ein weiterer Aspekt meines Unbehagens war das relative Fehlen der ärztlichen Rolle. Ohne den Schutz der üblichen Umgangsformen und Verhaltensweisen fühlte ich mich entblößt und verletzbar. Da ich mich auch jenseits meines üblichen ärztlichen Aufgabenbereiches bewegte, wurde mir durch ›scherzhafte Bemerkungen‹ verdeutlicht, dass einige Personen im Krankenhaus dachten, dass ich wohl ›etwas seltsam‹ wäre! Ich glaube, dass einige der Patienten, die mir bekannt waren, ähnlich dachten, während ein paar, mit denen ich regelmäßigen Kontakt hatte, auf einmal reges Interesse an mir entwickelten. Sie fragten sich offensichtlich, ob ich am Ende wirklich so sehr anders sei als sie.

Mit der Zeit gelang es mir, mit meinem Unbehagen dadurch umzugehen, dass ich mir selbst eine neue Rolle schuf. Ich wurde ein distanzierter Beobachter, der eine Art akademischer Aufgabe übernahm. Ich sah mich den Patienten gegenüber als eine Art Verfechter ihrer (zahlreichen) Beschwerden angesichts der Bedingungen in der Kantine und in Bezug auf das Pflegepersonal als jemand, der in der Lage sein könnte, ihre Schwierigkeiten in der Kantine zu erleichtern – worin, wie ich annahm, ein Grund meiner Untersuchungen liegen könnte. Erst einige Zeit nach Beendigung meiner Beobachtungen war ich in der Lage, diese Erfahrung des Zusammenseins mit der Belegschaft und den Patienten, die sich vollständig von dem unterschied, was ich studiert oder gelernt hatte, wertzuschätzen. Außerdem hat es mir einen anderen Einblick in das Leben und die Arbeit des Krankenhauses geboten.

Der Beobachter

Der Großteil meines Kontakts zu dem Personal und den Patienten war zögernd und zurückhaltend. Diejenigen Schwestern oder Pfleger, die ich bereits kannte, fragten mich gewöhnlich, ob ich die eine oder andere Botschaft erhalten hatte.

Ein älterer Pfleger, zu dem ich eine gute Beziehung hatte, sagte: »Hier machen Sie also ihre Beobachtung – das ist wohl eher eine Strafe!« Er setzte sich zu mir und sprach über seine Aufgaben – die Pflege und den Schutz einiger seiner älteren Patienten. Dass wir ziemlich offen miteinander redeten, schien mir allerdings nicht recht passend, und ich wahrte eine gewisse Distanz hinter meiner Aufgabe als Beobachter. Er gab mir Informationen über seine Aufgaben hier und aus seiner einleitenden Bemerkung verstand ich, was er darüber fühlte – nämlich, dass er recht unter Stress stand.

Nach vielen Wochen kam ein junger Pfleger zu mir, fragte entschuldigend, was ich denn hier tue und sagte, dass sich einige der Pfleger fragten, wer ich denn sei und »ob alles mit mir in Ordnung sei?« Ich stammelte eine Antwort über »Beobachten« und etwas von »Projekt«, woraufhin er sich sogleich bedankte und wieder verschwand; keiner von uns war offensichtlich klüger als zuvor.

Meine Position wäre dort sofort verständlich erschienen, wenn ich eine besondere Rolle gehabt hätte.

Was die Patienten betrifft, so saß ein junges Mädchen mit einer schweren psychotischen Erkrankung häufig neben mir, das manchmal seinen Platz dadurch reservierte, dass es vorher den einen oder anderen Gegenstand darauf platzierte. Sie war häufig sehr durcheinander, und es war sehr schwierig, eine Unterhaltung mit ihr zu führen oder ihr zu folgen. Sie schien mich mit jemandem aus ihrer Vergangenheit zu verwechseln, und ich hielt größtenteils Distanz zu ihr.

Während eines ihrer absonderlichen Monologe, sagte sie jedoch sehr passend: »Sie sehen sehr gut aus in Ihrer stählernen Burg«. Dies beschrieb ganz genau mein Verhalten ihr gegenüber, und ich war zu überrascht, um den Faden aufzunehmen und weiter zu führen.

Bei einer anderen Gelegenheit kommentierte sie das Verhalten eines jungen Mannes, der unter Beschimpfungen sein Tablett auf den Fußboden warf: »Oh, er hat einfach keine Lust mehr, in der Schlange zu warten. Ich fühle mich manchmal genauso«. Diese Bemerkung fiel ebenfalls mitten in einer ansonsten unsinnigen und wirren Rede.

Sie war sicherlich in der Lage, auf einfühlsame Weise Kontakte zu knüpfen, aber die meiste Zeit schien sie abwesend zu sein. Aufgrund meiner Sicht von ihr als jemand mit einer schweren psychotischen Erkrankung konnte ich keine ihrer anderen Qualitäten zulassen, was wohl auch meine Überraschung über die Bemerkungen erklärt, die nicht in das stereotype Bild ihres Zustands passten.

Das Pflegepersonal

In Übereinstimmung mit der allgemeinen Stimmung in der Kantine sah ich in den Pflegekräften vor allem eine Polizeitruppe, und nicht selten gab es irgendeine Herausforderung und Konfrontationen. Dies brachte mich in Schwierigkeiten; sollte ich mich einmischen, wenn Störungen in meiner Nähe auftraten? Ich fühlte mich nicht wohl bei dem Gedanken, als Beobachter in die Überwachung einbezogen zu werden, und so überließ ich dies dem Pflegepersonal. Es kam jedoch zu keinerlei schwerwiegenden Störung, obgleich die Erwartung von Ärger ständig in der Luft lag. Wenn jedoch Vorfälle auftraten, wurde deutlich, dass viele der Patienten wie der Pflegekräfte Schwierigkeiten hatten, die Situation unter Kontrolle zu bekommen. Es gab kein Gefühl kollektiver Verantwortung – nur wenigen der Pflegekräfte (den erfahreneren aus der Psychiatrie) wurde die Macht zugestanden, einer Situation Herr zu werden, während die anderen Pflegekräfte als ziemlich hilflos erschienen.

Bei einer Gelegenheit hatte ein junger Mann einen Gegenstand genommen, der einer Patientin gehörte, die recht außer sich war. Sie beklagte sich bei ihm und dann bei den Schwestern, die ebenfalls nicht in der Lage waren, ihn zu der Rückgabe ihres Eigentums zu bewegen. Sie riefen dann nach einem Krankenpfleger, der den Mann schnell dazu brachte, den Gegenstand zurückzugeben. Er patrouillierte noch eine kurze Zeit in der Kantine, ließ den Mann nicht aus den Augen und ging dann wieder. Die Schwestern, die ihn gerufen hatten, quittierten dies mit großem Dank.

Offensichtlich war für die Schwestern und den Patienten nur dieser Krankenpfleger in der Lage, dafür zu sorgen, dass der Bitte der Patientin entsprochen wurde.

Obgleich Pflege, Behandlung und Kontrolle im Umgang mit Patienten notwendig sind, fällt es einigen immer noch schwer, Verantwortung besonders für Kontrolle zu übernehmen (Bott 1976). Die Mehrzahl der Krankenpflegekräfte in der Kantine hatte eine allgemeinmedizinische Ausbildung, und obgleich dies im Krankenhaus weithin der Fall war, war dies für einige der erfahreneren Schwestern und Pfleger ein häufiger Grund der Kritik – sie beklagten sich darüber, dass einige ihrer Kollegen diesen Störungen aus dem Wege gingen. Innerhalb der Kantine selbst war große Erleichterung zu spüren, wenn jemand deutlich sichtbar war, der diese Funktion übernehmen konnte. Das Krankenpflegepersonal fühlte sich insgesamt sichtlich unwohl und stellte sich in zwei Gruppen nahe der Tür auf, ebenfalls mit dem Rücken zur Wand. Gespräche fanden größtenteils nur zwischen den Pflegekräften statt und drehten sich häufig um externe Dinge, die nichts mit der jeweiligen Situation zu tun hatten. Kontakte mit den Patienten wie auch mit mir waren weit zögerlicher und unsicherer.

Das ›Zerschmettern von Tellern‹ verdeutlicht dies sehr eindrücklich; es kam regelmäßig vor und führte stets zu einer gewissen Beruhigung. Meine Erwartung war jedes Mal, dass darauf eine Art Konflikt folgen würde, was einen erstarren ließ. Wie ich aus ähnlichen Reaktionen anderer entnahm, war dies eine recht weit verbreitete Erwartung – die aber jedes Mal aufs Neue enttäuscht wurde.

Bei einer Gelegenheit ließ eine alte Dame ihr Tablett außer Sichtweite der großen Gruppe des Pflegepersonals fallen. Als keine weitere Störung mehr auftrat, setzten die Pflegekräfte ihr Gespräch fort. Schließlich wurden sie jedoch dadurch veranlasst einzuschreiten, dass einer der Patienten, der in der Nähe stand, auf sarkastische Weise bemerkte: »Ich sehe die Pflegekräfte zur Hilfe eilen«.

Ein anderes Mal schien eine Patientin, die im ganzen Krankenhaus für ihre Gewalttätigkeit bekannt war, schreiend in der Warteschlange zu kollabieren. Sie wurde vom Pflegepersonal überwältigt, hinaus eskortiert und nur wenige der Pflegekräfte blieben zurück.

Diese beiden, anscheinend unterschiedlichen Zwischenfälle, schienen, jeder auf seine Weise, dazu zu führen, dass die Pflegekräfte auf Distanz gingen. Die erste der beiden Episoden rief offensichtlich einen Rückzug hervor (bis auf peinliche Weise darauf aufmerksam gemacht wurde); die zweite, vielleicht ein erlaubter Weg raus aus der Kantine – endete damit, dass sie zusammen mit der Störung den Raum verließen.

Das Unbehagen des Pflegepersonals könnte auf andere übertragen werden. Das junge Mädchen, das häufig neben mir saß, bot mir eines Tages, sehr zum Missfallen eines Mitpatienten, ein weiteres Beispiel:

Als dieser Mitpatient mich argwöhnisch betrachtete, erklärte sie, dass sie Salz bräuchte und holte sich dies von einem Tisch nebenan (vielleicht um es ihm unter die Nase zu reiben). Dies führte zu einer wütenden Auseinandersetzung zwischen ihnen, in deren Verlauf sie mit ihren Fäusten in die Luft schlug. Eine Krankenschwester löste sich von der Gruppe, führte sie zurück zu ihrem Stuhl und drängte sie ›aufzuessen‹. Das Mädchen begann völlig zusammenhangslos über sexuelle Dinge zu sprechen, was das Drängen der Krankenschwester nur noch verstärkte. Die Schwester stand nun direkt hinter mir, bewegte sich dann aber so, dass sie zwischen uns an der Seite der Patientin stand, und das Mädchen verlor sein Interesse am Essen und stand auf. Die Krankenschwester legte ihre Hände auf die Schultern des Mädchens und geleitete sie freundlich, aber bestimmt aus der Kantine. Wir kannten uns beide nicht, und die Schwester hatte offensichtlich das Gefühl, dass das Mädchen in Gefahr war und war deswegen besorgt. Mir wurde ähnlich unbehaglich, als sie hinter mir stand, ich war aber zu keiner Bemerkung in der Lage, die die Situation hätte entspannen können.

Es gab zwar Versuche, den Umgang miteinander entspannter zu gestalten, doch schlugen sie normalerweise fehl, weil sie sich auf bloße flüchtige Augenkontakte und ein Lächeln beschränkten. Eine Krankenschwester saß neben einigen Patienten von ihrer Station und unternahm drei verschiedene Anläufe zu einem Gespräch. Als keiner der Patienten recht darauf reagierte, ging sie schließlich – verwirrt und entmutigt.

Das Kantinenpersonal

Ich hatte keinen direkten Kontakt zu dem Kantinenpersonal, und es war daher schwierig für mich, mir irgendwelche Eindrücke zu machen. Sie schienen offensichtlich in ausreichender Besetzung und hinter dem Servicebereich alle sehr beschäftigt zu sein (ihre stählerne Burg?). Sie kamen nur in den Speiseraum heraus, um die Teller am Ende einzusammeln. Die Pflegekräfte gingen davon aus, dass die ganze Situation sie sehr verängstigte. Ihre Kontakte zu den Patienten waren häufig von schlechter Laune und einer gewissen Gleichgültigkeit geprägt. Vielleicht war das auffälligste Merkmal das, dass immer zehn Minuten zu spät serviert wurde. Es ist nicht klar, warum das so war, aber es verstärkte die bereits vorhandene Spannung und trug dazu bei, dass eine Warteschlange entstand. Hin und wieder kam es vor, dass das Küchenpersonal protestierte und sich weigerte, die Patienten zu bedienen, die sich an den Anfang der Schlange drängten. Diese Patienten waren jedoch für gewöhnlich jung und eher Furcht erregend; sie wurden meist ziemlich schnell bedient, so als ob man sie loswerden wollte, weil eine Konfrontation mit ihnen vielleicht zu schwer zu ertragen wäre. Von allen Gruppen in der Kantine schien das Kantinenpersonal selbst am meisten distanziert; sie hatten ein Terrain für sich allein, aus dem sie sich selten herauswagten.

Die Patienten

Die Patienten bildeten in der Kantine die größte Gruppe. Die Mehrheit war immer ruhig und schien ›es über sich ergehen zu lassen‹. Die Stille der Patienten war auffällig, der meiste Teil der Unterhaltungen kam von den zwei Gruppen der Pflegekräfte. Es gab jedoch eine kleinere Gruppe von Patienten, die ungestüm und laut und auch wegen ihrer relativen Jugend auffällig waren. Sie setzten sich über viele ›Regeln‹ in der Kantine hinweg, drängten sich in die Warteschlange und rauchten. Proteste von anderen Patienten wurden gewöhnlich ignoriert und waren nutzlos, und nur einige wenige der Pflegekräfte waren in der Lage, sie zur Kooperation zu bewegen. Wenngleich diese lauteren Patienten häufig auch zusammen auftraten, waren viele ihrer Aktivitäten jedoch Einzelinitiativen. Viele schlenderten im Speisesaal umher und schauten von Patient zu Patient. Ihr Blick wurde für gewöhnlich gemieden und als ich ihrer prüfenden Beobachtung ausgesetzt war, fühlte es sich zweifellos unangenehm an:

Ein großer eindrucksvoller Westinder stand für einige Zeit über mir, aber als ich schließlich zu ihm schaute und zum Gruß nickte, lächelte er und ging weiter, um diese Pose bei jemand anderem zu wiederholen.

Die Angst vor Gewalt schien insbesondere von dieser Gruppe auszugehen und sie standen häufig im Konflikt mit dem Pflegepersonal. Allerdings waren sie nicht direkt gewalttätig, es war vielmehr ihre Aufdringlichkeit, die wie ein gewaltsamer Angriff erschien. Das war meine Erfahrung mit dem Patienten, den ich gerade erwähnte; ich fühlte mich ausgesprochen missbraucht, bis unser gegenseitiger Gruß dies beseitigte. Als ich ihn dabei beobachtete, wie er dies mit einer Anzahl anderer wiederholte, schienen diese Episoden bei anderen das gleiche Gefühl hervorzurufen.

Wenn man an die größere Gruppe von Patienten denkt, wird man an die Bedeutung des Begriffs der ›schweigenden Mehrheit‹ erinnert – die mit dem Leben fortfahren, hoffentlich frei von jedweder äußerlichen Beeinträchtigung. Es war nicht ungewöhnlich, dass Leute in der Öffentlichkeit schamlos ihre Unterhosen heraufzogen oder laut rülpsten, während sie mit anderen Leuten zusammen saßen, und nichts von dem schien irgendeine Resonanz hervorzurufen. Ein Mann saß mir gegenüber und holte ein schmutziges Taschentuch hervor, in dem er seine Zahnprothese aufbewahrte. Er ließ sich durch mein entsetztes Starren nicht aus der Ruhe bringen, und niemand anderes würdigte ihn eines besonderen Blickes.

Die Distanz der Pflegekräfte wurde besonders dadurch deutlich, dass die Tische in der Nähe ihrer Gruppe am Eingang viel weniger genutzt wurden als die anderen.

Allerdings konnte man auch kleine Gruppen von Patienten und Paare sehen, die regelmäßig erschienen und sich gegenseitig unterstützten, wenngleich sie auch nicht sichtbar miteinander kommunizierten.

Zwei alte Frauen schienen unzertrennlich. Bei einer Gelegenheit liefen sie durch ein auf den Boden gekipptes Abendessen, rutschten und glitten, bis sie mitten im Epizentrum der Unordnung an einem Tisch saßen. Niemand anderes hatte sich bis dahin vorgewagt. Nach ungefähr fünfzehn Minuten reinigte ein Pfleger den Boden – bis auf den Bereich unter den beiden Frauen, die sich nicht bewegten, während er um sie herum putzte.

Es war schwierig, in einer solchen Atmosphäre ein Gespräch zu beginnen, und entsprechende Versuche waren selten. Einige Patienten näherten sich anderen allerdings beispielsweise mit dem Angebot »Zehn Pence für eine Kippe«, und gingen dann wieder, als der Handel beendet war.

Bei einer anderen Gelegenheit schrieb eine Patientin eine Weihnachtskarte und gab sie den beiden Frauen, die ich gerade erwähnt habe. Sie bedankten sich höflich bei ihr, blickten sich gegenseitig an und aßen weiter. Die Patien-

tin, die die Karte geschrieben hatte, blieb ruhig und ging kurze Zeit später
fort.

Wie zuvor angemerkt, war eine der bemerkenswertesten Eigenschaften
dieses Ortes, die enorme Warteschlange, die sich bildete und häufig lange
nach Beginn des Essens weiter bestand.Dies war eine konstante Quelle für
Beschwerden im Krankenhaus und es wurde vorgeschlagen, dass die Abteilungen zeitlich versetzt essen sollten. Dies schien jedoch nie zur Kantine
durchzusickern, die Warteschlange blieb genauso lang und genauso ruhig wie
immer. Eine gewisse Anzahl von Patienten wurde von Pflegekräften begleitet; sie wurden an einen Tisch gesetzt und die Pfleger nahmen das Essen für
sie in Empfang, wobei sie sich an den Anfang der Schlange stellten. Anfangs
erweckten diese Patienten den Eindruck, dass sie sich zu unwohl fühlten, um
anstehen zu können, und die meisten wirkten in der Tat eher gebrechlich; es
wurde jedoch deutlich, dass viele von ihnen in der Lage waren, ohne fremde
Hilfe zu essen und anschließend alleine den Raum verließen. Waren sie wirklich zu gebrechlich oder ›kannten sie sich mit dem System aus‹ und mieden so
das, was einer der unangenehmsten Aspekte der Kantine zu sein schien?

Ein Patient war deutlich auf Hilfe angewiesen, er saß in einem Rollstuhl und
war taub und blind. Während einer Beobachtung fing er an, eine Reihe von
Witzen zu machen und lachte nach jedem einzelnen herzlich, vielleicht um
sich so sein eigenes Publikum zu schaffen. Die einzige Reaktion, die er darauf
bekam, bestand aus einem peinlich berührten Klaps auf seinen Rücken von
seiner zuständigen Krankenschwester. Sie schien sich durch die Aufmerksam-
keit, die ihnen entgegengebracht wurde, sehr unwohl zu fühlen. Abgesehen
von einigen kurzen Blicken und Lächeln fühlte sich jedoch niemand belästigt.

Es ist schon eine gewisse Ironie, dass jemand, der so unerreichbar wie dieser
Patient war, sich einen solchen öffentlichen Auftritt verschaffen konnte.

Schluss

Eine der bemerkenswertesten Eigenschaften der Kantine war, dass die Atmosphäre in jeder Beobachtungssitzung gleich war. Trotz der häufigen Kommentare des Pflegepersonals und der Patienten darüber, wie unangenehm sie
diese Erfahrung erlebten, blieb die Atmosphäre immer gleich.
   Menzies (1959/1988) hat in ihrer Studie über die Funktionsweise eines
Pflegedienstes aufgezeigt, wie dessen soziale Organisation als Mechanismus
der Angstabwehr funktioniert. Diese Funktion mag bei der Entwicklung

einer solchen Organisation vorrangig sein und dem eigentlichen Zweck des Pflegedienstes nur eine begrenzte Bedeutung für deren Struktur zukommen. Sie zeigte insbesondere Abwehrmechanismen auf, die vorrangig auf Vermeidung beruhen und machte zugleich deutlich, wie wenig erfolgreich sie sind, um die Angst zu überwinden; sie hatten die Tendenz, zu weiteren, aus dem Operieren der Abwehrsysteme entstehenden Ängsten zu führen. (Menzies Studie sowie weitere Beiträge, die sich auf die Dynamik von Einrichtungen des Gesundheitswesens beziehen, werden in Kapitel 1 ausführlicher beschrieben.)

Die starre Atmosphäre der Kantine wurde durch eine Reihe von Abwehrtechniken aufrechterhalten. Sie kamen vor allem in der Missachtung persönlicher Individualität und dem Widerstand gegenüber Veränderungen des Systems zum Ausdruck.

Emotionaler Rückzug führt zu einer deutlichen Distanz zwischen Menschen; sie tendieren dazu, nur noch als Mitglied einer Gruppe, beispielsweise als Patient oder Pflegekraft, identifizierbar zu sein. Kein Einzelner ist der Angst alleine überlassen. Dies schien sich auch darin widerzuspiegeln, dass die Mitglieder der jeweiligen Gruppen sich offenbar so nahe aneinander hielten. Dies hatte insofern eine deutlich trennende Wirkung, als es einer Gruppe ermöglichte, verleugnete Aspekte der eigenen Erfahrung in eine andere Gruppe zu projizieren. So sahen die Pflegekräfte beispielsweise Terror und Angst fest und eindeutig in der Kantinenbelegschaft verankert. Wenngleich dies wohl eine zutreffende Beobachtung war, so waren diese Gefühle den Pflegekräften selbst durchaus nicht fremd. Es schien einfacher, andere diese Gefühle ertragen zu lassen, zugleich hinderte es die Pflegekräfte aber auch in ihrer Fähigkeit, sich angemessen mit diesen Gefühlen auseinanderzusetzen und sie zu verarbeiten.

Einzelne Aktivitäten waren durch ein beträchtliches Maß an Routine gekennzeichnet: Die Warteschlange, der späte Beginn sowie das allgemeine Verhalten und die Reaktionen der Menschen. Weniges schien dies zu beeinflussen; Weihnachten kam und ging ohne die Dekorationen, die sonst im Krankenhaus üblich waren. Auch schien die Routine sich Veränderungen gegenüber zu behaupten. Es wurde die Möglichkeit erwogen, unterschiedliche Essenszeiten für die Patienten der einzelnen Stationen einzuführen. Jedoch wurden diese neuen Richtlinien nicht umgesetzt, und die Warteschlange blieb so unverändert.

Um besser zu verstehen, worauf die Angst basiert, möchte ich auf die Angst vor der Ansteckung mit der Geisteskrankheit zurückkommen. Patienten projizieren ihre Ängste und Sorgen immer wieder auf die Mitarbeiter im Krankenhaus. Und in der Tat hat die Art und Weise, wie mit diesen Sorgen umgegangen wird und wie sie contained werden, eine ausschlaggebende Bedeutung für ein gutes Funktionieren eines Krankenhauses. Conran (1985) beschrieb dieses Phänomen und wies darauf hin, dass, wenn ein Patient nicht in der Lage ist, diese Teile in sich zu halten, eine Deutung der Vorgänge sich am besten an die richtet, die sich um ihn kümmern, um denen beim Umgang mit der Situation zu helfen.

Es ist eine durchaus verbreitete Vorstellung, dass Geisteskrankheiten einen verletzenden und zerstörerischen Effekt auf diejenigen haben, die im engen Kontakt damit stehen. Dies trifft mit Sicherheit auf die Qualität der Kontakte zu, die in der Kantine entstanden. Meine Erfahrung mit dem jungen Westinder ist ein deutlicher Beleg dafür. Allerdings war es möglich, die Art jener Begegnung zu etwas zu verändern, das keineswegs der oben beschriebenen ängstlichen und schädigenden Erwartung entsprach.

Der Grad an Angst war in der Kantine deutlich höher als in anderen Bereichen des Krankenhauses. Dies hängt meiner Meinung nach mit dem Ausmaß zusammen, in dem das Abwehrsystem dort bedroht war. Dies hat wahrscheinlich wiederum mit der Anzahl unbekannter Patienten und Pflegekräfte zu tun, deren Rollen nicht so einfach zugeordnet werden konnten, und die sich als Individuen deshalb eher nackt und wehrlos fühlten.

Die Auffassung, dass alle Geisteskrankheiten gleich seien, ist weit verbreitet. Tatsächlich gibt es nur relativ wenige unterschiedliche Diagnosen und Therapien und allzu oft erscheinen sie auch austauschbar. In diesem Zusammenhang ist es jedoch wichtig, darauf hinzuweisen, dass das Verschwimmen von Individualität mehr mit der Abwehrhaltung zu tun hat, die sowohl von denen übernommen wird, die geisteskrank sind, als auch von denen, die mit ihnen arbeiten.

Diese Beobachtungen der Abwehrtechniken könnten auch auf die erbittert geführte Auseinandersetzung über gemeindeorientierte Versorgung ausgeweitet werden, die zu der Zeit, als diese Beobachtung stattfand, entbrannt war. Wenn man die Struktur eines psychiatrischen Dienstes in Bezug auf die Ängste und Abwehrformen betrachtet, dann verwundert es nicht allzu sehr, dass eine Veränderung des Betreuungssystems viel Angst hervorrufen wird, weil überkommne Abwehrtechniken dann nicht mehr funktionieren. In der Auseinandersetzung über strukturelle Veränderungen wurde den grundlegenden Ängsten und den Einstellungen gegenüber Geisteskrankheiten nur wenig Aufmerksamkeit gewidmet. Diese müssen jedoch in Betracht gezogen werden, wenn die Veränderungen mehr bewirken sollen, als nur bloße Symptome zu kurieren. Ein neuer Stil der Versorgung, der von den gleichen Grundannahmen ausgeht, wird unter den gleichen Einschränkungen leiden. Anders gesagt, wenn es innerhalb einer neuen Struktur keine besseren Möglichkeiten gibt, die Angst zu containen, die die Arbeit mit Geisteskranken hervorruft, dann wird das neue System auf die gleiche Weise durch Abwehr geprägt sein. Die Beobachtungen in diesem Buch, die im Anschluss an gravierende Veränderungen in psychiatrischen Einrichtungen durchgeführt wurden (Kapitel 5, 6 und 7), bestätigen jedenfalls diese Sorge.

Um zum Schluss wieder zur Kantine zurückzukehren, so gab es nach dem Ende der Beobachtung allerdings eine Veränderung: Es wurden Plastikbestecke und Pappteller eingeführt – ein weiteres Kurieren von Symptomen, bei dem das Abwehrsystem der Vermeidung überwog. Das neue Essgeschirr trug zu einer weiteren Verarmung der ohnehin schon spartanischen Atmosphäre bei, wobei die Schwierigkeiten derer, die sich um die Patienten kümmern, weiterhin unbeachtet und unverändert bleiben.

Übersetzung: Vanessa Hartig, Wolfgang Kölker & Burkard Sievers

Kapitel 5

Am Scheideweg von institutioneller und gemeindenaher Psychiatrie

Eine psychiatrische Aufnahmestation

Marco Chiesa

Einleitung: Der Wechsel zur gemeindenahen Versorgung

In den letzten beiden Jahrzehnten hat die Versorgung von Geisteskranken unter dem zunehmenden Druck einer Veränderung vom Krankenhaus hin zu gemeindenahen Einrichtungen gestanden (Harrington 1988; Coid 1994; Dobson 1998). Die psychiatrischen Einrichtungen in der Gemeinde, mit ihrem Akzent auf multidisziplinärer Arbeit und mit dem erklärten Ziel der Integration biologischer und psychosozialer Aspekte von Geisteskrankheit, scheinen an die Stelle von Akutaufnahmestationen getreten zu sein, die von den Pflegekräften als ein Ort erlebt werden, in dem es möglich ist, etwas zu erreichen und eine Erfüllung zu finden. Zugleich bedeutete die Verringerung der Zahl regional verfügbarer Notfallbetten einen deutlichen Zuwachs an Druck und Arbeitsbelastung aufseiten des Pflegepersonals in den Krankenhäusern. Damit geht die Annahme einher, dass das in gemeindenahen Einrichtungen arbeitende Pflegepersonal privilegierter sei als jene, die auf den Stationen ›zurückgelassen‹ worden sind.

Die wahrgenommenen Unterschiede zwischen den beiden Situationen verdecken vielleicht eine wesentlich komplexere Realität (VV.AA 1998). Lässt man einmal die tatsächlichen Erfolge oder Fehler der gemeindenahen Versorgung außer acht, so ist es eine Tatsache, dass ein hoher Prozentteil der Patienten, die auf Aufnahmestationen behandelt wurden, nun in diesen Einrichtungen betreut werden. Das führt dazu, dass die Mitarbeiter auf den Stationen nun für den Teil psychiatrischer Patienten zuständig sind, die am gestörtesten sind. Dies bringt höhere Anforderungen und Stress mit sich, die nicht durch größere therapeutische Erfolge aufgewogen werden. Viele Psychiater, Sozialarbeiter und Beschäftigungstherapeuten verbringen einen zunehmenden Teil an Zeit in den gemeindenahen Einrichtungen und sind deshalb weniger für das Pflegepersonal erreichbar, dem es bei der Pflege der stark gestörten Patienten an Unterstützung mangelt, was zur Demoralisierung des Pflegepersonals führt. Die relative Entwertung der Arbeit auf Krankenhausstationen wurde wahrscheinlich auf den Akutstationen von psychiatrischen Krankenhäusern deshalb stärker wahrgenommen, weil sie deutlicher durch die Kultur der großen Institution geprägt sind. Die psychiatrischen Abteilungen in regionalen Allgemeinkrankenhäusern oder Lehrkrankenhäusern mögen aufgrund ihrer Verbindung mit einem Allgemeinkrankenhaus und der größeren Möglichkeiten, die dies bietet, noch ein Gefühl von Wertschätzung und Erfüllung erfahren.

In diesem Kapitel beschreibe ich die Ergebnisse einer Beobachtungsstudie, die vor mehr als zehn Jahren durchgeführt worden ist und aus wöchentlichen, 90-minütigen Besuchen einer akuten Aufnahmestation eines großen psychiatrischen Krankenhauses in London bestand.

Obgleich es eine Reihe ausführlicher Untersuchungen über Organisationen gibt (Stanton & Schwartz 1954; Miller & Rice 1967; Miller & Gwynne 1972; Bott 1976; Selvini-Palazzoli u. a. 1987), haben Beobachtungen auf einer Station den Vorteil, dass sie von einem Beobachter mit Fachkenntnissen durchgeführt werden, der jedoch nicht direkt in das Tagesgeschehen der Station involviert ist und so eine neue Sichtweise der Geschehnisse und Interaktionen zwischen Patienten und Pflegepersonal einnehmen kann (siehe Kapitel 2 sowie Hinshelwood 1989 und die in diesem Buch zusammengestellten Beobachtungen).

Psychiatrische Institutionen wurden ursprünglich mit der Intention errichtet, eine sichere Umgebung für die Geisteskranken zu schaffen, die aus der Gemeinschaft entfernt, betreut, behandelt und – idealerweise – in die Gesellschaft zurück geschickt wurden. Allerdings erwies sich dieser Prozess nie so einfach und unkompliziert, was durch eine wachsende Anzahl von Patienten belegt wird, die zu Langzeitinsassen solcher Institutionen wurden. Ein chronischer Krankheitsverlauf wurde ausschließlich im Kontext der Krankheit des Patienten verstanden, als Funktion eines fortschreitenden organischen Verfalls des Gehirns oder als unbehandelbarer innerpsychischer Widerstand gegen Veränderung. Die bahnbrechenden Ideen von Pinel (1801), Conolly (1856) und Bleuler (1924) verwiesen auf den Einfluss, den die soziale Struktur der Institution auf das Verhalten des Patienten, seine Symptomatologie und Prognose hat. Dazu gab es später eingehendere Untersuchungen (Barton 1959).

Methode und Ziel des Projektes

Die Methode der Beobachtungsstudien in Institutionen wird in Kapitel 2 dieses Buches genauer beschrieben. Wie dort dargestellt wird, sind die Beobachtungen und die daraus gezogenen Rückschlüsse notwendigerweise subjektiv. Der Beobachter betritt die komplexe soziale Einheit der Station einmal in der Woche für eine kurze Zeit ohne weitere Kenntnis der jeweiligen Situation, wodurch seine Möglichkeiten der Hypothesenbildung über die Phänomene der Institution deutlich beschränkt sind. Ich werde hierauf später in der Diskussion ausführlicher zurückkommen.

Aufgrund meiner Beobachtungen in der Station zeichneten sich drei Hauptaspekte ab:

1. Die Art, in der Patienten und Personal durch die Verwendung psychischer Abwehrmechanismen wie Projektion, Spaltung und Verleugnung mit schweren Ängsten, Schuldgefühlen und Verantwortungsgefühl umgingen, kam in solchen subtilen Interaktionen zum Ausdruck, die durch die Struktur der Institution, in der diese Interaktionen stattfanden, bestimmt und verstärkt wurden.

2. Die Station wies eine kollusive Kultur auf, die Stagnation und einen Mangel an Bewegung förderte und konstruktive Aktivitäten verhinderte.

3. Die vorherrschende Atmosphäre auf der Station, die Qualität der Interaktionen unter den Patienten und zwischen Patienten und Pflegekräften, die Art, in der die Stationsstrukturen von den Patienten genutzt wurden, die Gefühle, die im Beobachter hervorgerufen wurden – all dies schien eine Veränderung der Arbeitsqualität auf dieser akuten Aufnahmestation zu bestätigen. Diese Veränderung mag selbst wiederum eine Folge der Änderung in der Art der Patienten sein, die sich aus der Politik der gemeindenahen Versorgung des letzten Jahrzehnts ergeben hat.

Andere Autoren (Hinshelwood 1987a; Menzies 1959/1988) haben bereits früher auf die ersten beiden Aspekte aufmerksam gemacht. Die Beobachtung einer Veränderung der Qualität der Patientenbelegung in Aufnahmestationen wird hier zum ersten Mal dokumentiert und stellt meines Erachtens den wichtigsten Beitrag dieses Kapitels dar. Dieses Ergebnis macht auch den Beitrag deutlich, den Beobachtungen dieser Art bei der Dokumentation solcher Phänomene leisten können, die andernfalls unbemerkt oder bloße subjektive Spekulationen geblieben wären.

Die Untersuchung der Dynamik einer Aufnahmestation schafft auch die Möglichkeit eines Vergleichs mit anderen, auf chronischen Stationen durchgeführten Untersuchungen. Eine Vergleichsstudie würde Annahmen über Unterschiede zwischen akuten und chronischen Stationen bestätigen, ergänzen oder widerlegen.

Bei dieser Untersuchung habe ich mich nicht an ein vorgefasstes Modell gehalten, das zu restriktiv wäre und zu einer ›selektiven Blindheit‹ des Untersuchers führen könnte. Ich ging in dieses Projekt nicht mit einer vorgefassten

Meinung, schrieb zunächst auf, was ich beobachtete, wobei ich mich bemühte, meine eigenen Vorurteile raus zu halten, und machte mich erst dann an die Analyse der Daten, als die Untersuchung abgeschlossen war. Für meinen weiteren theoretischen Rahmen griff ich auf das Konzept des sozialen Abwehrsystems zurück (Jaques 1955; Menzies 1959/1988), das im ersten Kapitel dieses Buches ausführlicher beschrieben wird, sowie auf die Vorstellung von ›offenen Systemen‹ (Miller & Rice 1967).

Vorbereitung des Projektes

Wie in Kapitel 2 beschrieben, sind die einleitenden Schritte bei der Vorbereitung eines Projektes deshalb wichtig, weil sie einen maßgeblichen Einfluss darauf haben, ob und wie die Mitglieder der Organisation den Beobachter akzeptieren; darüber hinaus geben sie erste Informationen über die Organisation.

Zunächst nahm ich schriftlich mit der Leitung des medizinischen und Pflegebereichs Kontakt auf, wobei ich kurz die Art meiner Untersuchung erklärte und um ihre Unterstützung bat. Nur einer der beiden ärztlichen Leiter antwortete auf meinen Brief – mit einer beträchtlichen Verspätung. Ich erreichte den anderen, indem ich ihn anrief. Er äußerte ein höfliches Interesse an der Untersuchung und wollte mehr darüber wissen, worum es dabei gehe. Der leitende Pfleger antwortete nicht, und ich musste ihm regelrecht hinterherlaufen. Er war sehr nett, hatte keine Einwände gegenüber dem Projekt und meinte, dass er es mit der Stationsschwester besprechen wolle und schlug vor, dass ich mich mit ihr treffen sollte.

Als ich auf die Station kam, um die Stationsschwester zu treffen, war sie sehr freundlich, hieß mich willkommen und drückte großes Interesse an meinem Vorschlag aus. Sie führte mich auf der Station herum und stellte mich den anderen Pflegekräften vor. Während sie mir zwei leere Räume zeigte, beklagte sie sich resigniert darüber, wie langsam die Verwaltung sei, diese Räume für die Rehabilitation der Patienten angemessen auszustatten, wobei es im vorliegenden Fall darum ging, hinreichende Sozialkompetenzen durch aufgabenorientierte Arbeit zu erwerben. Sie erklärte mir, wie schwierig es sei, Patienten zu irgendeiner Tätigkeit zu motivieren und dass diese Schwierigkeit durch einen Mangel an Kooperation oder Interesse vonseiten ›anderer‹ im Krankenhaus erschwert würde. Zum Ende des Besuches bot sich die Schwester an, die anderen Pflegekräfte über meine zukünftige Rolle auf der Station zu informieren. Zusätzlich schrieb ich allen Mitgliedern des medizinischen Teams, um sie darüber zu informieren, worum es bei meinen wöchentlichen Besuchen ging.

Nach diesem ersten Kontakt zeigten die Verantwortlichen eine passive Einstellung und reagierten nicht auf meine Versuche zur Kommunikation, wenngleich sie eine gewisse Begeisterung zeigten, sobald ich sie einmal direkt erreichte. Im Nachhinein betrachtet, scheint es möglich, dass das Pflegepersonal sich gefangen fühlte zwischen den Patienten, einerseits, die unbeweglich waren und mit denen zu arbeiten, undankbar war, und einer unempfänglichen Hierarchie andererseits, die nur ein taubes Ohr für Hilferufe hatte. Wie Menzies (1959/1988) zeigt, könnte die missliche Lage des Pflegepersonals aus einer Mischung von Realität und Fantasie herrühren. Letztere könnte mit einer nach oben gerichteten Projektion von Schuld und Verantwortung zusammenhängen, die bei den Patienten beginnt und über das Pflegepersonal und die Ärzte bis hin zur Verwaltung führt, während auf dem gleichen Weg Gefühle von Verantwortungslosigkeit von oben nach unten projiziert werden.

Im Beobachter ausgelöste Gefühle

Eine der Ängste, die ich anfangs in Bezug auf das Projekt hatte, war durch meine eigene Position in der Station begründet, nämlich meine passive Rolle als Beobachter. Ich würde für 90 Minuten im Aufenthaltsraum der akuten Aufnahmestation sitzen und Geschehnisse, das Verhalten und die Interaktionen (bzw. deren Fehlen) beobachten, die mich zwangsläufig emotional involvieren würden. Ich zweifelte daran, dass ich in der Lage sein würde, die im Laufe der Beobachtung in mir ausgelösten Gefühle zu containen und zu verarbeiten, während ich keine Gelegenheit haben würde, mich verbal oder nonverbal an einer Kommunikation zu beteiligen.

Am schwierigsten waren zweifellos die Gefühle, die durch die eigenartige und unpersönliche Atmosphäre hervorgerufen wurden, die meist auf der Station herrschte. Ich möchte dies kurz beschreiben. Die Eintönigkeit der menschlichen Kontakte, das Ersticken jeglicher Kreativität und das Vorherrschen von Apathie riefen in mir Gefühle von Depression und Hoffnungslosigkeit hervor, die nur schwer zu ertragen waren. Nachdem ich eine Weile auf meinem Stuhl gesessen hatte, fühlte ich mich innerlich ruhelos, wollte mich bewegen, aktiv werden oder aufstehen und aus lauter Verzweiflung gehen. Zu anderen Zeiten merkte ich, dass ich damit umgehen konnte, indem ich mich innerlich abschottete, in Fantasien und Gedanken gefangen war, die nichts mit der Aufgabe zu tun hatten. Gelegentlich war ich verzweifelt und konnte den Sinn und den Nutzen meines Projektes nicht mehr sehen und wurde sehr ärgerlich bei der Vorstellung, dass ich bloß meine Zeit verschwendete. Wenn mich eine solche Schwermut und das Gefühl von Isolation überkamen, war ich froh darüber, wenn sich einer der seltsamen Kontakte mit Patienten ergab. Allerdings fühlte ich auch Bedauern, Traurigkeit und Mitgefühl für die Patienten und spürte den Impuls, sie aus dem Elend ihrer Geisteskrankheit zu befreien.

Stationsbeobachtungen

Zu Beginn meines ersten Besuches wurde ich von dem diensthabenden Pfleger aufgefordert, mich auszuweisen. Er schien überrascht von meiner Anwesenheit zu sein – ein Beweis dafür, dass zumindest ein Teil des Pflegepersonals nicht über den Anlass meiner Besuche unterrichtet worden war. Wie sich herausstellte, waren auch die Patienten nicht informiert worden. Nachdem meine Position geklärt war, sagte mir der diensthabende Pfleger, dass ein Patient, der vor einigen Tagen für kurze Zeit von der Station beurlaubt worden war, Selbstmord begangen hatte und dass dieses Vorkommnis in der Gruppenbesprechung zur Sprache käme, die gerade begonnen hatte.

Der Nachricht, dass ein Patient (Paul) tot in seiner Wohnung aufgefunden worden war, wurde mit frostiger Überraschung begegnet. Einige Patienten fragten danach, wie er denn ausgesehen habe, um zu wissen, um wen es sich handelte; es folgte eine kalte Stille. Dann äußerte eine Schwester Sorge über George, einen Patienten, der bei der Besprechung anwesend war, und der einen langen genähten Schnitt am Kopf hatte, den er sich selbst zugefügt hatte. Nach einer sehr unangenehmen Pause sagte die Lernschwester, die die Besprechung leitete, dass sie die Station im Rahmen ihrer rotierenden Ausbildung am nächsten Tag verlassen würde, um in ein psychiatrisches Gemeindezentrum zu wechseln. Wieder folgte Stille. Der Hinweis eines Patienten, dass die Telefonzelle defekt war, wurde mit der schnellen Versicherung beantwortet, dass alles Mögliche unternommen würde, um sie zu reparieren. An diesem Punkt, ausgelöst durch die Bemerkung eines Patienten, kehrte die Aufmerksamkeit der Gruppe zu Paul zurück, und dieses Mal beteiligten sich mehr Menschen mit Fragen oder Kommentaren an dem Gespräch. Einige Patienten äußerten ihr Bedenken über Pauls Freundin, die ebenfalls in psychiatrischer Behandlung war, und die sich mit Paul eine Wohnung teilte. Zwei Patienten, die zu spät zur Besprechung gekommen waren und außerhalb der Gruppe gesessen hatten, kamen hinzu, um den Kreis zu schließen. Der Rest der Besprechung war von den eher lauten und bizarren Äußerungen einer stark psychotischen Patientin (Martha) bestimmt, auf die nicht weiter eingegangen wurde, während andere Patienten der Lernschwester dankten und ihr viel Glück bei ihrer neuen Tätigkeit wünschten. Bevor die

Besprechung beendet wurde, verkündete die Schwester, dass George die Station nicht unbeaufsichtigt verlassen dürfe und ersuchte andere Patienten dafür um Unterstützung. Einige Patienten versuchten, im letzten Moment andere Themen zur Sprache zu bringen, gerade so, als wollten sie verhindern, dass die Besprechung zu Ende ging.

Kurz darauf wurde der Fernseher recht laut angestellt und lief den ganzen Morgen über. Einige Plastikgläser fielen von einem Tablett, das Martha trug; in einem Ausbruch von Zorn warf sie das ganze Tablett auf den Boden und ging fluchend durch den Haupteingang. Die Schwestern griffen schnell ein, hoben auf und säuberten, was hingefallen war. Martha, die sehr gereizt und ruhelos wirkte, brachte dann den Teewagen in den Aufenthaltsraum. Die Patienten versammelten sich schnell um den Teewagen, bedienten sich selbst mit Tee und nahmen große Mengen an Milch und Zucker. George fragte nach einem Rasierer, um sich zu rasieren; man gab ihm einen elektrischen Rasierer, aus Angst, er könne sich selbst verletzen. Die Patienten kommunizierten kaum miteinander, verließen den Aufenthaltsraum entweder ruhelos oder kamen wieder rein oder saßen bewegungslos in ihren Stühlen und starrten in die Luft oder auf den Fernseher. Während dieses Teils der Beobachtung waren keine Schwestern im Aufenthaltsraum; sie schienen im Schwesternbereich oder in anderen Teilen der Station sehr beschäftigt zu sein. Ein Patient wies darauf hin, dass die Schwestern nicht da seien, um auf eine Anfrage von George zu reagieren. Die fragmentierte und gefühllose Atmosphäre änderte sich gegen Ende meiner Beobachtung leicht, als im Fernsehen eine Dokumentation über den Ganges gezeigt wurde. Eine klare, warme Stimme beschrieb ergreifend, stimmungsvoll und prosaisch, mit beruhigender Musik im Hintergrund, die religiöse und symbolische Bedeutung des Ganges für die indische Bevölkerung. Viele Patienten änderten ihren Ausdruck von Apathie und Abwesenheit hin zu Interesse und Hoffnung.

In dieser beobachteten Folge von Geschehnissen schien es, dass das Pflegepersonal und die Patienten angesichts des Drucks einer Angst erregenden Situation reagierten und miteinander interagierten, alle tief berührt, wenngleich auch auf unterschiedliche Weise. Die Angst des Pflegepersonals führte zu einer Überreaktion in der Ausübung ihrer Pflichten, vielleicht um sich selbst und einander davon zu überzeugen, dass jede ihr Möglichstes tat. In diesem Fall schien eine solche Effizienz allerdings dazu zu führen, dass sie den Kontakt zu den Patienten vernachlässigten, was schließlich darin endete, dass sie die Gruppe der Patienten alleine ließen. Und obwohl die Lernschwester, die die Besprechung leitete, kompetent war und die Situation zu containen vermochte und selbst angesichts eines so dramatischen Vorfalls wie eines Selbstmords nicht in Panik verfiel, war es interessant zu sehen, dass man es ihr überließ, mit dieser schwierigen Situation fertig zu werden, während mehrere der dienstälteren Schwestern sich emsig mit anderen Dingen beschäftigten. Der Selbstmord musste bei vielen, wenn nicht gar allen, Fantasien ausgelöst und die eigenen depressiven und selbstmörderischen Teile mobilisiert haben, die offensichtlich in George verlagert wurden. Dies schloss die Möglichkeit von Trauer aus, und die Ängste des Pflegepersonals wurden auf solche Aktivitäten gelenkt, die darauf abzielten, einen erneuten Vorfall zu verhindern. Wären die Angestellten so besorgt um George gewesen, wenn der Selbstmord nicht geschehen wäre? Sie reagierten auf die möglichen Gefühle von Schuld und Verantwortung für den Selbstmord eines Patienten, indem sie sich überaus streng und gewissenhaft verhielten.

Das Verhalten der Patienten war von einer Mischung aus Rückzug und Trägheit bestimmt sowie von mechanischen Antworten auf die Erfahrung des Todes eines Mitpatienten, den viele von ihnen gekannt hatten. Sie beschwerten sich über die defekte Telefonzelle, was unbewusst für die Kommunikationsschwierigkeiten stehen mag, die sie erlebten, und was dazu führte, dass sich die meisten von ihnen in eine hilflose, kalte und roboterartige Stille zurückzogen.

Schließlich, nachdem es der Gruppe gelungen war, zu den dramatischen Neuigkeiten zurückzukehren, konnten sie damit beginnen, das Geschehen zu verarbeiten, indem sie allmählich sehen konnten, wer der tote Mann war. Es ist wahrscheinlich, dass die Lernschwester durch die Art ihrer Führung den Patienten eine Art von Solidität, Geradlinigkeit und Wärme vermittelt hat und so ein Containment der Ängste ermöglichte, die durch den Selbstmord hervorgerufen wurden. Die Gruppe hing im Angesicht der Katastrophe aneinander und fand es schwierig, sich aus ihrer engen Identifikation zu lösen, was durch ihr Zögern deutlich wurde, die Besprechung zu beenden. Als die Besprechung endete, zogen sie sich in die Isolation zurück und waren augenscheinlich unempfänglich für irgendwelche Reize aus der Umwelt. Offensichtlich wurde die Fähigkeit der Pflegekräfte, das Gefühl des Drucks zu ertragen, getestet, als Martha das Tablett fallen ließ. Dieses Ereignis repräsentierte zum einen die Unfähigkeit der Patienten, die emotionale Belastung zu ertragen, die durch den Tod ihres Mitpatienten ausgelöst worden war, und zum anderen ihren Wunsch, Gefühle von Verantwortung loszuwerden, indem sie ihre Gefühle sozusagen dem Pflegepersonal überschütteten. Bei dieser Gelegenheit reagierten die Pflegekräfte prompt und ohne allzu strenge Maßnahmen zu ergreifen. Der bewegende Moment, als die Aufmerksamkeit der Patienten von der Sendung über den Ganges in Anspruch genommen wurde, bedeutet insofern eine Beruhigung, als dies zeigte, dass sie für etwas Lebenspendendes und Bedeutungsvolles ansprechbar waren.

Ermutigende Momente, wie der gerade beschriebene, waren während meiner Beobachtungen selten, und im Allgemeinen beherrschte eine ziemlich leere, kalte und unpersönliche Stimmung den Aufenthaltsraum. Die Atmosphäre war erdrückend in ihrer Gleichförmigkeit und Zeitlosigkeit und die Verflachung menschlicher Kontakte war Woche für Woche charakteristisch. Die Szene war von den unpersönlichen Geräuschen des Fernsehers, des elektrischen Rasierers, des Staubsaugers, der Stereoanlage und von schlagenden Türen beherrscht. Vor allem lief der Fernseher ständig, und es gab nichts wie Seifenopern oder leichte Unterhaltung. Viele Patienten starrten in den Kasten, aber es war schwierig zu erkennen, ob sie dem Programm wirklich folgten. Wieder und wieder ertappte ich mich selbst dabei, vom Fernsehprogramm magnetisch angezogen zu sein, während meine Gedanken ganz woanders waren.

Die Angst, wie diese Patienten zu werden und, zumindest oberflächlich betrachtet, bar jeglicher Gefühle zu sein, könnte zumindest vorbewusst auch bei dem Pflegepersonal vorhanden sein. Bei mehr als einer Gelegenheit beobachtete ich die schüchternen und unsicheren Versuche von Lernschwestern, Kontakt mit den psychotischen Patienten aufzunehmen, wobei sie abblitzten oder gar keine Reaktion erhielten. Nach einer Weile gaben die Lernschwestern auf, übernahmen für einen Moment die unbewegliche, niedergeschlagene und teilnahmslose Haltung der Patienten und verließen dann den Aufenthaltsraum, um einige Zeit lang nicht wiederzukehren. Die Vermeidung von Kontakt mit den Patienten, die vermutlich teilweise aus der wiederkehrenden Frustration der Bemühungen der Schwestern und teilweise aus der Angst resultierte, mit den eigenen psychotischen oder depressiven Anteilen in Kontakt zu kommen, war eine beständige Beobachtung während meines Aufenthaltes auf der Station. Allerdings bezog sich diese Vermeidung in erster Linie auf solche Patienten, die an chronischer Schizophrenie litten, während die Schwestern ihre Bemühungen auf weniger gestörte Patienten konzentrierten, die eher auf ihre Bemühungen reagierten. Kontakte zwischen Patienten waren eher kurz und knapp und beschränkten sich oft auf Fragen nach – oder Bitten um – ganz konkrete Dinge, wie etwa Zigaretten oder Nahrungsmittel.

Einmal saß eine Patientin (Maria) neben einem Patienten (Jack) und versuchte, auf eine warmherzige Weise mit ihm zu sprechen. Als sie ein Lächeln als Antwort erhielt, nahm sie seine Hand in die ihre und lächelte zurück. Die beiden Menschen, die einander an den Händen hielten, riefen bei den anderen Patienten in ihrer Nähe eine Reaktion hervor, und sie begannen, in einer Art und Weise zu ihnen zu reden, die ihre Nähe störte – und bald waren die beiden wieder getrennt.

Die Abscheu gegenüber allem, was warm und kreativ war, fand ihren Ausdruck darin, dass jede spontane Initiative eines oder mehrerer Patienten (Tischtennis, Kartenspiel usw.) erstickt wurde, oder in der passiven Ablehnung von Vorschlägen für gemeinsame Aktivitäten (Spaziergänge oder Besuche der Beschäftigungstherapie). Tief verwurzelter Neid könnte einer der Gründe für die Unempfänglichkeit der Patienten gegenüber den Bemühungen der Schwestern sein, Hilfe anzubieten, sowie für das Abtöten jeglichen Affektes und jeglicher Aktivität. Die Patientengruppe ertrug es nicht, wenn jemand sich freute und sie daran keinen Anteil hatten; eine solche Freude galt es im Keim zu ersticken. Die Angriffe auf die Fähigkeit des Pflegepersonals, Hilfe zu geben, schienen erfolgreich zu sein, und die geschlagenen Pflegekräfte zogen sich zurück und glaubten, sie seien nichts wert und nicht gut genug. Die Aufrechterhaltung einer langweiligen Atmosphäre auf der Station, wo nur wenig Interessantes stattfinden konnte, war gleichzeitig eine Abwehr gegen Neid: in einer Wüste gibt es kaum etwas, das wert ist beneidet zu werden.

Diese Atmosphäre von Leblosigkeit, Lethargie und Apathie stand in starkem Kontrast zu der Wahrnehmung von Geschäftigkeit und dem offenem Ausdruck von Emotionen, die manchmal während der 90 Minuten meiner Beobachtung vorherrschten. Mir wurde allerdings schnell klar, dass dies die andere Seite der Medaille war: der Ausdruck eines manischen Zustandes, der Patienten und Personal gleichermaßen befiel. Die Menschen waren ruhelos, betraten und verließen den Aufenthaltsraum, als seien sie mit der Ausführung von Aufgaben beschäftigt oder als seien ihre Aktionen zielgerichtet. Die Interaktionen waren schnell, flüchtig, oberflächlich und geradezu manisch, ähnlich dem von Donati (1989; vgl. Kapitel 3) beschriebenen ›touch-and-go‹-Verhalten. Die Stimmung war seicht und unangenehm scherzhaft – das Personal griff mit Bemerkungen ein, die Jubel hervorriefen; der Fernseher war laut, aus der Stereoanlage dröhnte Rockmusik und einige Patienten tanzten plump. Die Sterilität dieser ziellosen Aktivitäten schien eine Reaktion auf die Trägheit und Passivität zu sein, die oben beschrieben wurde.

Stationsbesprechungen

Zu Beginn des Projektes wählte ich den Tag und die Uhrzeit für meine wöchentlichen Beobachtungen, ohne dabei zu wissen, wie der Zeitplan für die Stationsbesprechungen aussah, an denen die meisten Patienten und einige der diensthabenden Pflegekräfte teilnahmen. Einer der Pfleger hatte die Besprechung mir gegenüber im Lauf einer kurzen Unterhaltung einmal erwähnt, und ich nahm die Gelegenheit wahr und fragte danach, wie oft diese

Besprechungen stattfanden. Er antwortete, dass sie üblicherweise eine halbe Stunde dauerten und wöchentlich abgehalten wurden – jedoch nicht immer am gleichen Wochentag, da es davon abhing, ob genug Personal auf der Station anwesend war. Das bedeutete, dass die Patienten bis kurz vorher nie wussten, wann eine Besprechung stattfinden würde. So passierte es, dass während 11 von 16 meiner Besuche Stationsbesprechungen stattfanden. Sie begannen nie zur selben Zeit und dauerten zwischen 20 und 35 Minuten. Das anwesende Personal umfasste für gewöhnlich zwei bis drei Lernschwestern und eine der ausgebildeten Pflegekräfte. Die Stationsschwester und die Psychiater nahmen nicht daran teil. Es war oft unklar, wer die Besprechungen leitete, denn obgleich gelegentlich einer der Patienten die Tagesordnung bekannt gab, übernahm bald jemand von den Pflegekräften die Leitung, ermutigte die Anwesenden zur Teilnahme und brachte selbst zusätzliche Punkte zur Diskussion ein. Diese Besprechungen waren von einem sich wiederholenden Muster geprägt. Sie gingen aufgrund der Passivität der Patienten immer nur schleppend voran, was aufseiten der Pflegekräfte Ängste und Ruhelosigkeit hervorrief. Sie fühlten den Druck, einzugreifen, und ihre Beteiligung an der Besprechung war deutlich von dem Versuch bestimmt, etwas Konstruktives beizutragen. Mit zunehmender Aktivität des Personals stiegen die Passivität und Trägheit der Patienten entsprechend an, was wiederum die Ängste des Personals steigerte und dazu führte, dass sie sich verzweifelt darum bemühten, die Patienten zur Teilnahme an den Gesprächen zu bewegen. Das Misslingen ihrer Versuche, eine Reaktion hervorzurufen, löste beim Pflegepersonal Reaktionen von Frustration, Wut und Verzweiflung aus. Nach einer Besprechung, in der nichts Konstruktives erreicht worden war, wurde in der Woche darauf üblicherweise keine Besprechung einberufen. Mitarbeiter, deren Bemühungen wieder und wieder vergeblich waren, schienen – zumindest zeitweise – ihre Hoffnung aufzugeben, dass sich eine kreative Kultur entwickeln ließ. Doch trug die Haltung des Personals – auf unbewusste Weise – dazu bei, den Status Quo aufrechtzuerhalten, bei dem konstruktive Aktivitäten und Bewegung auf ein Minimum reduziert wurden; dies wird im folgenden Beispiel deutlich:

Während einer Stationsbesprechung stellte eine der Lernschwestern die Frage, ob der Fernseher den ganzen Tag lang eingeschaltet sein sollte, da sie bemerkt hatte, dass er die Leute davon abhielt, miteinander Kontakt aufzunehmen. Sie schlug vor, dass er entweder nur für eine bestimmte Zeit während des Tages eingeschaltet oder aber in einen Nebenraum gebracht werden sollte. Viele Patienten unterstützten diesen Vorschlag und nur einer oder zwei von ihnen sprachen sich eher verhalten dagegen aus. Am Ende wurde eine Abstimmung durchgeführt, und es kam heraus, dass die Mehrheit es vorzog, den Fernseher aus dem Hauptraum zu entfernen.

Die Lernschwester hatte sich erfolgreich der Tyrannei des Fernsehers widersetzt und die meisten Patienten hatten positiv darauf reagiert. Was jedoch unentschieden blieb, war der Zeitpunkt und wer dafür verantwortlich sein sollte, den Fernseher zu entfernen. Nachdem die Besprechung vorüber war, wurde der Fernseher wie üblich eingeschaltet, so als ob nichts entschieden worden wäre. Die getroffene Entscheidung wurde nie durchgeführt und das Thema wurde nicht wieder zur Sprache gebracht. In ähnlicher Art und Weise wurde auch eine weitere positive Entscheidung der Teilnehmer an dem Stationstreffen ignoriert, nämlich ein Plan, wann welche Patienten für die Sauberhaltung der Stationsküche zuständig sein sollten.

In diesen Beispielen übte das Pflegepersonal aus irgendeinem Grund seine Autorität nicht aus, die Durchführung der Beschlüsse sicherzustellen; stattdessen waren sie aktiv daran beteiligt, eine Kultur der Stagnation aufrechtzuerhalten.

Wenn Patienten sich bei den Stationsbesprechungen zu Wort meldeten, trugen sie vor allem Beschwerden über einzelne Dinge des Lebens auf der Station vor – zum Beispiel, dass die Toiletten schmutzig seien, dass es nicht genug Seife oder Toilettenpapier gäbe, dass das Essen nicht gut, zu heiß oder nicht ausreichend sei, dass die Telefonzelle am falschen Platz sei und so weiter. Dies ist ein Indiz für die Grundannahme der Abhängigkeit (Bion 1961) der Patientengruppe, die passiv Beschwerden in der Annahme vorbringt, dass das Personal ihnen nachgeht. Der kollusive Teil dieser Kultur bestand darin, dass die Pflegekräfte davon ausgingen, dass sie für die Beschwerden der Patienten zuständig seien und sich so dem Druck ausgesetzt sahen, alles sofort zu erledigen. Angesichts dieser unrealistischen Aufgabe zeigte das Pflegepersonal Abwehrreaktionen und neigte dazu, anderen Angestellten (Hauspersonal oder Verwaltungsangestellten) die Schuld zuzuschieben oder sich von den Patienten abzuwenden.

Reaktionen auf meine Anwesenheit

Als ich das Projekt begann, fragte ich mich, wie Pflegepersonal und Patienten wohl auf die Anwesenheit einer Person reagieren würden, die einmal pro Woche auf die Station kam, 90 Minuten auf einem Stuhl saß und dann wieder ging. Wie zu Beginn mit der Stationsschwester besprochen, war ich davon ausgegangen, dass das Personal darüber informiert sein würde, wer ich war und was der Grund meiner Besuche sei.

Als ich die Station zum zweiten Mal besuchte und im Aufenthaltsraum saß, traf ich eine mir ganz unbekannte Gruppe von Pflegekräften an. Nach einer Weile kam die diensthabende Schwester, die für eine abwesende

Schwester eingesprungen war, zu mir und bat mich, ihr zu erklären, wer ich sei, und den Grund für meine Anwesenheit zu nennen. Später fragte mich ein Patient (Gerry), wer ich sei; auf meine Antwort hin, ich sei Arzt, machte er die Bemerkung, dass ich wohl deshalb geschickt worden sei, um ein Auge auf die Patienten zu haben.

Es schien einen Unterschied in der Art zu geben, wie ich vom Personal und von den Patienten wahrgenommen wurde. Die Schwester erkundigte sich recht misstrauisch nach mir und sah mich als einen Eindringling an. Die Patienten sahen mich als eine Art beschützender Über-Ich-Figur, was womöglich in Verbindung mit dem Selbstmord eines Patienten in der Woche zuvor stand. Dieses Ereignis zeigte ebenso, dass nicht das gesamte Personal über meine wöchentlichen Besuche informiert worden war, was eine mangelhafte Kommunikation unter dem Pflegepersonal verdeutlicht.

Ich hatte das Gefühl, dass meine Anwesenheit das Personal verstärkt dazu anhielt, sich anzustrengen und ihre Belastbarkeit im Umgang mit stark gestörten Personen zu zeigen. Eine Schwester kam nach einer recht schwierigen Stationsbesprechung auf mich zu und bemerkte in einem entschuldigenden Ton, dass die Besprechungen normalerweise konstruktiver seien als die, die gerade geendet hatte. Diese Schwester war mir gegenüber immer sehr freundlich und bemüht. (Ich habe ihre Offenheit bei unserer Vorbesprechung bereits beschrieben). Sie erinnerte mich wiederholt an das Feedback an das Stationspersonal, das ich für einen Zeitpunkt nach Abschluss des Projektes zugesagt hatte. Ich denke, dass sie mich als jemanden idealisierte, der großes Verständnis für die fortwährenden Schwierigkeiten des Pflegepersonals hatte und ihnen am Ende eine Lösung anbieten würde. Die Erfahrung, dass ein Psychiater von außen ihre Arbeit beobachtete, rief im Allgemeinen nicht größeres Misstrauen oder ein Gefühl des Verfolgtseins hervor, dem mit Rückzug begegnet worden wäre, und ein Teil des Personals zeigte sich meinem Interesse an der Station gegenüber eher positiv. Am Ende einer der Beobachtungen äußerten zwei Stationsschwestern ihre Enttäuschung, als ihnen erklärt wurde, dass ich nur 90 Minuten da sei und nicht, wie angenommen, den ganzen Tag über.

Die Mehrzahl der Patienten schienen meine Anwesenheit zu ignorieren, obwohl sie mich oft kurz anschauten und mit ihrem Blick Verwirrung, Misstrauen und Angst vermittelten. Einige von ihnen testeten mich, indem sie in meiner Nähe eine Störung auslösten oder drohend auf mich zu kamen und mich beleidigten, mich aber wieder allein ließen, wenn sie merkten, dass ich weder reagierte noch verängstigt wurde. Bei jedem Besuch hatte ich im Durchschnitt zwei oder drei direkte Kontakte mit Patienten. Ich werde einen davon beschreiben, weil ich glaube, dass er recht aufschlussreich für einige Aspekte psychotischen Verhaltens ist.

Eine Patientin, die einen beachtlichen Grad schizophrener Denkstörung aufwies, entschied sich dazu, sich neben mich zu setzen und fragte mich, wer ich sei. Auf meine Antwort hin sagte sie, dass sie nicht glaube dass ich Arzt sei; sie war vielmehr davon überzeugt, dass ich in Wirklichkeit ein verdeckter Polizeiermittler wäre. Sie fuhr fort, mir in einer fragmentierten und scheinbar unzusammenhängenden Weise über ihre Familie, ihr Leben und ihre augenblickliche Situation zu erzählen. Dann entschloss sie sich, mir eine Tasse Tee zu machen, die ich annahm. Sie trank Ihren Tee in einem Zug aus, während ich meinen nach einigen Schlucken auf den Tisch stellte, weil er für meinen Geschmack zu süß war. Als sie mich fragte, ob ich meinen Tee nicht mehr möge, nahm ich an, sie wollte ihn und bot ihn ihr an. Sie wurde sehr wütend auf mich und schrie, dass ich ihren Tee nicht wolle, weil ich annehmen würde, sie habe ihn vergiftet. Später kam sie zurück und brachte mir eine Rose.

Man könnte ihre paranoide Reaktion von verschiedenen Gesichtspunkten her betrachten, aber ich möchte mich hier auf einen Aspekt dessen beschränken, was zwischen uns passierte. Die Patientin nahm richtig wahr, dass ich ihren Tee nicht mochte und spürte, dass ich nicht ehrlich zu ihr war. Es schien selbstlos von mir, ihr meine Tasse anzubieten (anscheinend verzichtete ich auf den Tee, um ihn ihr zu geben), aber eigentlich lag meinem Verhalten ein ganz anderes Motiv zugrunde: Ich bot ihr den Tee an, weil ich ihn nicht mochte. Dann wurde diese korrekte Wahrnehmung in die Wahnvorstellung umgekehrt, dass ich dächte, sie habe Gift in meinen Tee getan. Ein Teil ihrer Wahnvorstellung bestand dabei allerdings darin, dass sie meine Absicht, sie zu täuschen, richtig wahrgenommen hatte.

Diskussion

Bis vor kurzem wurden die Aufnahmestationen als Einrichtungen angesehen, in der wertvolle psychiatrische Arbeit durchgeführt wurde. Zu- und Abgänge der Patienten waren relativ hoch, wobei die meisten Patienten nach einem kurzen Aufenthalt im Krankenhaus wieder nach Hause entlassen wurden. Das Verhältnis von Pflegekräften zu Patienten war viel höher als in der chronischen Psychiatrie, und Psychiater, Sozialarbeiter und Psychologen, die auch für die chronischen Stationen zuständig waren, verbrachten die meiste Zeit auf den Aufnahmestationen (Bott 1976).

Die schnell anwachsende Zahl von psychiatrischen Gemeindezentren und anderen Einrichtungen auf Gemeindeebene hat im Vergleich zum Krankenhausaufenthalt eine Alternative für akut gestörte Patienten geboten, die vorzugsweise in den neuen Einrichtungen behandelt wurden. Heute zeigen

Patienten, die auf einer Station für Akutpsychiatrie aufgenommen werden, viel eher gefestigtere Symptome und haben eine lange Krankengeschichte, wenngleich auch nicht mit der gleichen Chronizität wie bei Langzeitpatienten. Der Schritt in Richtung gemeindenaher Versorgung scheint eine Gruppe von Patienten geschaffen zu haben, die nicht chronisch krank sind, aber auch nicht als wirklich in den psychiatrischen Gemeindezentren behandelbar angesehen werden. Diese qualitative Veränderung der Patienten auf den Aufnahmestationen hat einen negativen Einfluss auf das dort arbeitende Personal, das, im Vergleich zu der Situation vor zehn oder zwanzig Jahren, heute durchschnittlich schwieriger zu behandelnde Patienten zu versorgen hat. Die Mitarbeiter sehen weniger Erfolge bei ihren Bemühungen um die Patienten, was zunehmend dazu führt, dass sie ihre Arbeit als unnütz und sinnlos ansehen. Das gegenwärtige Verhältnis zwischen der Aufnahmestation und dem psychiatrischen Gemeindezentrum spiegelt das Verhältnis wider, wie es zwischen der chronischen und der Aufnahmestation bestanden hatte. Die derzeitige Betonung der gemeindenahen Versorgung hat eine Verschiebung und ein neues Gleichgewicht hervorgebracht, dass sich am besten so beschreiben lässt: Die chronische Station war in Bezug zur Aufnahmestation das, was die Aufnahmestation heute in Bezug zum Gemeindezentrum ist.

Der Vergleich meiner Beobachtungsergebnisse mit denen von Langzeitstationen (Donati 1989) macht einige Unterschiede dieser beiden Einrichtungen deutlich. Zunächst einmal ist das Erscheinungsbild der Aufnahmestation sauberer und moderner, und sie bietet mehr Annehmlichkeiten für die Patienten, die sich darin aufhalten. Auf den ersten Blick gibt es dort mehr Kontakte unter den Patienten sowie zwischen Patienten und dem Pflegepersonal. Die Versorgung und die Vorschriften der Aufnahmestation fördern ein Kommen und Gehen von Patienten, Betreuern und Besuchern und geben dem Beobachter weniger das Gefühl von trägem Stillstand, wie es auf chronischen Stationen der Fall ist. Gleichwohl gab es bestimmte Eigenheiten, die durchgängig bei meinen Beobachtungen erkennbar waren, ein deutlicher Trend, sinnvolle zwischenmenschliche Kontakte zu unterdrücken und potenzielle kreative Aktivität schon im Vorfeld zu ersticken, ein Überwiegen von Gleichgültigkeit an Stelle von Begeisterung und das Bestreben, Versuche, die auf eine Verbesserung der Kultur abzielten, zu untergraben. Die dadurch entstehende leblose Atmosphäre, die auf der Station weithin vorherrschte, zeigte viel Ähnlichkeit mit dem, was Donati beschrieben hat. Selbst die oftmals auf der Station zu beobachtende Geschäftigkeit schien in erster Linie eine manische Reaktion gegenüber der Angst vor Fragmentierung, Wert- und Hoffnungslosigkeit zu sein. Sinanoglou (1987) beobachtete die Haltung von Mitarbeitern psychiatrischer Einrichtungen. Sie stellte fest, dass die Mitarbeiter ständig in Bewegung und aktiv sein mussten, um so gegen die grundlegende Angst anzukämpfen, antriebslos, leer und lethargisch zu werden. Was ich beschrieben habe, scheint die Ansicht zu stützen, dass Aufnahmestationen immer mehr chronischen Stationen ähnlich werden und dass die Ähnlichkeit dieser beiden Einrichtungen mit der Einführung der gemeindenahen Versorgung stärker zugenommen hat. Es wird weiterer Studien bedürfen, um zu zeigen, ob dieser Trend nicht nur ein momentanes Phänomen ist oder sich bloß auf die Einrichtung beschränkt, die ich beobachtet habe.

Ein anderer Faktor, der deutlich Einfluss auf die Qualität der Atmosphäre auf der Station hatte, war die Einführung einer Rotation des Pflegepersonals im gesamten Krankenhaus. Um einen Ausweg aus dem hohen Krankenstand der Mitarbeiter zu finden, wurde entschieden, dass das Pflegepersonal aus gut besetzten Stationen in weniger gut besetzten Stationen aushelfen sollte. Das löste große Unsicherheit unter dem Pflegepersonal aus, da sie nicht wussten, auf welcher Station sie am jeweiligen Tag arbeiten mussten bzw. ob sie auf eine andere Station wechseln mussten oder nicht. Diese ständigen und unvorhersehbaren Wechsel hinderten das Pflegepersonal an einer kontinuierlichen Betreuung ihrer Patienten, was wiederum die Pflegekräfte wie die Patienten durcheinander brachte, die Arbeitszufriedenheit des Personals verringerte und ihre Angst erhöhte. Die Patienten fühlten sich desorientiert und konfus durch diese fortlaufenden Wechsel, was ihre ohnehin schon mangelnde Fähigkeit, mit den Pflegekräften in Kontakt zu treten, noch weiter einschränkte. Die störenden Auswirkungen dieser Maßnahme führten zu einem voraussehbaren weiteren Ansteigen des Krankenstandes und ließen einen Teufelskreis entstehen. Um die Palo Alto-Gruppe zu zitieren: »Der Lösungsversuch ist selbst zum Problem geworden« (Watzlawick & Weakland 1977).

Ich möchte mich nun der Rolle des Beobachters und der Methode zuwenden, die dieser Studie zugrunde lagen. Wie ich bereits weiter oben erläutert habe, sitzt der Beobachter über eine bestimmte Zeit hinweg auf der Station, verhält sich so unauffällig, wie möglich und versucht, so wenig es geht, mit seiner Umgebung zu interagieren. Sein Ziel ist es, Ereignisse, Stimmungen und Interaktionen festzuhalten, die sich vor seinen Augen abspielen. Dies dient dazu, als Beobachter eine Art Neutralität zu erlangen. Dabei scheint mir diese ›Neutralität‹ insofern irreführend zu sein, als sie unterstellt, dass die Anwesenheit des Beobachters selbst keinen Einfluss auf die Umgebung hat, die er untersucht. Rees (1987) hat darauf hingewiesen, dass seine Beobachtungen insofern nicht objektiv sind, als sie immer subjektiv durch die Umgebung beeinflusst werden. Bick (1964) hat betont, dass die Methode der Babybeobachtung als ein Teil der Ausbildung in Psychoanalyse und Kindertherapie und eben nicht als Forschungsinstrument entwickelt wurde. Die Vorstellung einer objektiven Wirklichkeit, die nicht durch die Anwesenheit des Beobachters beeinflusst wird, wurde von der Wissenssoziologie (Berger & Luckmann 1971), dem radikalen Konstruktivismus (von Glaserfeld 1984) und von der neuen Kybernetik (von Foerster 1982) in Frage gestellt. Für diese Schulen gilt, dass wir nicht von einer äußeren Realität ausgehen können, wenn wir von der Rolle des Beobachters bei der Schaffung dieser Realität absehen. Realität kann nicht unabhängig von den (physischen und psychischen) Bemühungen des Beobachters erfasst werden, der seine Beobachtungen organisiert. Freuds ursprüngliches Konzept der Übertragung beispielsweise, die sich nicht nur auf den Therapeuten erstreckt, sondern sich auch auf andere Aspekte des Lebens des Patienten bezieht (Freud 1914), unterstreicht die Tatsache, dass das, was beobachtet wird, auch mit der Anwesenheit und dem Verhalten des Beobachters zu tun hat. Übertragungs- und Gegenübertragungsphänomene sind untrennbar miteinander verknüpft, und das verbale und nicht verbale Verhalten von Therapeut und Patient würde zu einem künstlichen Konstrukt, wenn wir versuchten, dies zu trennen (Chiesa 1989). In der Tat glaube ich, dass meine Anwesenheit auf der Station Patienten, Personal und mich selbst als Beobachter beeinflusst hat.

Das soll aber nicht heißen, dass die aus Beobachtungen gezogenen Schlüsse unzulässig seien. Es kommt vielmehr darauf an, sich zu vergegenwärtigen, dass das System, das untersucht wird, sowohl Beobachtete als auch den Beobachter umfasst. Dem mehrschichtigen Einfluss, den der Beobachter auf die Beobachteten hat, sowie der Weise, in der die Auswahl des zu Beobachtenden die Qualität der Beobachtung beeinflusst, sollten besondere Aufmerksamkeit geschenkt werden. Mit anderen Worten gilt es, zwei Dinge zu berücksichtigen: Zum einen die mögliche Verzerrung der Beobachtung durch den Beobachter selbst und zum anderen die subjektive Beteiligung des Beobachters als wesentliche Dimension der Beobachtung. Diese beiden Aspekte lassen sich nur schwer voneinander trennen. Für den Beobachter ist es deshalb wichtig, an einer Supervision teilzunehmen und Gelegenheit zu haben, seine Erfahrung zu besprechen, um so herauszufinden, was auf welchen der beiden Aspekte zurückzuführen ist.

Der Beobachter kann nur einen kleinen Teil des Ganzen erfassen – im vorliegenden Fall den Teil einer Station – und hat keinen Zugang zu anderen Bereichen, die das, was er beobachtet, möglicherweise besser verständlich machen. So konnte ich mir beispielsweise einige meiner Beobachtungen dadurch besser erklären, dass ich von der Personalrotation und dem jüngsten zunehmenden Trend hin zur gemeindenahen Versorgung wusste. Diese Forschungsmethode ließe sich womöglich auf zweierlei Weise verbessern. Die erste bestünde darin, eine Langzeitstudie anzusetzen, in der vier oder fünf Akutaufnahmestationen von ein und demselben Beobachter untersucht würden. Die Ergebnisse ließen sich dann mit den Beobachtungen von Stationen für chronisch Kranke und Gemeindezentren vergleichen. Die zweite Möglichkeit wäre, Einzelinterviews mit ärztlichem und nichtärztlichem Personal, Vertretern der Verwaltung, Patienten und deren Angehörigen in die Untersuchung mit einzubeziehen. Die dabei gewonnenen Daten könnten dann die von einem nicht beteiligten Beobachter gewonnenen Hypothesen ergänzen.

Übersetzung: Jasmin Frank & Burkard Sievers

Kapitel 6

Psychischer und physischer Raum

Eine psychiatrische Station für Langzeitpatienten

Judith Edwards

Einleitung

In diesem Kapitel beschreibe ich den Prozess und Inhalt einer Beobachtungsstudie, die ich in dem Aufenthaltsraum einer psychiatrischen Krankenstation für Langzeitpatienten jeweils am Tag der wöchentlichen Visite durchführte. Ich wählte diese Methode zur Untersuchung der Patienten in dieser Situation, da ich glaubte, dass sie mir eher ein persönlicheres Verständnis und Bewusstsein geben könnte als strukturierte systematische Methoden.

Es gab viele Gründe, warum diese Patientengruppe mein Interesse geweckt hatte. Die meisten standen mit der Auswirkung in Zusammenhang, den die Versorgung innerhalb des gewohnten Lebensbereichs auf sie haben könnte. Ich hatte zuvor in diesem Krankenhaus gearbeitet, als die Anzahl der stationären Patienten viel größer war. Ich wusste auch, dass trotz der Maßnahmen, die Anzahl der Heiminsassen zu reduzieren, es noch immer eine verbleibende Anzahl von Langzeitpatienten gab, die man als zu behindert für die Gemeindeversorgung einstufte und bei denen man dachte, dass sie einer Langzeit-Rehabilitation bedürften.

Ich bemerkte, wie ich über diese Patienten nachdachte und darüber, wie es wohl sein müsse, Bewohner einer psychiatrischen Klinik für Langzeitaufenthalte zu sein. Wie sähe der Nährboden aus und wie die Qualität der sozialen Interaktion der Patienten? In einem anderen Rahmen und in einer anderen Rolle war ich in die Versorgung von Langzeitpatienten involviert, die erfolgreich nach draußen entlassen worden waren. Sie alle hatten den Eindruck erweckt, sich gut in ihre neue Umgebung eingelebt zu haben. Aber sie hatten in den ersten paar Monaten oft geäußert, wie sehr sie die Kliniken oder Heime vermissten, in denen sie vorher gelebt hatten. Ich überlegte daraufhin, dass die Lebensqualität in solchen Heimen wesentlich sozialer und zufrieden stellender gewesen sein könnte, als es auf den ersten Blick erscheinen mag. Eine Beobachtungsstudie auf einer psychiatrischen Station bot mir eine Möglichkeit des Zugangs, um meine Hypothese zu überprüfen.

Nach Beendigung der Studie fand ich jedoch überraschenderweise, dass ich über die Beobachtungen nur sehr bruchstückhaft nachdenken konnte. Es war schwierig zu wissen, wo ich anfangen, wie ich die Teile des Puzzles zusammenfügen und wie ich versuchen sollte, die Erfahrung einzuschätzen und zu verstehen. Ich fragte mich, ob ich Aspekte dieser Patienten unbewusst verinnerlicht und mich mit ihnen identifiziert hatte, und daher mein Mangel an Vorstellungskraft kam; dennoch war es extrem schwierig, diese Ideen weiterzuentwickeln.

Die Konzepte des potenziellen und illusorischen Raumes

Schließlich fand ich auf meiner psychologischen Reise Hilfe in den von Winnicott und Milner entwickelten Konzepten: Winnicotts Konzept des potenziellen Raumes und Milners (1950) Konzept des illusorischen Raumes. Diese wurden zu meinen theoretischen Grundlagen, die ich jedoch erst nach Abschluss der Beobachtungen nutzen konnte.

Milner bezieht sich in ihrem Buch ›On not being able to paint‹ (Über die Unfähigkeit zu malen) auf das, was sie den ›illusorischen Raum‹ nennt. Der ›illusorische Raum‹ liegt auf der Schnittstelle innerer und äußerer Realität, zwischen dem, was innerlich erfasst und dem, was äußerlich wahrgenommen wird. Sie weist darauf hin, dass an dieser Stelle Kreativität aus dem Unterschied zwischen der inneren und der äußeren Welt entsteht. Im Falle eines frühen Entwicklungstraumas kann sich dieser Raum möglicherweise nicht entwickeln. was zu einer Einschränkung von Kreativität und einem Mangel an innerer Freiheit führt.

Winnicotts Denken wurde von Milner beeinflusst und in seiner Veröffentlichung ›Die Lokalisierung des kulturellen Erbes‹ beschrieb Winnicott (1967), was er ›potenziellen Raum‹ (›potential space – Möglichkeitsraum‹) nannte. Auch dieser befand sich an der Schnittstelle innerer und äußerer Realität, der inneren psychischen Welt und der äußeren Welt objektiver Realität, der Umwelt.

Winnicott war der Ansicht, dass die Fähigkeit, sich in diesen Bereich einzulassen, von Person zu Person unterschiedlich sei und abhängig sei von einer ausreichend guten Beziehung zu einem mütterlichen Objekt in der frühen Entwicklungsphase. In diesem potenziellen Raum sei das Spielen angesiedelt, das sich dann hin zu Kreativität und Kultur ausdehnen könne. Sollte dieser innere Raum einem schweren Trauma ausgesetzt sein, könne seine Entwicklung fehlschlagen und er stattdessen von der äußeren Welt massiv beeinflusst werden. Dies könnte zu einem verminderten Raum mit verarmtem Denken und verarmter Kreativität führen.

In diesem Kapitel untersuche ich zwei unterschiedliche, aber verwandte Themen. Zunächst benutze ich meine Beobachtungen, um mir anzusehen, wie Patienten den externen physischen Raum nutzen – nämlich die Umgebung der Krankenstation. Meine These ist, dass dies mit der Verwendung des inneren mentalen Raumes durch die Patienten verbunden ist, den ich dann zu dem illusorischen potenziellen Raum in Beziehung stelle, der aus meiner Sicht verringert ist. Das Thema des Platzes oder Ortes taucht als eine alternative Möglichkeit der Beschreibung des physischen Raumes auf, der, so meine ich, besonders relevant für diese Patientengruppe ist. Daraufhin werde ich erörtern, welche Unterschiede ich nach meinem Verständnis zwischen Raum und Platz sehe – insbesondere dem Ort oder Platz als Teil des Raumes.

Das zweite Thema bezieht sich auf meinen eigenen illusorischen oder potenziellen Raum. Ich bin der Meinung, dass sich dieser Raum in dem Beobachtungsprozess ebenso verminderte. Als ich die Beobachtungen beendet hatte, erschienen mir meine Daten als überwältigend, bruchstückhaft und zu schwierig zu überdenken. Ich hatte viele Eindrücke, Gedanken und Ideen gesammelt, aber fand, dass es ihnen an Stimmigkeit und Zusammenhang fehlte. Ich wollte ein klares Format und eine definierte Struktur, um Ordnung in das Chaos zu bringen.

Weitere Ideen, die Milner in ihrer Arbeit ›On not being able to paint‹ (Über die Unfähigkeit zu malen) beschreibt, erwiesen sich als sehr hilfreich und boten mir eine weitere Grundlage. Das zentrale Thema ist, dass der Zweck und die Richtung ihres Schreibens und Malens erst während der eigentlichen Ausübung des Schreibens und Malens klar werden. Erst als sie sich selbst erlaubte, spontan zu malen, wurde sie wirklich kreativ.

Ebenso beschloss ich, dass ich spontan über die Beobachtungen und Gedanken, die mir instinktiv in den Sinn kamen, schreiben musste und dass dieser Prozess es mir ermöglichen könnte, meine Erfahrung umfassender zu verstehen. Der eigentliche Prozess des Schreibens, den ich als sehr schwierig empfand, scheint tatsächlich ein Versuch gewesen zu sein, gegen die emotionale Auswirkung einer Erfahrung zu kämpfen (die meinen potenziellen Raum vermindert hatte), um einen kreativen Raum in mir wiederaufzubauen, wo ich Gedanken und Ideen haben konnte. Ein alternativer Titel für dieses Kapitel hätte sein können: ›Über die Unfähigkeit zu schreiben‹, und das spätere Schreiben des Artikels könnte als eine Art Durcharbeiten verstanden werden.

Vorbereitung für die Beobachtungen

Nachdem ich meine Wunschpatienten ausgewählt hatte (die schizophrenen Langzeitpatienten, die ›Graduierten‹ der psychiatrischen Krankenhäuser), musste ich eine geeignete psychiatrische Station finden und die Erlaubnis für die Studie erlangen.

Ich stellte mich zunächst auf schriftlichem Wege bei den medizinischen Leitern und den Pflegedienstleitern der Rehabilitations-Abteilung vor und bat um ein Gespräch mit jedem Einzelnen von ihnen, um ihnen meinen Vorschlag zu erörtern und Erlaubnis für die Beobachtung zu bekommen. Im Anschluss an diese Briefe führte ich einige Telefonate und schließlich wurde mir von dem medizinischen Leiter mitgeteilt, dass ich die Pflegedienstleiterin treffen könnte.

Darauf folgte eine lange und fruchtbare Diskussion mit der Oberschwester, die mir die Struktur des Krankenhausbereichs und seiner Stationen erläuterte. Ich hatte bisher nicht gewusst, dass es dort fünf Stationen gab, die alle auf die unterschiedlichen Bedürfnisse der chronisch psychotischen Langzeitpatienten ausgerichtet waren. Alle Patienten wurden rehabilitiert, wobei der Zeitraum hierfür variierte. Eine dieser Stationen war eine geschlossene Abteilung, die insbesondere auf Patienten mit ›provokativem Verhalten‹ ausgerichtet war, während in einer anderen vor allem ältere Patienten mit zusätzlichen körperlichen Behinderungen versorgt wurden. Diese Unterschiede waren mir zuvor nicht bewusst.

Die Pflegedienstleiterin schlug vor, dass ich die Station X beobachten sollte, eine offene Station, in der die Rehabilitation als ›langsamer Strom‹ bezeichnet wurde. Hier handelte es sich um Patienten mit sehr langen Aufenthaltszeiten, bei denen es aber immer noch Aussicht auf eine Wiedereingliederung gab. Sie wies darauf hin, dass diese Patienten gewöhnlich sowohl ›positive als auch negative‹ Symptome einer Psychose (Wahnvorstellung und Halluzinationen, aber auch Apathie und Motivationsmangel) hatten, aber die negativen Symptome im Allgemeinen den Fortschritt begrenzten. Die Pflegedienstleiterin war an der Studie interessiert und freute sich, mir über ihre Stationen berichten zu können. Dennoch schien sie sich ein wenig darüber zu amüsieren und sich zu fragen, warum ich ihre Patienten beobachten wollte.

Wir vereinbarten, dass es unbedingt notwendig war, vor den Beobachtungen einige vorbereitende Gespräche mit dem Personal der Krankenstation zu führen. Ich konnte die Station zweimal besuchen. Beim ersten Besuch zeigte mir die leitende Stationsschwester stolz die Station, die kürzlich renoviert worden war. Es wurde besonders hervorgehoben, dass alle Patienten nun ein eigenes Zimmer mit abschließbaren Türen hätten. Es gelang mir, in der folgenden Woche zur Patientenübergabe zu erscheinen, als sowohl die Mitarbeiter des Frühdienstes als auch die des Spätdienstes anwesend waren, um mich vorzustellen, den Zweck der Studie zu erklären und die Tage und Zeiten für die Beobachtungen abzustimmen.

Obwohl das Personal Interesse bekundete, gab es einige Unsicherheit und Angst bezüglich meiner Rolle. Zwei der Schwestern wollten genau wissen,

welche Personen ich beobachten würde, als ob sie befürchteten, selbst beobachtet zu werden. Ich spürte Ängste, die nicht geäußert werden konnten und
die meine Worte nicht hätten abmildern können. Zu diesem Zeitpunkt schaltete sich die Stationsleiterin auf sichere und bestimmte Art und Weise ein,
schilderte ihre Sichtweise und gab ihre Zustimmung zu der Studie. Dies
schien die anderen Schwestern zu beruhigen, die eventuell auch deshalb
beunruhigt waren, weil ich selbst Ärztin war. Dies könnte etwas mit der Art
der Arzt-Schwester-Beziehung zu tun haben, mit beruflichen Rivalitäten
und Unterschieden. Um meine Arbeit weiter zu unterstützen, wies die Stationsleiterin darauf hin, dass solche Beobachtungen nach Abschluss der Studie
zu nützlichen Rückmeldungen ans Personal führen könnten.

Rahmen und Methode

Es handelte sich um eine Rehabilitations-Krankenstation für Männer und
Frauen in einem psychiatrischen Krankenhaus, das im späten 19. Jahrhun-
dert erbaut worden war. Die Patienten waren alle als chronisch schizophren
diagnostiziert worden. Alle waren seit mehr als fünf Jahren im Krankenhaus
und einige seit mehr als zwanzig. Die Station war aus der Zusammenlegung
zweier Stationen entstanden, die einen gemeinsamen Flur hatten. Sie war im
Rahmen dieser Zusammenlegung vor einem Jahr renoviert worden. Diese
Doppel-Station hatte ein Schwesternzimmer, aber zwei Aufenthalts- und
Essräume (A und B), die beide für alle Patienten zugänglich waren.

Meine Beobachtungen fanden in Aufenthaltsraum B statt, der Teil eines
größeren Raumes war. Er war von den Ess- und Küchenbereichen durch vier
Stuhlreihen abgegrenzt, die an drei Wänden quer durch den Raum standen
und ein nach innen ausgerichtetes Dreieck bildeten. Ein Fernsehapparat
stand in einer Ecke des Raumes und ein Radio in der anderen. Kleine Tische
standen in den gegenüberliegenden Ecken, die mit Aschenbechern und
einem merkwürdigen Sortiment von Zeitungen bestückt waren.

Ich saß eine Stunde pro Woche im Aufenthaltsraum B, insgesamt an zwölf
aufeinander folgenden Wochen, jeweils an einem Mittwochmorgen von 9:30
bis 10:30 Uhr. Der Mittwoch wurde ausgesucht, da dies der Tag der Visite der
fachärztlichen Psychiater war. Man ging davon aus, dass sich die Patienten
auf der Station befanden, sollte es notwendig sein, sie zu sehen. In dieser Zeit
bereitete das Stationspersonal normalerweise die Visite vor. Die Kaffeepause
der Patienten war um 10 Uhr und die Visite begann um 10:30 Uhr. Zu dem
Zeitpunkt würde ich die Station verlassen.

Mein Ziel war, auf der Station zu sitzen und die Patienten in ihrer normalen
Situation zu beobachten. Dabei versuchte ich, sowohl objektive Beobach-

tungen als auch subjektive Gefühle zu registrieren. Ich sprach meine Aufzeichnungen auf Band und diskutierte sie in einem Supervisionsseminar. (Die
Beobachtungsmethode selbst ist genauer in Kapitel 2 dieses Buches beschrieben.)

Wie ich meinen Platz fand

Ich erinnere mich noch lebhaft daran, wie ängstlich ich an diesem ersten Tag
war und welche Gedanken ich in dieser Zeit hatte. Sie bezogen sich hauptsächlich auf die Angst, dass mein unangekündigtes Eintreten in den Aufenthaltsraum der Patienten, ihr Zuhause, als feindliche Handlung interpretiert
werden könnte. Ich war gehemmt und sehr unsicher, wie ich den Aufenthaltsraum betreten, wo ich sitzen und wie ich mich verhalten sollte.

Bei einem vorbereitenden Besuch in der Klinik, als die Vorkehrungen der
Beobachtungen beendet waren, beschloss ich, dass ich lieber in Aufenthaltsraum A als in Aufenthaltsraum B sitzen würde. Aufenthaltsraum A war
geräumiger als Raum B und bot leichteren Zugang zum Flur und einen
schnellen Weg aus der Station. Zu diesem Zeitpunkt erschien dies sicherer.
Als ich mit den Beobachtungen begann, waren jedoch kaum Patienten im
Aufenthaltsraum A, dafür aber im Aufenthaltsraum B. Ich fällte eine schnelle
Entscheidung, die mich selbst überraschte: Ich setzte mich in Aufenthaltsraum B. Aufenthaltsraum B, ein kleinerer enger Raum, erschien mir sicherer
als Aufenthaltsraum A und war ein Raum, in den ich mich in einer Art
Abwehrhaltung zurückzog.

Dem ursprünglichen Dilemma, in welchem Aufenthaltsraum ich sitzen
wollte, folgte ein weiteres: auf welchem Stuhl ich Platz nehmen sollte. Wiederum entschied ich spontan und entschloss mich, inmitten der Patientengruppe, die an der Wand gegenüber dem Eingang und dem Korridor saß,
Platz zu nehmen. Diese Position erleichterte es mir einerseits, alle Personen,
die den Raum betraten und verließen, leicht zu sehen und andererseits befand
ich mich ganz innerhalb des externen Raumes der Patienten, dem Umfeld der
Station. In vieler Hinsicht war es so, als ob ich das Bedürfnis hatte, sowohl
die physische als auch die emotionale Distanz zwischen mir und den Patienten zu verringern – als ob eine zu große Distanz aufgrund unserer Unterschiede bedrohliche Ängste hervorrufen könnte. Vielleicht musste ich unbewusst unsere Unterschiede verringern, indem ich mich unter sie mischte.

An diesem ersten Morgen waren nur zwei Patienten im Aufenthaltsraum. Sie
saßen nebeneinander längs der Wand sehr nah zur Tür und zum Flur. Betty,
die in den 60ern sein mochte, döste. Sie trug Modeschmuck, roten Nagellack
und Make-up. Ihre Nachbarin, Janet, war deutlich jünger, in den 40ern und

sah weniger institutionalisiert aus. Sie trug einen Ehering und einen hellen Anorak mit hochgekrempelten Ärmeln. Sie warfen mir gleichgültige Blicke zu. In der Zwischenzeit verhandelten zwei ältere Patienten im Essbereich über den Austausch von Zigaretten. Auch sie schienen sich für meine Anwesenheit nicht zu interessieren.

Nach ungefähr 30 Minuten betrat ein Pfleger den Raum und fragte mich, ob ich eine Gruppe leite. Ich antwortete: »Nein«. Das war die erste verbale Kommunikation, die ich bisher hatte und für den männlichen Patienten ›Paul‹, der den Raum mit dem Pfleger betreten hatte, schien dies der Anlass zum Sprechen zu sein. Er machte eine Bemerkung über meine Schuhe und Beine und fühlte sich durch meine Anwesenheit gestört. Er entschloss sich schließlich dazu, sich vorzustellen und mir die Hand zu geben. Er ging dann, um ein Bad zu nehmen, wozu ihn der Pfleger veranlasste.

In der Zwischenzeit waren Betty und Janet weiterhin still und schienen durch mich nicht weiter beunruhigt. Nach ungefähr 50 Minuten sagte Betty schließlich zu Janet: »Warum ist sie hier?« und Janet antwortete: »Sie sitzt da nur«.

Während dieser ersten Beobachtung war ich fasziniert davon, wie wenig Wirkung ich auf die Bewohner der Station zu haben schien. Betty und Janet hatten lediglich, so wie ich, ›gesessen‹, jede auf demselben Platz. Ich hatte Sorge gehabt, wie sie mich empfangen würden, und nun hatten sie so wenig Interesse an mir und meinen Absichten gezeigt. Ihre begrenzte Nutzung des externen Raumes, der Stationsumgebung, in dem sie nichts anderes taten als zu sitzen und kaum um sich zu schauen, könnte als ein Ausdruck ihres begrenzten inneren potenziellen Raums verstanden werden, in dem sie spielerisch sein und ihre Umwelt erforschen könnten.

Paul schien hauptsächlich an meinen Schuhen und Beinen Interesse gehabt zu haben, aber abgesehen von einem Händedruck, hatte er eher über mich als mit mir gesprochen. Obwohl er sich vorgestellt hatte, machte es nicht den Anschein, als dass er in der Lage wäre, einen Dialog zu beginnen oder aufrechterhalten wollte oder dazu überhaupt fähig gewesen wäre. Es sah so aus, als ob Paul unseren gefühlsmäßigen Kontakt schwierig, doch zugleich auch aufregend fand, einen Kontakt, von dem er sich aber unbedingt entfernen musste, »weil er ein Bad nehmen musste«. Im Gegensatz hierzu waren Betty und Janet, die im Raum blieben, anscheinend unbeeindruckt von meiner Anwesenheit. Sie saßen weiterhin auf denselben Stühlen und Plätzen, was meiner Meinung nach eine begrenzte emotionale Stabilität zum Ausdruck brachte und diese zugleich ermöglichte.

An verschiedenen Orten sein

Das Finden eines Platzes in Aufenthaltsraum B war von Anfang an von Bedeutung gewesen. Im Verlauf der Wochen wurde es immer wichtiger. Bei zehn meiner zwölf Beobachtungen empfand ich es als Glück, dass ich auf demselben Stuhl (Platz) sitzen konnte, und ich entschied mich dazu, dies auch zu tun. Auch wenn der Raum voll war, dieser Stuhl blieb leer und es sah so aus, als ob die Patienten ihn für mich reserviert hätten. Ich fühlte mich dadurch erleichtert und bestätigt und merkte, dass ich ›meinen Platz‹ wollte und brauchte, um so einen physischen und psychischen Halt zu bekommen. Bei den zwei Beobachtungen, bei denen ich einen anderen Platz einnehmen musste, fühlte ich mich in der Tat unbeholfen und sogar ängstlich.

Ich glaube, dass das Bedürfnis nach einem eigenen Platz auch für diese Patienten wichtig war. Ich wusste nie, wie viele Patienten in Aufenthaltsraum B von dieser Station waren, da ihre Anzahl zwischen null und zwanzig variierte. Einige schienen Besucher anderer Stationen zu sein, die vielleicht auf eine Zigarette oder einen Drink vorbeischauten, insbesondere zur Kaffeezeit, als der Getränkewagen hinausgeschoben wurde. Es gab jedoch eine Gruppe von fünf älteren Patienten, die immer während meiner Beobachtungen im Aufenthaltsraum waren und die offensichtlich auf der Station lebten. Sie gehörten zu den älteren Patienten in den 60ern, die chronisch geschwächter schienen als die anderen. Dieser Gruppe gehörten vier Männer und eine Frau an.

Jeder dieser Patienten saß normalerweise jede Woche auf demselben Stuhl und an demselben Platz, obwohl sie sich manchmal auch woanders hin setzten. Die folgenden zwei Beobachtungen illustrieren, wie unterschiedliche Plätze innerhalb des Aufenthaltsraumes anscheinend verschiedene soziale und individuelle Bedeutungen für die Patienten haben.

In der ersten Beobachtung verhandelt ein Patient über die Rückgabe seines Stuhles von einem anderen Patienten und wechselt schließlich den Platz.

George, ein Patient in den 40ern, betrat den Aufenthaltsraum. Er schien gut gelaunt und offen für emotionalen Kontakt. Er näherte sich John, einem sehr respektierten älteren Patienten, der auf seinem gewöhnlichen Platz saß. John schien eingeschlafen zu sein, obwohl eine halb geraucht, unangezündete Zigarette aus seinem Mundwinkel hing.

Als George sich näherte, öffnete John die Augen. George zündete Johns Zigarette an und wurde mit einem strahlenden Lächeln belohnt. Danach schloss John wieder die Augen. George setzte sich dann neben John und sagte:

»Dein Platz, meiner?« Dies waren die ersten Worte, die während ihrer Begegnung gesprochen wurden. Danach wechselten sie ungefähr fünf Minuten lang immer wieder ihre Plätze, so als ob es sich um das Spiel ›Reise nach Jerusalem‹ handelte. Beide schienen durch diese Begegnung lebendig geworden zu sein, obwohl sich John anfänglich nur widerwillig bewegte. John ließ sich schließlich auf seinem ursprünglichen Stuhl nieder und verweigerte jeden weiteren Wechsel. George, der immer noch unruhig war, verließ den Aufenthaltsraum.

Ich war beeindruckt, wie lebendig George und John in ihren Gefühlen während dieser spielerischen Begegnung erschienen. Ihre begeisternde Aktivität schien eine Weile den Raum zu erhellen. Dies rief aber wohl bei John Angst hervor, der dann das Bedürfnis hatte, sich in seine eigene innere Welt und auf die konkrete Sicherheit seines eigenen Stuhls zurückzuziehen, der ihm sowohl physischen als auch emotionalen Halt gab. Es war so, als ob jeder bedeutungsvolle emotionale Kontakt miteinander als unsicher und gefährlich empfunden wurde. Johns potenzieller Raum war nicht in der Lage, dem emotionalen Kontakt mit George standzuhalten.

Bei der zweiten Beobachtung wählt Betty verschiedene Stühle und Plätze innerhalb des Aufenthaltsraumes, je nach ihrem emotionalen Zustand.

Betty saß als eine der älteren Langzeitpatienten normalerweise auf einem bestimmten Platz. Während der fünften Beobachtungseinheit saß sie im Essbereich, obwohl ›ihr‹ Stuhl frei war. Sie war offensichtlich besorgt und vermittelte bei einer Auseinandersetzung zweier jüngerer Patienten um Zigaretten, was für sie eher untypisch war. Sie versuchte, Frances vor Sam zu schützen, der Frances' letzte Zigarette verlangt hatte. Betty schrie Sam an und griff ihn körperlich an, zur Belustigung der anderen Patienten. Daraufhin verließ Sam den Raum. Betty ging dann zu ihrem angestammten Stuhl, aber nach fünf Minuten stand sie plötzlich auf und kam wütend schreiend auf mich zu und rang dabei ihre Hände. Sie setzte sich drei Stühle entfernt von mir hin.

Dieses schien sie umso mehr zu beunruhigen, als sie dann noch mal aufstand, um sich neben mich zu setzen. Ich war sehr um sie besorgt und obwohl ich nicht sprach, fragte ich mich, warum sie neben mir sitzen wollte und was nun passieren würde. Unsere Bedenken schienen auf Gegenseitigkeit zu beruhen. Sie fragte mich, ob es mir gut ginge und legte ihren Arm um mich. Ich antwortete, dass es mir gut ginge. Das schien sie so zu beruhigen, dass sie ihren üblichen Platz einnahm. Sie schien während der restlichen Beobachtung gefasst und nahm ihre normale zusammengesunkene Haltung ein, in der sie vor sich hin döste.

Während dieser Beobachtung war Betty an zwei oder mehreren Orten, sowohl psychisch als auch physisch. Auf ihrem normalen Platz fühlte sie sich relativ wohl – verglichen mit dem Verfolgungszustand, den man an anderer Stelle beobachten konnte. Genauso wie sie das Gegenständliche der verschiedenen Stühle brauchte, um ihren Gefühlszustand auszudrücken, schien sie körperlichen Kontakt zu benötigen, um ihre emotionale Kommunikation zu vermitteln und zu betonen.

Mein Verständnis ihrer Reaktion auf mich war, dass sie Teile ihres gestörten Selbst auf mich projizierte und versuchte, sich um mich zu sorgen, da sie selbst das Bedürfnis nach Fürsorge hatte. Der körperliche Angriff von Sam könnte auch als Reflektion ihrer eigenen Wahrnehmung, selbst attackiert zu werden, aufgefasst werden. Ich war sehr berührt von ihrer Fürsorge und ihren Versuchen, etwas wiedergutzumachen, die eine kindliche Direktheit an sich hatten.

Bei den folgenden Beobachtungen war sie immer an ihrem gewohnten Platz. Sie machte mir gegenüber keine weiteren Bemerkungen, auch nicht über mich, abgesehen davon, dass sie einigen Patienten, die zu Besuch kamen, mitteilte:»Sie ist neu hier, aber sie ist schon da gewesen«.

Innen und Außen

Während der Beobachtungseinheiten verhielten sich die Patienten meiner Anwesenheit gegenüber gleichgültig. Sie stellten kaum Fragen zu meiner Person und erlebten mich eher als eine von ihnen. Für viele war die Benutzung des externen Raumes eingeschränkt; sie konzentrierten sich auf ein Leben innerhalb der Station und der Klinik. Bei der neunten Beobachtungseinheit stellte mir Janet, die zuvor bemerkt hatte, dass ich ›nur da säße‹, oberflächliche Fragen zu meiner Person und ›da draußen‹.

Als ich den Aufenthaltsraum betrat, begrüßte mich Janet mit einem fröhlichen »Guten Morgen«. Es war ein angenehmer und sonniger Spätfrühlingstag. Sie fragte:»Ist es warm da draußen?« Ich antwortete, dass es so wäre. Sie fragte dann, ob ich eine Stationsärztin sei und ich antwortete in meiner gewohnten Halbwahrheit:»Nein, ich bin hier als Besucherin«. Sie fragte dann weiter:»Leben Sie draußen?« Ich bejahte. Sie lächelte und erschien dann nachdenklicher.

Kurz danach bat Janet ihren Mitpatienten, Bert, der innerhalb und außerhalb des Aufenthaltsraumes umherirrte ohne sich jemals hinzusetzen, um eine Zigarette. Bert nickte und Janet ging zu ihm in die Mitte des Raumes. Dies war das Signal für den älteren Patienten, Bob, auch dorthin zu gehen.

Die drei Patienten kauerten sich dann zusammen wie Kinder auf einem Spielplatz. Schweigend gab Bert zuerst Janet, dann Bob eine Zigarette, die er beide mit seiner eigenen Zigarette anzündete. Bob gab Bert wiederum ein Blättchen Zigarettenpapier. Bert und Bob sagten nichts, aber Janet sagte ruhig: »Danke«. Danach trennten sie sich und gingen, um allein ihre Zigaretten zu rauchen.

Ich entdeckte eine Wehmut und Traurigkeit in Janet, und ich war beeindruckt von ihrer gelassenen Würde. Wie muss man sich fühlen, tagein tagaus in einer Klinik zu leben und mit Betreuern von draußen zusammen zu sein? Was bedeuteten die Begriffe von innen und außen? Sie hatte nur einmal ›draußen‹ gelebt, musste aber nach ›drinnen‹ kommen. Nun war sie auf einer Rehabilitations-Station mit dem Ziel, wieder nach ›draußen‹ zurückzukehren. Sie schien ihren Zustand, nicht draußen zu sein, zu akzeptieren. Für einen Moment machte sie aber den Eindruck, dass sie mit ihrem eigenen Unglück und ihrer Traurigkeit in Kontakt sei, besonders in dem Moment, als sie die Erkenntnis zuließ, dass ich keine Patientin und anders als sie war. Die Angst, die dieses Gespräch hervorrief, schien der Anlass für Janet gewesen zu sein, einen anderen Patienten nach einer Zigarette zu fragen. Nachdem sie mit mir gesprochen hatte, musste sie mit anderen, die wie sie Patienten waren, in Kontakt treten. Die vertraute innere Welt der Patienten und die Zigaretten fühlte sich vermutlich sicherer und weniger bedrohlich an als unser kleiner Dialog, der ihr die Tatsache einer äußeren Welt schmerzhaft bewusst machte. Ich wiederum fühlte, dass ich mich in der Gegenwart eines exklusiven Clubs befand, der seine eigenen Rituale und Beziehungsgeflechte hatte, und dass ich außen vor stand. Dieses Draußen-sein und Von-außen-kommen hatte jetzt eine unterschiedliche Qualität als zu dem Zeitpunkt, als ich den Aufenthaltsraum am Anfang betrat. Dann hatte Janet, aus einer interessierten Stimmung heraus, etwas über mich wissen wollen und war sich unserer Unterschiede bewusst. Später aber fühlte es sich für mich so an, als ob ich aufgrund des damit verbundenen emotionalen Schmerzes gemieden und abgelehnt würde, indem mir die Patienten buchstäblich den Rücken zuwandten. Meine Gefühle des Ausgeschlossenseins an diesem Punkt spiegelten Janets Gefühle des Ausschlusses vom Leben draußen wider.

Die Kultur des Platzes

Mein ursprüngliches Bestreben war es gewesen, mir der Kultur des Platzes oder Ortes mehr bewusst zu werden. Im Verlauf der Studie hoben sich bestimmte Aspekte von anderen ab.

Ich bekam den überwältigenden Eindruck einer zwischenmenschlichen Verkümmerung, bei der die verbale Kommunikation stark eingeschränkt war. Es hatte oft den Anschein, als ob Worte weniger bedeuteten als die Emotionen, die mit ihnen assoziiert wurden. Als John und George Reise nach Jerusalem spielten, war alles, was sie sagten: »Dein Platz, meiner?« Vieles konnte mit wenigen Worten vermittelt werden.

Die Patienten hatten jedoch andere Arten der Kommunikationsaufnahme. Zigaretten waren besonders wichtig und boten Möglichkeiten des verbalen, körperlichen und rituellen Austauschs. Sie waren das Hauptmittel zur Kommunikation und wurden vielseitig genutzt: zum Trösten, zur Besänftigung und zur Kontrolle. Die vorhergehende Beobachtung – ›Innen und Außen‹ – illustriert dies.

Fernsehapparat und Radio waren normalerweise gleichzeitig eingeschaltet. Im Allgemeinen schien sich niemand dafür zu interessieren. Aber gelegentlich schaltete ein besonders beunruhigter Patient voller Hektik die Programme um, obwohl dies von den anderen Anwesenden kaum beachtet wurde. Ich machte mir verschiedene Gedanken darüber. Ich fragte mich, ob dieses ›weiße Rauschen‹, das ich irritierend fand, beruhigend für die Patienten sei und als Ablenkung von ihrer schwierigen inneren und äußeren Welt diente. Vielleicht brachten die Geräusche ihre Stimmen zum Schweigen. Ein weiterer Gedanke war, dass sich die Patienten mit diesen bruchstückhaften Geräuschen, die Aspekte ihrer selbst darstellten, identifizierten und dass dies ihr Weg war, verbal über ein anderes Medium zu kommunizieren. Vermutlich war es weniger bedrohlich, wenn auf einen eingeredet wurde als im Dialog mit einer anderen Person zu sein. Es gab ihnen auch die Wahl, sich etwas zu- oder abzuwenden, und mit dem Ausschalten der Apparate ließen sich vielleicht sogar die Stimmen abschalten, was die vollkommene Kontrolle wäre.

Innerhalb einer Umgebung eingeschränkter sozialer Beziehungen bekam der eigene Platz, wie schon zuvor beschrieben, über die jeweilige konkrete Position der Person im Raum eine besondere Bedeutung.

Veränderungen im Stationsumfeld

Während sich die Patienten normalerweise mir gegenüber gleichgültig verhielten, wenn ich genauso da saß, wie sie, waren ihre Reaktionen auf andere Veränderungen stärker, wie die folgenden Beispiele zeigen.

Zu Beginn meiner Beobachtung, in der siebten Woche, betraten drei Fensterputzer die Station. Es handelte sich um drei männliche Vertreter der äußeren

Welt und sie unterschieden sich offensichtlich sehr von den normalen Bewohnern der Station. Vor ihrem Eintreten war der Aufenthaltsraum so gut wie leer. Nur zwei Patienten waren anwesend. Bevor die Fensterputzer ihre Arbeit begannen, führten zwei Schwestern sie in den Aufenthaltsraum und zeigten ihnen die Fenster. Dies hatte eine magnetische Anziehungskraft und innerhalb von Minuten war der Aufenthaltsraum gefüllt mit männlichen und weiblichen Zuschauern.

Dann arbeiteten die Fensterputzer auf derart schnelle und heftige Art und Weise, dass ich es als Abwehrverhalten empfand, so als ob sie ihre überlegene Männlichkeit und Stärke zur Schau stellen müssten. Sie sprachen weder miteinander noch mit den Patienten. Beinah angeberisch verschwanden sie schließlich hastig und schwungvoll nach fünf Minuten hektischer Aktivität und hinterließen schlecht geputzte Fenster. Ihr Weggang fiel mit einem Ausbruch von Unruhe, Verwirrung und Erregung zusammen; dies war besonders auffällig bei den männlichen Patienten.

Die Fensterputzer schienen zunächst lässig und unberührt von der offensichtlichen Unruhe, die sie innerhalb der Patientengruppe erzeugt hatten. Diese Unruhe war eher schwach und oberflächlich mit unterschwelliger Feindseligkeit. Man hatte den Eindruck, dass sowohl die Fensterputzer als auch die Patienten von Ängsten überwältigt wurden.

Für die Fensterputzer mag es unangenehm gewesen sein, inmitten von psychisch kranken Leuten, die sie aufmerksam beobachteten, zu arbeiten. Die Fensterputzer könnten Angst gehabt haben, dass eine Geisteskrankheit sie anstecken und infizieren könnte. Die Anwesenheit der Fensterputzer war für die Patienten ein ziemlich unangenehmer Hinweis, wie sehr sie sich von diesen Besuchern unterschieden.

Ein Teil dieser Unruhe könnte auf die ziemlich sexualisierte Art und Weise der ›Show‹ der Fensterputzer zurückzuführen sein. Junges weibliches Personal nahm sie in Empfang und zeigte ihnen die Fenster. Sie erledigten dann vor einem älteren und emotional geschädigten Publikum ihre Arbeit. Keiner aus diesem Zuschauerkreis war fähig zu arbeiten oder einfach wegzugehen.

Weitere Beispiele zeigen wie auch relativ geringfügige Veränderungen in der Routine die Patienten aufwühlen konnten.

In der fünften Woche fing eine neue Küchenkraft an, deren Methode der morgendlichen Getränkeausgabe sich von der ihrer Vorgängerin unterschied. Vorher wurde der Getränkewagen in den Aufenthaltsraum geschoben, wo dann die Getränke verteilt wurden. Diese Angestellte bestand jedoch darauf, dass die Patienten, die Getränke haben wollten, sie außerhalb des Küchenbe-

reichs abholen sollten. Dies verursachte viel Gemurre unter den Patienten, das die Küchenhilfe ignorierte. Für mich als Beobachterin schien es so, als ob die Patienten sich nicht nur über die Veränderung ärgerten, sondern auch über die Notwendigkeit, aktiver zu werden, um an ihre Getränke zu gelangen.

Ich bemerkte auch, wie unruhig die Station nach einem Feiertagswochenende war, als einige vom regulären Personal fehlten. Dies bestärkte mich darin, dass bei der Betreuung und der Arbeit mit den Patienten Beständigkeit und Unveränderlichkeit notwendig seien. Veränderungen in der Routine, wie geringfügig sie auch sein mochten, könnten und wurden in der Tat auch als bedrohlich wahrgenommen.

Wie die Patienten auf geringe Veränderungen reagierten, kann auch als eine Bestätigung dafür verstanden werden, wie beschränkt der potenzielle Raum dieser Patienten war und wie wichtig die Vertrautheit und Gleichmäßigkeit der äußeren Umwelt für sie waren.

Das Verlassen meines gewohnten Platzes

Meinen gewohnten Platz zu verlassen war viel schwieriger als ich erwartet hatte. Ich fühlte mich emotional zugehörig zu der Station und ihren Bewohnern, insbesondere zum Aufenthaltsraum B, der wie ein vorübergehendes Zuhause für mich war. Ich war traurig über ein Weggehen, das nicht mit einem Übergangsritual verbunden war. Davon war ich überrascht, da ich glaubte, wenig Eindruck auf die Station gemacht zu haben. Ich hatte etwas Neugierde geweckt, aber ich war wenig über mich und meine Absichten gefragt worden. Im Gegensatz zu den Fensterputzern war mir einfach erlaubt worden, da zu sein.

Vielleicht stand die offensichtliche Gleichgültigkeit der Patienten mir gegenüber in Zusammenhang mit meinem Bedürfnis, mich zu integrieren und ihrem Bedürfnis, die Befürchtungen zu verringern, die ein Erkennen und ein Bewusstwerden unserer Unterschiede auslösen könnte. Nur da zu sitzen, wie sie es taten, und die Tatsache, keine wahrnehmbare erkennbare Rolle oder Funktion zu haben, erleichterte dies zweifellos.

Vielleicht spiegelte meine Traurigkeit beim Weggehen ihre eigene Traurigkeit über Abschiede und Verluste in der Vergangenheit wider, die sie kaum artikulieren oder anerkennen konnten. Natürlich lässt die beobachtete Feinfühligkeit der Patienten gegenüber Veränderungen vermuten, dass sie im Unbewussten mehr empfanden, als es den Eindruck erweckte und dass ihre Gleichgültigkeit eine Abwehrhaltung darstellte.

Im Verlauf der Studie bemerkte ich, dass ich auf der Station, wie andere

Patienten auch, an meinem Stuhl und Platz hing. Bei der zehnten und elften Beobachtungseinheit musste ich auf einem anderen Platz sitzen. Mir war unwohl, da ich buchstäblich ›fehl am Platze‹ war. Ich fühlte mich glücklich, als ›mein‹ Sitz bei der letzten Beobachtung nicht besetzt war. Die Rückkehr zu dieser Beständigkeit half mir an diesem Tag, den Aufenthaltsraum zu betreten und zu verlassen.

Nachträgliche Gedanken und Diskussion

Nach Abschluss der Studie kamen mir viele Überlegungen in den Sinn. Ich war betroffen darüber, wie schwierig es war, über die Erfahrungen und Daten nachzudenken und sie entsprechend einzuordnen und wie paradox es sich anfühlte, sowohl von ihnen überwältigt als auch ausgelaugt zu sein. Ich war verunsichert darüber, wie ich die Erfahrungen strukturieren und verstehen sollte. Ich fühlte mich geehrt und in vieler Hinsicht privilegiert, da man mir einfach erlaubt hatte, mit diesen Patienten auf ihrer heimischen Klinikstation zusammen zu sein. Ich dachte, dass ich letztendlich bewusster geworden war, aber was bedeutete das genau? Eine Schlussfolgerung könnte sein, dass mein seelischer Zustand mit dem der Patienten verbunden war und dass meine Verwirrung und meine Gedankenarmut die ihren reflektierten.

Schließlich beschloss ich (im Sinne von Marion Milner), einfach weiter zu machen und über die Beobachtungen das, was mir einfach in den Sinn kam, zu schreiben und zu sehen, wo mich dies hinführen würde. Die Ideen, die mir dann bei bewusster und unbewusster Verarbeitung kamen, bezogen sich auf die Themen des *Platzes (Ortes)* und des *Raumes*. Zeitweise war es schwierig, zwischen den beiden Begriffen zu unterscheiden bzw. einen Unterschied herauszuarbeiten.

Das Thema *Platz* wurde vorherrschend und entwickelte sich leichter als das des *Raumes*. ›*Place*‹ im Englischen kann sowohl als Verb als auch als Substantiv verstanden und gebraucht werden, ein Prozess und ein Ort mit individueller und Gruppenbedeutung. Die zwei Definitionen für ›place‹ aus dem Oxford Dictionary, die besonders passend erscheinen, lauten: »Teil eines Raumes, der von einer Person oder einer Sache besetzt ist« und die »eigentliche natürliche Position«.

Ich fand, dass ›Platz‹ als Thema wichtig war, weil es mit meinem Bedürfnis in Zusammenhang stand, einen physischen Platz und eine richtige Position innerhalb der Stationsumgebung zu finden. Ebenso wichtig war dies für die Patienten innerhalb der Stationshierarchie.

Es erweckte den Anschein, dass Betty und John sich bei verschiedenen psychischen Zuständen an unterschiedlichen Plätzen befanden. Dies hatte

Bedeutung sowohl für den Einzelnen wie in der Gruppe. Die Beobachtungen zeigten auch, dass die älteren Patienten normalerweise auf demselben Stuhl saßen und dass die unruhigeren Patienten dazu tendierten, sich am weitesten vom Zentrum des Aufenthaltsraumes wegzusetzen. Besonders aufgeregte Patienten setzten sich selten hin (mir kam das Bild in den Sinn von einem Atom mit Elektronen, die sich um den Kern in verschiedenen Stabilitätsgraden drehen).

Im Vergleich dazu dauerte es längere Zeit, das Konzept des *Raumes* zu entwickeln, was aber durch den Prozess des Schreibens erleichtert wurde. ›Raum‹ ist weniger leicht quantifizierbar und weniger sichtbar als ›Platz‹ und vielleicht ist dies der Grund dafür, warum Winnicott und Milner diesen Begriff zur Beschreibung des intermediären Bereichs benutzten. Dabei hob Winnicott vor allem sein Potential und Milner seinen illusorischen Charakter hervor. Die drei für die Studie relevanten Definitionen von Raum aus dem Oxford Dictionary sind: »ein begrenzter Bereich, der alle Objekte umgibt«, »Zimmer« und »etwas in Länge, Weite oder Tiefe Messbares«.

Sicherlich stehen Raum und Platz miteinander in Verbindung, da letzterer buchstäblich Teil des ersten sein kann. Wie schon zuvor angemerkt, war ich mir der begrenzten Nutzung des externen Raumes, der Stationsumgebung, durch die Patienten sehr bewusst ebenso wie des Bedürfnisses, einen festen *Platz* innerhalb der Station zu haben, das ich in ihnen und mir beobachten konnte.

Ich vermute, dass dem ›Platz‹ somit sowohl eine Bedeutung als auch eine Absicht zukommt. Die Bedeutung besteht darin, dass er ein äußeres Zeichen und Ausdruck eines begrenzten inneren Raumes und somit eines potenziellen Raumes ist. An einem ›Platz‹ zu hängen und sich an ihn zu klammern, ist jedoch auch ein primitiver Versuch, sich physisch und psychisch Halt zu verschaffen, um so innerlich wieder einen potenziellen Raum aufzubauen.

Winnicott geht davon aus, dass das Fundament dieses potenziellen Raumes in der frühen Entwicklungsphase des Kindes in der Beziehung zur Mutter geschaffen wird. In krankhaften Zuständen kommt es zu einer massiven Beeinflussung durch die äußere Welt, die der Psyche die Gegenwart einer ›Nicht-Ich‹-Welt aufzwingt und die Illusion von Allmacht zerstört. Das Ergebnis ist, dass der potenzielle Raum zusammenbricht und die ›Kontinuität des Seins‹, die Winnicott als das Fundament des Ichs ansieht, unterbrochen wird. Sobald die Kontinuität des Seins zerbrochen ist und das Ich scheitert, stellt sich dem Individuum das Problem, wie es ein Selbstgefühl erlangen kann. Es tut dies, indem es sich entweder in die psychotische Welt zurückzieht oder an die äußere Welt klammert. Man kann dann auch eine deutliche Unfähigkeit zum kreativen Spiel und zur Symbolisierung feststellen.

Aspekte hiervon beobachtete ich, als George und John in kürzester Zeit immer wieder die Stühle wechselten. Dies schien ein rudimentärer Versuch zu sein, kreativ zu spielen, dem John, der ältere gestörtere Patient, nicht standhalten konnte. Dieses Spiel wurde anhand eines konkreten Wechsels der Plätze ausgeführt, fast ohne verbale Kommunikation. Ähnlich wie bei Betty schien John verschiedene Plätze und Stühle zu verwenden, um unterschiedliche seelische Zustände auszudrücken. Es ist anzumerken, dass John die emotionale Interaktion mit George (an einem Punkt als er sich massiv beeinflusst fühlte) nur abbrechen konnte, indem er zu seinem eigenen Stuhl zurückkehrte. John war deutlich gestört und überwältigt gewesen durch den emotionalen Austausch, den sein begrenzter Möglichkeitsraum nicht aushalten konnte. Ich denke, dass dies dann zu einem Verlust des Ichs führte, das ihn dazu brachte, sich innerlich zurückzuziehen, aber auch äußerlich an seinem eigenen Stuhl und Platz festzuhalten. Dies war sowohl bedeutungsvoll wie zielgerichtet.

Marion Milner ist der Auffassung, dass die Wahrnehmung der Realität ein kreativer Prozess ist, der eine komplexe Interaktion zwischen innerer und äußerer Realität im illusorischen Raum beinhaltet. Dies bedeutet einen Austausch von Unterschieden und ist verbunden mit seelischem Schmerz, der je nach emotionaler Entwicklung des Individuums sehr unterschiedlich sein kann. Im frühen Stadium der emotionalen Entwicklung wird dies magische Kreativität und Vernichtung beinhalten und im späteren Stadium bewusste und unbewusste Liebe und Hass gegenüber dem Objekt, mit dem Bedürfnis zu beschützen und wiedergutzumachen.

Diese Vorstellungen ermöglichen uns ein erweitertes Verständnis der begrenzten kreativen Fähigkeiten der Patienten. Sie reflektieren auch ihren begrenzten potenziellen Raum, der Unterschiede und Ambivalenz, Neugierde und Reflexion nicht aushalten kann. Der Einfluss der ›Nicht-Ich‹-Welt führt dann zum Zusammenbruch des potenziellen Raums und der Kontinuität des Seins. Die Folge davon ist, dass sie sich defensiv zurückziehen in ihre innere Welt, in der sie magisch und allmächtig herrschen können und auf primitive Weise an einem bestimmten physischen Platz festhalten.

Fazit

Die Hauptergebnisse meiner Beobachtungen bezogen sich auf die Themen des Platzes und des Raumes und ihren Einfluss auf Individuum und Gruppe. Als ein Individuum hatte ich eine Gruppe (von Individuen) beobachtet und dabei entdeckt, dass die Stationsumgebung mich selbst beeinflusst hatte. Mein Gespür für Platz und Raum war durcheinander geraten und mir fiel es anfangs schwer, über die Erfahrungen nachzudenken. Ich glaube, dass dies im Zusammenhang stand mit einem partiellen Zusammenbruch und einer Beschränkung meines eigenen potenziellen Raumes und einem damit verbundenen Selbstverlust. Ich führe dies auf den Beobachtungsprozess zurück und die Art und Weise, wie ich meines Erachtens dazu gebracht wurde, eine ähnliche Erfahrung wie die der Patienten zu machen.

Dies führte sowohl in mir als auch in den Patienten zu dem Bedürfnis, unseren jeweiligen Platz innerhalb der Stationsumgebung zu finden und kennen zu lernen. Der konkrete äußere Raum erhält dadurch Bedeutung und Absicht. Die Bedeutung wird zum Ausdruck eines psychischen Platzes, der von Natur aus beschränkt und begrenzt ist. Seine Absicht liegt darin, eine Handlung zu initiieren, die hilft, einen kreativen potenziellen Raum im Inneren wiederherzustellen. Meinen Platz zu kennen half mir in der Tat, die Struktur zu schaffen, nach der ich lange gesucht hatte. Der Prozess des Schreibens half ebenso.

Das Wissen, das ich erwarb, war weder objektiv noch subjektiv; es hatte sich in meinem potenziellen Raum, durch meine Aktivität und mein Erleben, entwickelt. Ich fand es sehr wertvoll, diese Patienten kennen zu lernen und glaube, dass dies mir Einblicke vermittelte, die andere Ansätze mir nicht hätten geben können. Auf jeden Fall erlangte ich beträchtliche Genugtuung und Erleichterung bei der Bewältigung der schwierigen Arbeit, eine Erfahrung zu verdauen, die meinen potenziellen Raum eingeschränkt hatte, schließlich aber zu einer erweiterten Fähigkeit zum Denken und ›Spielen‹ zu gelangen.

Übersetzung: Verena Mell & Wilhelm Skogstad

Kapitel 7

Tyrannische Gleichheit

Ein psychiatrisches Wohnheim

Mark Morris

Dieses Kapitel beschreibt ein Beobachtungsprojekt, das in einem kommunalen Wohnheim für psychisch Kranke durchgeführt wurde. Die Methode und psychodynamische Basis dieses Beobachtungsansatzes wurden in den einleitenden Kapiteln detailliert beschrieben. Zu Beginn werde ich darzustellen versuchen, warum ich an dem, was in einer solchen Einrichtung passiert, interessiert war. Anschließend werde ich Material aus dem Beobachtungsprozess vorstellen, aus der Entwicklungsphasedes Projekts und ausgewähltes Material aus den eigentlichen Beobachtungen. Abschließend werde ich in der Diskussion einige Hypothesen aufstellen und vorläufige Schlussfolgerungen ziehen.

Warum ein Wohnheim für psychische Kranke?

Der fachliche Anlass, ein kommunales Wohnheim für psychisch Kranke beobachten zu wollen, waren die Veränderungen, die im Bereich der psychischen Gesundheitsfürsorge zu der Zeit stattfanden. Als dieses Projekt durchgeführt wurde und während der Zeit, als ich in der psychiatrischen Ausbildung war, war die britische Psychiatrie in einem grundlegenden Wandel von der stationären Pflege in großen Krankenhäusern, hin zu einem Modell kommunaler Versorgung. Dieser Ansatz sollte ein Netzwerk aus Einrichtungen anbieten, das Tageskliniken, psychiatrische Versorgungszentren und Wohnheime umfasste und Krankenhausbetten zunehmend für Patienten im Akutstatus beschränkte. Als Auszubildender wurden einem dauernd Beschreibungen der dürftigen Kultur und Ausstattung in den großen psychiatrischen Kliniken vorgesetzt (Kapitel 3 gibt ein Beispiel solch einer Kultur). Das Elend chronischer Patienten, die wie Statuen den ganzen Tag über vor dem Fernseher sitzen, während nichts das Vergehen der Zeit erkennen lässt, außer den Medikamentenrunden und dem Schichtwechsel der Schwestern, ist in der Tat schwer auszuhalten. Es schien mir, dass das Bewusstsein für diese Probleme den reformistischen Eifer in Richtung einer kommunalen Versorgung vorantrieb, die das Leben der Patienten zum Besseren verändern sollte. Kritiker dieser Art von Versorgung in großen psychiatrischen Anstalten haben die Inhumanität der Krankenhausstationen als ›menschliche Lagerhäuser‹ beschrieben. Kritiker der kommunalen Versorgung argumentierten, dass psychiatrische Anstalten für Patienten besser wären, auch wenn sie dort institutionalisiert würden, als wenn sie durch ein unzureichendes Netz kommunaler Versorgung fielen und auf der Straße endeten.

Irgendwo zwischen diesen beiden Extremen lag das Wohnheim für psychisch Kranke, das in zweifacher Hinsicht besser zu sein schien. Finanziert von der regionalen Behörde, war das Wohnheim für psychisch Kranke, anders als die großen psychiatrischen Kliniken, Teil der Gemeinde. Und geführt von Sozialarbeitern gemeinsam mit Pflegepersonal, würde die Kultur der Organisation eindeutig sozial und nicht medizinisch sein. Bewohner würden Menschen mit schwieriger Vergangenheit oder in einer Krise sein, und nicht ›Manisch-Depressive‹ oder ›Schizophrene‹. Das würde das Abgleiten in Inhumanität bekämpfen, die auftreten kann, wenn ein Patient zum Fall wird, anstatt als Mensch gesehen zu werden. Auch würde die strikte medizinische Hierarchie und die damit verbundene Bevormundung in der Krankenhausversorgung, die den Abstieg in die Institutionalisierung beschleunigt, durch ein normalisierendes Modell sozialer Pflege ersetzt werden, in dem sowohl Bewohner als auch Angestellte Mitglieder einer großen Gemeinschaft sind. Demzufolge stellten Wohnheime für psychisch Kranke Plätze für Menschen bereit, deren verbleibende Defizite zu schwerwiegend waren, als dass sie von der Gesellschaft aufgefangen werden könnten. Die Hoffnung war daher, dass Patienten, die in Wohnheimen lebten, davon profitieren würden, Teil der Gemeinschaft zu sein und trotzdem in den Grundbedürfnissen unterstützt würden und, wenn nötig, auf Fachpersonal zurückgreifen könnten.

Die persönlichen Gründe für meinen Wunsch, ein Wohnheim für psychisch Kranke beobachten zu wollen, waren komplexer. Als Anfänger in der Psychiatrie mit einem Interesse für die psychodynamische Perspektive war ich sehr bewusst und offen für das Leiden der Patienten mit psychischen Erkrankungen. Endlose wissenschaftliche Debatten darüber, ob Patient X schizophren oder manisch depressiv war, schienen irrelevant im Angesicht der quälenden und Furcht einflößenden Erfahrungen, denen die Patienten ausgesetzt waren. Das Konzept der ›negativen Schizophrenie-Symptome‹ schien die Tragik eines ungepflegten Mannes in einem schlecht sitzenden Anzug,der auf dem Krankenhausgelände herumschlurft, zu trivialisieren; die Tragödie eines Lebens, das‹ hätte sein können. Die Reduzierung der komplexen, sich verändernden und erschreckenden Erfahrungen kranker Menschen auf medizinische Diagnosen erschien zu vereinfachend. Eine Alternative schien das soziale Modell psychischer Erkrankung zu sein, und ich hatte die Möglichkeit, ein Jahr in dem Barnet Psychiatric Crisis Team zu arbeiten. In den sechziger Jahren gegründet, als die anti-psychiatrische soziale Kritik dominierte, war das Modell des Barnet Crisis Team darauf ausgerichtet, dass der identifizierte ›Patient‹ ein Symptom einer gestörten Familie bzw. eines Systems war (Scott & Starr 1981). Auf dieser Ebene wurde interveniert, anstatt ein mehr traditionelles medizinisches Modell anzuwenden, bei dem die Behandlung auf den Patienten ausgerichtet wurde. Dennoch, trotz der missionarischen Anwendung dieses humaneren und dynamischeren Ansatzes, wurden Menschen psychotisch, und Geisteskrankheit war immer noch unerträglich.

Ich begann, die ›Ismen‹ in der Pflege psychisch Kranker als Verschiebungen von der simplen Tatsache zu sehen, dass psychische Erkrankung unerträglich ist; dass die Arbeit mit Menschen, die ihren Verstand verlieren, nicht auszuhalten ist. Gefühle von Zerfall und Unerträglichkeit, welche die Langzeitstationen psychiatrischer Krankenhäuser plagten, spiegelten nicht den Missbrauch der psychisch Kranken aus dieser Perspektive wider. Die Unerträglichkeit dieser Langzeitstationen spiegelte das Furchtbare und den Zerfall wider, die Geisteskrankheit ausmachen. Aus diesem Blickwinkel war die Funktion der neuen psychiatrischen Gesundheitsphilosophien und Praxismodelle nicht, das Los der psychisch Kranken zu verbessern, sondern die Verzweiflung des Personals zu erleichtern und in einem Bereich in dem Fortschritt langsam ist, die Illusion von Fortschritt zu vermitteln. Sculls (1977) ›Befreiung‹ der psychisch Kranken aus den Anstalten schien mir diese Qualität der Beschäftigungstherapie für die Betreuer zu haben und ignorierte die Berechtigung der Anstalt als Zufluchtsort für die, die in Not und nicht in der Lage sind, sich um sich selbst zu kümmern.

Während meine psychiatrische Ausbildung voranschritt, wurde ich allmählich von der Legitimität eines medizinischen Modells der Geisteskrankheit überzeugt. Für mich schuf es eine ideologische Struktur, in der die überwältigende Erfahrung in der Arbeit mit psychisch Kranken contained werden konnte. Ich begann mich zu fragen, ob die klare und eindeutige Perspektive des medizinischen Modells der Geisteskrankheit auch für die psychisch Kranken Containment ermöglichte. Einen an einer Psychose leidenden Menschen, der beispielsweise glaubt, für den Holocaust verantwortlich zu sein, ermöglicht die Zuschreibung ›schizophren‹, die eigenen Erfahrungen in einem neuen Rahmen sehen zu können, sodass ein Containen besser möglich wird. Er ist nicht für den Tod von sechs Millionen Menschen verantwortlich, stattdessen könnte es sein, dass er für einige Jahre eine antipsychotische Medikation einnehmen muss. Zusätzlich schien die soziale

Struktur der Krankenhaushierarchie Containment zu bieten. Die Aufteilung in Ärzte, Schwestern und Patienten, alle mit ihren eigenen Rollen und Erwartungen, war einschränkend und paternalistisch, aber sie bot Grenzen und einen Rahmen für Menschen, deren innere psychische Struktur zusammengebrochen war. Wenn die medikamentöse Behandlung von Geisteskrankheiten eine soziale und ideologische Struktur liefert, die das Chaos der psychischen Erkrankung contained, dann erscheint die soziale Perspektive der Demontage dieser Strukturen ein recht gewagtes Unternehmen. Falls die soziale Hierarchie des Krankenhauses chaotische Aspekte von Verrücktheit contained, was wird passieren, wenn sie wegfällt?

Aus persönlichen und professionellen Gründen wuchs also das Interesse an der Beobachtung kommunaler Wohnheime. Die meisten der Schauplätze, die bereits mithilfe der Beobachtungsmethode erkundet worden waren, befanden sich im Krankenhaus und seiner Umgebung, aber mit der Umwandlung zur kommunalen Versorgung gab es viele von ihnen nicht mehr. Der Vorschlag, ein Projekt in einem kommunalen Wohnheim durchzuführen, kam nicht nur meinen Fragen über medizinische und soziale Modelle der Psychiatrie entgegen, sondern schien angesichts des Spektrums bisher durchgeführter Projekte auch ein logischer nächster Schritt zu sein.

Erste Eindrücke: Desinteresse und Einschüchterung

Von der Sozialabteilung des Krankenhauses erhielt ich die Namen von zwei kommunalen Wohnheimen, die ich beide anschrieb. Mein Brief beschrieb kurz die psychodynamische Beobachtungsmethode und machte ausdrücklich klar, wie das Projekt in der Praxis aussehen würde, nämlich dass der Beobachter über einen Zeitraum von drei Monaten wöchentlich kommen und unauffällig für eine Stunde dasitzen würde. Nach einer Weile ohne Antwort auf meine Briefe, rief ich die Heime an und erhielt von einem einen Rückruf. In dem Telefonat mit dem Geschäftsführer schien er interessiert und psychodynamisch informiert. Nach weiterer Verzögerung und nochmaligen Telefonaten schlug er mir vor, ihn zu besuchen. Wir vereinbarten einen Termin für einen Besuch.

Das Wohnheim befand sich in einem kleinen, in den 60er Jahren niedrig gebauten Wohnkomplex der örtlichen Kommunalbehörde, welcher einen vernachlässigten Eindruck machte. Das Wohnheim selbst war relativ neu und scheinbar eigens für diesen Zweck gebaut, aber die Tür sah so aus, als sei sie schon mehrmals demoliert und repariert worden. Der Eindruck von Belagerung oder Kämpfen wurde dadurch verstärkt, dass die Tür sicher verschlossen war und ich einige Zeit warten musste, bis das Klingeln beantwortet wurde.

Die Tür wurde schließlich geöffnet durch einen (offensichtlichen) Bewohner, der ohne Kommentar das Schloss aufmachte und mich in der Halle stehen ließ. Der Ort schien unbewohnt. (Später hörte ich, dass um 10 Uhr morgens alle noch im Bett waren.) Nach einer Weile stellte ich mich einem sehr geschäftig aussehenden Mann vor, der gerade vorbei kam; ich erklärte den Grund meiner Anwesenheit und korrigierte seine Vermutung, ein Psychiater zu sein, der einen Termin mit einem der Bewohner hatte. Nach einiger Zeit erinnerte er sich, dass er von meiner Anfrage gehört hatte. Steve, der Leiter, war einige Wochen krank gewesen, aber er sei der stellvertretende Leiter und würde mich in einigen Minuten sehen können. Nach weiterer Wartezeit wurde ich in einen Personalraum geführt, in dem wir uns etwa eine halbe Stunde unterhielten. Danach wurde ich herumgeführt.

Die hier wohnende Gruppe von 30 Personen wurde von 15 Fachkräften, überwiegend Pflegepersonal unter der Leitung von Sozialarbeitern, im Schichtdienst betreut. Die Einweisungen kamen von verschiedenen Stellen, und das Modell beinhaltete, dass sie über einen Zeitraum von 12 bis 18 Monaten zur Rehabilitation blieben, bevor sie in weniger abhängigen Wohnarten untergebracht wurden. In der Praxis blieben einige Bewohner länger, und der Tag schien normalerweise mit der Bewältigung von Krisen ausgefüllt zu sein. Tags zuvor hatte es ein Problem mit einem betrunkenen und gewalttätigen Bewohner gegeben, der einen Besuch in der örtlichen Aufnahmestation notwendig machte. Der Angestellte beschwerte sich darüber, dass nach der Aufnahme eines Bewohners die psychiatrische Unterstützung zurückgezogen zu werden schien und das Wohnheim somit sich selbst überlassen war. Ich fühlte mich verantwortlich und wünschte mir, dass ich erfahrene Kollegen dazu bewegen könnte, schneller zu reagieren und die Wohnheimbewohner einzuweisen.

Während ich herumgeführt wurde, wirkte das ganze Umfeld auf mich wie eine eigenartige Mischung aus Modernität, mit Ziegelwänden, und Verfall, mit stark strapazierten Möbeln, einer kaputten Eingangstür und allgemeiner Unordnung. Das Gebäude war um einen zentralen Fernseh- und Essraum angeordnet mit einer Durchreiche zu einer großen Küche und einem Platz für einen Billardtisch. Zwei Korridore auf zwei Etagen führten zu etwa 25 Wohnschlafzimmern mit den Räumen fürs Personal im Erdgeschoss. Die Angestellten waren freundlich und stellten sich vor, aber die herumstehenden Bewohner wirkten ausdruckslos. Bei der Diskussion stellte sich heraus, dass ich den Bewohnern meinen Vorschlag vorstellen sollte, die dann entscheiden würden, ob ich das Projekt durchführen dürfte. Ich wurde darüber informiert, dass es bereits in der Leitung der Sozialeinrichtung besprochen und vorläufig genehmigt worden war. Bei diesem ersten Treffen fand auch eine vorbereitende Diskussion über geeignete Besuchszeiten und darüber statt, wo ich während der Beobachtung sitzen würde. Es kam auch der Gedanke auf, dass ich einige meiner Erkenntnisse an das Personal rückmelden könnte, so als ob diese das Projekt als Organisationsberatung verstünden. Ich erklärte mich dazu bereit, sie, falls sie dies wünschten, nach Beendigung meiner Beobachtungen zu treffen, um ihnen einige Gedanken rückzumelden, aber interessanterweise kam es nie dazu.

Wie vereinbart, schrieb ich an den Leiter der Bewohner und wurde zu einem ihrer wöchentlichen Bewohnertreffen eingeladen, um dort mein Projekt vorzustellen.

An dem Abend, nachdem ich wieder einige Zeit wartete, um hereingelassen zu werden, wurde ich von einem Mann, der sagte, er werde Steve, den Leiter, holen, in ein Büro geführt. Kurz danach kam ein junger Mann mit vernarbtem Gesicht, Skinhead-Frisur und Artillerieuniform herein und fing an zu telefonieren. Nachdem er den erwünschten Teilnehmer nicht erreicht hatte, fluchte er laut, und als er mich bemerkte, sagte er »Wer sind Sie?«. Ich erklärte kurz, worum es sich handelte und sagte, dass ich auf den Leiter warten würde. »Ach, der Idiot. Wir nennen ihn hier den Idioten. Jeder tut das. Fragen Sie ihn«. Ein weiterer Mann von kräftiger Statur kam herein, teuer gekleidet und mit einer auffälligen Halskette. Der erste zeigte auf mich und sagte: »Dies ist ein Arzt, der auf den Idioten wartet«. »Ich weiß nicht, wo er ist, und es ist mir auch egal,« sagte der zweite, »was machen Sie hier?« Ich erklärte nochmals kurz, worum es sich handelte. »Es gibt keine Besprechung heute. Normalerweise schon, aber sie ist abgesagt worden«. Ich fing an, mich unwohl und ängstlich zu fühlen, dachte, ich hätte die Vereinbarungen missverstanden und war unsicher, wer diese zwei Personen im Personalraum waren.

Steve erschien, ein Mann mittleren Alters mit gelassenem Verhalten. Er stellte sich mir vor, und das respektlose Verhalten der anderen wuchs. »Ich sagte diesem Kerl, dass wir dich den Idioten nennen«, sagte der erste. »Er ist ein Psychiater. Er muss wegen dir gekommen sein, du bist der Verrückte hier«. Steve ignorierte diesen Kommentar und entschuldigte sich, dass die Besprechung verspätet anfing. Er führte mich herein und stellte mich sieben oder acht Bewohnern vor. Während des Treffens wurde Steve andauernd unterbrochen, und es wurde klar, dass er diese Beschimpfungen als freundlichen, scherzhaften Schlagabtausch interpretierte, obwohl ich mich fragte, ob dies nicht eine zu harmlose Sichtweise war. Einmal wurde er herausgefordert, mir von seinen ›Brüsten‹ zu erzählen. Er erklärte geduldig, dass die Bewohner vom Wohnheim und dem Personal wie ein Baby von der Brust seiner Mutter abhängig seien. Manchmal bissen die Bewohner die Angestellten und ihn, wie ein Baby in die Brust der Mutter beißt. Die Zwischenrufer reagierten mit wildem Gelächter und weiteren höhnischen Bemerkungen. Als mein Tagesordnungspunkt an die Reihe kam, wurden wieder Witze darüber gemacht, dass ich wohl da sei, um Steve zu untersuchen. Er antwortete darauf, dass ich am Ende des Projektes vielleicht einiges Hilfreiches über das Wohnheim sagen könnte. Die Bewohner waren weitgehend desinteressiert, und es schien, als ob die Präsentation lediglich ein Ritual war. Nichtsdestotrotz wurden mir nach Aufforderung durch Steve einige vernünftige und forschende Fragen bezüglich meiner Rolle als Beobachter gestellt. Angemessenes Unbehagen über die Vorstellung, beobachtet zu werden, kam zum Ausdruck. Es schien allgemeine Zustimmung zu meiner Anfrage oder zumindest Fügung in sie zu geben, aber ich war beim Verlassen doch unsicher, wie die Sache ausgehen würde.

Ich schrieb dem Vorsitzenden der Bewohner, um zu bestätigen, dass ich davon ausginge, dass meiner Anfrage entsprochen werden würde und schlug einen Zeitpunkt für meinen wöchentlichen Besuch sowie ein Datum für meinen ersten Besuch vor. Ich ließ ihn wissen, dass, wenn ich nichts Gegenteiliges von ihm hörte, ich annehmen würde, dass dies in Ordnung sei.

Die Beobachtungen wurden für den Anfang des folgenden Semesters arrangiert, was mir einige Wochen Zeit gab, um die bisher gemachten Erfahrungen zu überdenken. Ich fragte mich, ob der recht anarchistische und alarmierende Tenor des Treffens der Bewohner als ein Ausdruck der Prinzipien therapeutischer Gemeinschaft verstanden werden könnte (Rapoport 1960). Es wies auf Demokratisierung hin, dass der Leiter mich zur Besprechung meines Vorschlags an das Treffen der Bewohner verwies; er tolerierte eindeutig ein erhebliches Ausmaß an Gestörtheit, und die Freiheit der Bewohner im Umgang mit ihm zeigte die Abflachung der Hierarchie. Nichtsdestotrotz, die Beschädigung der Eingangstür und mein eigenes Gefühl der Einschüchterung weckten Zweifel in mir, ob das therapeutische Umfeld genügend strukturiert war, um die Störungen der Bewohner zu containen.

Die Beobachtungen: Stille versus Wahnsinn und Grausamkeit

Nach dem dramatischen Prozess der Vorbereitung dieses Projektes, der viele Gedanken in mir ausgelöst hatte, waren meine ersten Besuche, und in der Tat der Großteil der Beobachtungen, geprägt von Monotonie und Langeweile. In dem zentralen Ess- und Fernsehraum sahen grundsätzlich zwei oder drei Personen fern, ohne jegliche Interaktion untereinander innerhalb der Stunde.

Die Monotonie wurde nur unterbrochen durch das Eintreten oder Verlassen einer Person, das Umschalten auf andere Fernsehprogramme oder durch eine Bitte an die Billardspieler, leiser zu sein. Die Qualität dieser Monotonie war einzigartig und charakteristisch und dennoch schwierig zu definieren. In meiner Supervision verbrachten wir erhebliche Zeit damit, darüber nachzudenken. Meine erste oberflächliche Reaktion war, dass es eine entspannende und willkommene Zeit für eine ruhige Reflektion war. Nach einem vollen Arbeitstag schien die einstündige Beobachtung etwas Beruhigendes zu haben. Ich blieb im Hintergrund, niemand bemerkte mich oder forderte mich heraus. Ich kam herein, setzte mich hin und ging etwa eine Stunde später. Keine Anforderungen wurden an mich gestellt, und man ließ mich sitzen und beobachten – ganz anders als meine vorhergehenden Erfahrungen einer Säuglingsbeobachtung, die ziemlich angespannt war. Das einzige Problem war, dass ich das Gefühl hatte, es gäbe nicht viel zu sehen oder nicht genug Substanz zum Nachdenken oder Diskutieren in der Supervision. Zu der Zeit erschien dies als echtes Problem. Wenn ich anschließend versuchte, die Erfahrungen niederzuschreiben, starrte ich auf ein leeres Blatt Papier und wusste nicht, was ich schreiben könnte. Im Rückblick hätte gerade das Fehlen von Substanz bemerkenswert sein können – wie die dramatische Spannung steigt, wenn in einem Theaterstück oder Film Banalitäten gezeigt werden, während man weiß, dass etwas Wesentliches nicht weit weg ist.

Die Art der Stille an sich war schwierig zu beschreiben. Sie schien zeit- und reglos, so als würde man in einer leeren Kirche sitzen oder an einem Ort, an dem man gewohnt ist, sich treiben zu lassen oder seinen Gedanken nach zu gehen. In der Tat war es wie die Erfahrung beim Rundgang durch die kürzlich leer geräumten Krankenzimmer in den großen Anstalten, die vorher Orte großer Geschäftigkeit und das Lebenszentrum der Menschen gewesen waren und die nun unnatürlich ruhig sind. Mir war vage bewusst, dass diese Stille etwas Seltsames an sich hatte, besonders, wenn man das anarchistische Treffen der Bewohner, an dem ich teilgenommen hatte, in Betracht zieht. Während des Treffens der Bewohner hatte ich mir gedacht, dass ich Ziel von Provokationen werden könnte, ähnlich denen, die vom Geschäftsführer toleriert wurden, und dass meine Rolle als Beobachter dies verstärken könnte. Eine paranoide Bewohnergruppe, die nicht nur Fantasien oder Wahnvorstellungen hat, beobachtet zu werden, sondern tatsächlich beobachtet wird und durch die abgeflachte Hierarchie des Wohnheims die Freiheit hatte herauszufordern, schien eine beängstigende Aussicht. Stattdessen fühlte ich mich zunehmend verärgert durch den wöchentlichen Voyeurismus von Oprah Winfrey und die danach folgenden herablassenden Quiz Shows. Relativ normal lebende Menschen, die sich zu einer exhibitionistischen Zurschaustellung von Leichen im Keller ihrer Psyche oder Familie verleiten lassen, oder die die Höhen und Tiefen von Preisgewinnen oder -verlusten auf der Basis von trivialen Fragen zur Schau stellen, verärgerten mich zunehmend. Ich brachte diese Verärgerung mit dem Gefühl erwartungsvoller oder unnatürlicher Stille in Verbindung und dachte mir, dieser Ärger könnte Symptom einer untergründigen Angst sein, dass dieses ruhige Äußere nur ein dünner Anstrich über der grellen emotionalen Farbe war, die während der vorhergehenden Treffen deutlich geworden war.

Es stand ein Billardtisch in dem Raum, der gelegentlich benutzt wurde.

Beim fünften Besuch war der Raum recht voll: ich konnte ca. zwölf Leute sehen, vier mit einem Billardspiel beschäftigt, zwei davon spielten, die anderen zwei gaben Ratschläge. Etwa sechs sahen fern, und die anderen beiden konnte man bei der Vorbereitung von Mahlzeiten beobachten, die sie einzeln hereinbrachten und aßen. Andere mampften sich durch Pakete von Schokoladenkeksen, und Tisch und Fußboden waren übersät mit leeren Paketen und verschmutzten Tellern. Der Schlagabtausch der Spieler war manchmal ausgelassen, und zu einem Zeitpunkt zuckte ich, als eine gespielte Bedrohung ausgetauscht wurde. Ich merkte dadurch, wie ängstlich ich war und fühlte mich unterlegen, überwältigt und unfähig, meine Konzentration auf die verschiedenen Aktivitäten aufrechtzuerhalten.

Diese Beobachtung schien die Hypothese zu bestärken, dass die Monotonie und Stille der ersten Beobachtungssitzungen eine dünne Haut war, die Verstörenderes überdeckte.

Das Billardspiel endete, und drei der vier gingen weg, der Vierte spielte allein ein paar Kugeln. Jemand kam durch die Tür und fragte ihn, wohin einer der anderen gegangen war. »Weiß nicht«, antwortete er, »weiß nicht, wer er ist. Ich dachte, er war dein Freund«. »Nein, ich kenne ihn nicht«, sagte der Fragende, »ich wollte ihm nur ein Spiel anbieten«.

Es war erstaunlich, dass diese Gruppe der Billardspieler, von denen ich glaubte, sie seien Bewohner, Fremde in ihrer Mitte hatten, die sich untermischten, als würde es niemand bemerken oder keinen kümmern. Es verdeutlichte die Art, wie sie mich empfingen: obwohl ich wegen meines Jacketts und der Krawatte anders aussah und offensichtlich ein Fremder war, mischte ich mich unter die Personen und blieb unbemerkt zwischen dem Kommen und Gehen von Leuten mit Essen und anderen Beschäftigungen.

Bei der siebten Beobachtung war das Zimmer bis auf zwei Personen, die zusammen saßen, leer. Es wurde deutlich, dass einer ein Angestellter war, da er mich grüßte und sich vorstellte, bevor er sich wieder dem Fernseher zuwandte. Nach ca. einer halben Stunde stand der andere Mann auf und begann, in einer übertriebenen Art in großen, langen, langsamen Schritten auf- und abzugehen. »Bist du nicht müde«, fragte der Mitarbeiter, »wo du doch die ganze Nacht auf warst? Möchtest du nicht schlafen?« Der Bewohner erwiderte nichts, blieb aber in der Mitte des Raumes stehen und erhob seine Arme, eine Haltung, die mich an die Kreuzigung Jesu Christi erinnerte. Inzwischen hatte der Mitarbeiter den Fernseher vergessen und sich nach vorne gelehnt und beobachtete ängstlich seinen Patienten, der für ca. zehn Minuten stocksteif dastand, bevor er sich langsam zu einer anderen Sitzgelegenheit begab, in der er eine andere Haltung annahm, dieses Mal in sich zusammengerollt. Der Mitarbeiter entspannte sich. Während dieser Zeit waren einige Leute durch den Raum gegangen oder hatten sich etwas zu essen bereitet, scheinbar ohne das Drama in dem Raum zu bemerken.

Diese Beobachtungen machten mich über die sehr tolerante und laissez-faire Atmosphäre in dem Wohnheim nachdenklich. Ich hatte beobachtet, wie die Mitarbeiter es tolerierten, von den Bewohnern lächerlich gemacht zu werden; wie Fremde in ihrer Mitte ohne Kommentar toleriert wurden, und wie extreme psychiatrische Störung toleriert wurde. Mein Unbehagen, dass solche Freiheit zu Anarchie führen könnte, wurde teilweise während der nächsten Sitzungen bestätigt.

Als ich zur neunten Sitzung kam, hatte einer der Bewohner, ein langsamer, schwerer Mann, seine Jacke verloren. Keiner der sechs oder sieben Leute hatte sie gesehen. Einige Male während eines Zeitraums von 15 Minuten kam er herein und schaute hinter Stühlen und in Schränken nach. »Vielleicht ist sie in den Müll geworfen worden«, sagte ein anderer großer Mann, und ich erinnerte mich, dass dieser am Tag, an dem ich dem Treffen beigewohnt hatte, ein Halsband getragen hatte. Rauchend lag er ausgestreckt auf einem der Sofas und zeigte auf einen großen, schmutzig aussehenden Müllcontainer im Hof, der vom Zimmer aus zu sehen war. Niedergeschlagen ging der Suchende nach draußen und reckte sich über den Container. Ein anderer, der fernsah (es war der mit dem Bürstenschnitt, der ebenfalls beim Bewohnertreffen anwesend gewesen war) kicherte und sagte, »Ist es dort, wo du sie hingelegt hast?« »Nein, ich habe sie nicht versteckt, du hast sie versteckt« (lachend). »Wo hast du sie hingelegt?« Der Suchende kam finster drein blickend zurück und suchte weiter. »Was ist mit deinem Gesicht los?« herrschte ihn der Mann

mit dem Bürstenschnitt an, »sie gehört eh in die Mülltonne; es ist eine ekel-
hafte Jacke. Du solltest sie wegschmeißen«. Während er dies sagte, ging er in
einer bedrohlichen Art und Weise zu dem Mann, der jetzt in einem Schrank
suchte, so, als wolle er ihn provozieren. Der Suchende antwortete nicht, fuhr
fort mit seiner Suche und verließ kurz darauf das Zimmer.

Nach weiteren zehn Minuten sprach der Mann mit dem Bürstenschnitt
einen anderen Mann, der fernsah, an. »Was hast du den ganzen Tag gemacht,
Alf? Bestimmt nur auf deinem fetten Hintern gesessen«. Ein anderer Zu-
schauer reagierte, »Alf, was meinst du, sollten wir ihn nach draußen schaffen
und ihn zusammenschlagen? Damit würden wir ihm eine Lektion erteilen«.
Sofort legte der Mann mit dem Bürstenschnitt los und näherte sich seinem
Gegenüber; er nahm seinen Kopf in den Schwitzkasten und rieb seine Knö-
chel in die Kopfhaut des Opfers. »Wage es ja nicht, jemals deinen Mund
wieder aufzumachen«, sagte er, während er sein Oper fester hielt. »Was habe
ich gesagt?« Mit versagender Stimme röchelte der Herausforderer »Ich tu's
nicht, ich tu's nicht«. »Nein!« schrie der Mann mit dem Bürstenschnitt, »sei
ruhig, ich sagte, du sollst deinen Mund halten«. Nach einiger Zeit (möglicher-
weise lange genug, um die Zwickmühle wirken zu lassen, in die der Mann mit
dem Bürstenschnitt den anderen brachte), wurde der Schwitzkasten gelöst
und Ordnung wurde wieder hergestellt. Aber nach einigen Minuten, »Was
habe ich dir gesagt? Was habe ich gesagt?«, verhöhnte der Mann mit dem
Bürstenschnitt wieder den Herausforderer. »Meinen Mund zu halten...«.
»SEI RUHIG!« schrie der Mann mit dem Bürstenschnitt. Diese Beleidigung
wurde einige Male wiederholt, bis der Mann auf dem Sofa ihn aufforderte,
damit aufzuhören.

Diese Beobachtungssitzung war außerordentlich verstörend. Ich fühlte mich
als Zeuge von beleidigender Schikane und Angriff. Schlimmer noch, ich war
an der Erniedrigung des Suchenden beteiligt, durch meine Untätigkeit,
weder seine Jacke zu finden noch den Mann mit dem Bürstenschnitt herauszufordern; und ich war der Mitbeteiligung an dem körperlichen Angriff auf
den Herausforderer schuldig, dadurch dass ich nicht interveniert hatte. Die
Frage quälte mich: warum hatte ich nichts getan? Es war offensichtlich, dass
das nicht meine Rolle war als psychodynamischer Beobachter, aber dies
schien unbefriedigend. Ich hatte den Mann mit dem Bürstenschnitt gesehen
und den großen Mann in Aktion auf dem Sofa während des Bewohnertref-
fens, und ich war davor von ihnen im Personalraum kurz herausgefordert
worden. Sie tolerierten mich. Sie akzeptierten mich, und ich würde nicht von
ihnen bedroht werden, vorausgesetzt, dass ich sie nicht verärgerte. Ich
steckte mit ihnen unter einer Decke, ich war von der Bande akzeptiert, so-

lange ich mich ihnen anschloss. Ich fühlte mich, als wäre ich verantwortlich für eine totale Vernachlässigung meiner medizinischen Pflicht; und dass meine Untätigkeit geradezu fahrlässig gewesen war.

Ich fragte mich, ob sich das Personal im Angesicht dieser tyrannischen Dynamik ebenso machtlos fühlte wie ich, sodass die Toleranz ihnen teilweise auferlegt wurde statt von ihnen gefördert zu sein. Zur Zeit der elften Sitzung war es klar, dass die Jovialität am Billardtisch bloße Kämpfe um Macht und Überlegenheit übertünchte, und gelegentlich spielten Angestellte mit. Bei früheren Besuchen hatte ich einige Male eine Angestellte beim Spiel gesehen, die von den Bewohnern mit aufrichtigem Triumph vernichtend geschlagen wurde.

In der elften Sitzung spielte ein Angestellter ein paar Runden. Er war seinen Gegnern offensichtlich gewachsen. Er spielte zwei lange und angespannte Spiele und fünf oder sechs Bewohnern schauten ihm dabei zu – den Fernseher hatten sie darüber ganz vergessen. Im ersten Spiel hatten die Gegner die meisten ihrer Kugeln versenkt,und das Spiel erreichte die Endphase. Als der Angestellte sich auf seinen Stoß vorbereitete, wurde er absichtlich (wenn auch spielerisch) durch einen Schrei abgelenkt, verschlug die Kugel und verlor den Stoß. Er protestierte, aber es nützte nichts; in sehr unfreundlicher Art und Weise wurden ihm von allen die Regeln zitiert, und es blieb bei dem Strafpunkt. Die Bewohner sahen sich als eindeutige Sieger und schienen den unfairen Vorteil, den sie erzielt hatten, gar nicht wahrzunehmen.

Etwas später spielte der gleiche Angestellte nochmals, und die gleiche Angespanntheit herrschte vor. Vielleicht durch die ungerechte Art und Weise im Spiel zuvor angespornt, spielte er gut. Es herrschte eine düstere Stille bei den fünf oder sechs Zuschauern, als ihnen bewusst wurde, dass der Angestellte klar in Führung war. Er hatte nur noch die schwarze Kugel zu stoßen, und die Bewohner lagen weit hinten. Er würde ganz klar gewinnen. Als der Bewohner seinen Stoß machte, fiel dem Angestellten ein, dass er telefonieren müsste und ging in den Personalraum. Der Bewohner machte seinen Stoß und wartete auf die Rückkehr des Angestellten. Er wartete und wartete. Nach fünf Minuten gingen die Zuschauer weg, und der Bewohner versenkte recht halbherzig nach und nach alle Kugeln. Alle schienen das Interesse verloren zu haben und verließen entweder den Raum oder setzten sich hin, um fernzusehen. Nach ca. 15 Minuten kam der Angestellte eilig und scheinbar sehr beschäftigt und in Gedanken woanders zurück. Niemand bemerkte es.

Es hatte den Anschein, dass die Stärke eines Angestellten nicht toleriert werden konnte und daher mit unfairen Mitteln zerstört werden musste (im ersten Spiel war er kurz vor dem Sieg). Im zweiten Spiel schien die Stärke des Angestellten unbestreitbar; er hätte sogar mit einem weiteren Foul gewonnen. Aber er war nicht in der Lage, dass Spiel weiterzuführen, tatsächlich brach er das Spiel ab. Ich fragte mich, ob er die einschüchternde Botschaft mitbekommen und daher die Struktur von Potenz durch eine *laissez-faire* Leugnung von Autorität ersetzt hatte.

In der zwölften und letzten Beobachtungssitzung saß ich zusammen mit drei Bewohnern und sah ca. eine Stunde mit ihnen fern. Im Nachhinein denke ich, dass ich die Monotonie der Fernsehprogramme als Unterbrechung genoss. Ich denke, es ist bemerkenswert, dass ich die Bewohner während des Fernsehens nicht beobachtete, sondern mit ihnen zusammen schaute. Ich war mehr daran interessiert, zu wissen, wer den Toaster in der Show gewann, als an meiner Umgebung. Vielleicht wollte ich, ehrlich gesagt, nichts von meiner Umgebung mitbekommen und von dem, was sich in ihr entwickeln könnte. Mein Eindruck, den ich am Anfang des Projektes von der beruhigenden Stille hatte, schien mehr Sinn zu ergeben. Sie war Ausdruck eines Widerstands dagegen, mehr als die Illusion der Beruhigung zu sehen, entstanden aus der Angst vor dem, was entfacht wird oder ans Licht kommt, wenn an der Oberfläche gekratzt wird.

Diskussion

Während die Beobachtung fortschritt, wechselte ich meine Ansicht, die Kultur im Wohnheim als tolerant und *laissez-faire* zu betrachten, zu einer, die wesentlich beunruhigendere Dimensionen in Betracht zog. Dem katatonisch psychotischen Bewohner wird weder Bettruhe, Krankenhausaufenthalt oder Medikation verordnet, aber er wird in dem Maße beobachtet, contained und toleriert, dass er trotz seiner Störung seine Eigenständigkeit in einem sicheren Rahmen bewahrt. Der Angestellte toleriert lieber das Schwindeln beim Billardspiel und verliert dadurch, als seine Überlegenheit als Angestellter zur Schau zu stellen und einen Vortrag über die Bedeutung von fairem Spiel für die psychische Gesundheit zu halten. In der Tat dehnt sich die Atmosphäre von Toleranz auf Leute aus, die kommen und gehen, Billard spielen oder auf eine *laissez-faire* Art und Weise beobachten. Die langen Beobachtungssitzungen, während denen nichts passierte, außer das Fernsehprogramm zu studieren, hatten etwas Beruhigendes an sich; eine Art Zeitlosigkeit, totale Strukturlosigkeit. In diesen Sitzungen stellte ich die Hypothese auf, dass diese *laissez-faire* Toleranz therapeutisch und der Aspekt nicht-industrieller Kulturen sein könnte, der für Schizophrene einen Schutz darstellt: wenig emotionaler Ausdruck, Friede, Ruhe und Akzeptanz. Es schien, als ob mit Absicht eine soziale Struktur von Personal und Bewohner demontiert worden war, sodass Klienten nicht durch eine Unfähigkeit, sich dem Personal anzupassen, belastet wurden. Egal was man tut, wer man ist oder was man glaubt, in einem Vakuum von sozialer Struktur ist dies in Ordnung.

Dieser Eindruck eines Vakuums sozialer Struktur ist trotz allem irreführend. Die Natur verabscheut ein Vakuum, und das soziale Vakuum, das durch die Dekonstruktion des medizinischen sozialen Rahmens der psychiatrischen Station hinterlassen wurde, wird gefüllt mit einer autokratischen, hegemonialen Alternative. Die ›Dummheit‹ des Geschäftsführers wird nicht toleriert; seine Erklärungen über Abhängigkeit werden nicht akzeptiert und vor einem professionellen Beobachter, wie bei meinem ersten Besuch, voller Verachtung lächerlich gemacht. Die grundlegenden menschlichen Rechte auf Respekt und Eigentum des Mannes, der seine Jacke verliert, werden in einer sadistischen und grausamen Art von dem Mann mit dem Bürstenschnitt verletzt, indem er die Jacke versteckt und den Mann während seiner Suche nach der Jacke in die Irre führt. Der Herausforderer wird angegriffen und misshandelt, seine physische Eigenständigkeit verletzt, und die soziale Struktur ist so rigide, dass er nichts tun kann. Das Rigide und Totalitäre wird deutlich durch die Zwickmühle, in die der Herausforderer gebracht wird. Wenn er spricht, wird er verbal angegriffen; wenn er ruhig ist, wird er auch verbal angegriffen.

Es schien, als ob eine Alternative in das Vakuum der sozialen Struktur eingedrungen wäre: eine Hackordnung; eine ›Macht ist Recht‹-Ideologie; eine Autoritätsstruktur, die mehr auf Angst und Einschüchterung als auf professionellen Rollen und Verantwortungen basiert. Dieser Prozess ist in der Literatur und in wissenschaftlichen Theorien beschrieben worden. In Goldings *Herr der Fliegen* (1954) war eine Gruppe von Privatschülern auf einer Insel gestrandet, isoliert von jeglicher hierarchischer sozialer Struktur der Schule. Stattdessen entstand etwas Schlimmeres, viel repressiver und destruktiver als die Schulordnung. Ähnlich ist es in Orwells *Farm der Tiere* (1945), in dem anfänglich eine *laissez-faire* Kooperative zwischen den Tieren auf dem Bauernhof herrscht, die durch eine von den Schweinen angeführte neue und skrupellose Autokratie überlagert wird, die das frühere Regime wie eine gutartige Bevormundung aussehen ließ. Freuds (1921) Modell der ›Urhorde‹ folgt der Entwicklung in Gruppen, in denen der Anführer mit absoluter Autorität (und alleinigem Zugang zu allen weiblichen Wesen) aus einer unorganisierten Gruppe hervorgeht.

Barrons (1987) Beschreibung des Zerfallseiner Tagesklinik,die nach den Prinzipien der therapeutischen Gemeinschaft geführt wurde, kommt der

Situation in dem psychiatrischen Wohnheim näher. Sie zeigt auf, wie eine psychoanalytische Autoritätsstruktur anstelle der traditionellen medizinisch oder psychiatrisch orientierten Struktur angenommen wurde. Diese neue Struktur war vor allem durch zwei Aspekte geprägt: Erstens ›freie‹ Assoziation, die zu einer Ideologie von Freizügigkeit führte, eine extreme *laissez-faire* Einstellung förderte und die Struktur letztlich demontierte. Zweitens entstanden in diesem Vakuum eine alternative Autorität und Machtstruktur, die auf Zugang zum oder Verständnis des Unbewussten basierte. Anders als eine übliche medizinische Autoritätsstruktur mit ihren ›checks and balances‹, gab es in der neuen Struktur keine Möglichkeit zu Einspruch und Beschwerde. Protest wurde als Widerstand verstanden; Uneinigkeit und Einwände wurden als die Psychopathologie des Individuums verworfen, um eine absolut unanfechtbare und hegemoniale Struktur zu errichten, in der die Macht in der Hand derer lag, die tiefe psychodynamische Einsicht zu haben schienen. Essens- und Fahrtenkarten wurden als Inszenierungen von Abhängigkeit eingestuft und abgeschafft. Da es Patienten nicht möglich war, innerhalb der Tagesklinik zu verhandeln, beschwerten sie sich bei der Kommunalbehörde, was zu Untersuchungen, Fragen im Unterhaus und letztendlich zur Schließung führte.

Die wichtigste Dimension, in der man über die Wirkung des Umfelds spekulieren kann, ist die der inneren Welt, weil psychiatrische Erkrankungen letztlich Störungen in diesem Bereich sind. In der Supervision untersuchten wir einige der Wirkungen des Umfelds auf mich (als Beobachter). Zwei Hauptthemen stellten sich heraus, als ich meine eigenen Reaktionen in den Supervisionssitzungen untersuchte und besprach: erstens das Gefühl der Bedrohung durch Gewalt, dicht unter der oberflächlichen Ruhe; zweitens der Eindruck des Mangels an Containment. Der Kontrast zwischen Ruhe und Gewalt war sehr verblüffend; die Beobachtung schien zwischen den Extremen von Gewalt und psychologischem Terrorismus einerseits, und äußerster Ruhe und Akzeptanz andererseits zu schwanken. Der Eindruck von Gewalt dicht unter der Oberfläche lag vermutlich hinter meinem Zurückschrecken, während die Billardspieler Scherze austauschten. Eine Möglichkeit, die wir aufwarfen, ist die, dass die Ruhe und die Gewalt irgendwie miteinander verbunden waren. Der Angestellte gewinnt das Billardspiel absichtlich nicht, da es im ruhigen Gewässer der Organisation Wogen schlagen könnte; das Gefühl der Bedrohung verstärkt die Ruhe, die Bewohner sind zu verängstigt, um Unruhe zu stiften. In der neunten Sitzung, zwischen der Demütigung des Suchenden und dem Angriff auf den Herausforderer, war diese Art der Ruhe und Monotonie da, als die Leute sich wieder dem Fernseher widmeten; dies passierte trotz des vorherigen Geschehens.

Der Mangel an Containment zieht sich durch die ganze Beobachtung. Bei meinem ersten Besuch wusste niemand, wer ich und warum ich dort war; die Person, die ich treffen sollte, war krank, aber das Treffen wurde weder abgesagt noch im Terminkalender eines anderen Mitarbeiters eingetragen. Meine eigene Angst beruhte darauf, dass ich ein neuer Besucher war und dass ich so etwas wie kulturelle Grenzen überquerte (ein Arzt in einer nichtmedizinischen und sogar antipsychiatrischen Einrichtung). Ein Teil dieser Angst hätte dadurch eingedämmt werden können, dass das Personal an meinen Besuch gedacht hätte, aber dies blieb aus. Psychose kann man sich als das Fehlen einer psychischen Struktur vorstellen; das Ich ist überwältigt von Fantasien, Sorgen und unbewussten Zusammenhängen, die es nicht von der Realität unterscheiden kann. Ich hatte eine Ansicht entwickelt, dass Menschen mit Psychosen für Containment und Behandlung Struktur brauchen; dass sie nichtambivalente Grenzen und Klarheit benötigen. Diese Notwendigkeit schien mir zu erklären, warum die medizinische Praxis in der psychischen Gesundheitsfürsorge mit dieser Art Struktur angefüllt ist: harte Theorien über psychische Erkrankungen und die Biochemie des Gehirns, ein klarer legaler Rahmen fürpsychische Gesundheitsfürsorge und, wie bereits erwähnt, eine straffe soziale, medizinische Hierarchie. Das Ethos des Wohnheims zerstört diesen Rahmen, der die psychotischen Probleme der Menschen contained. Zusätzlich zu der bereits erwähnten konkreten und sozialen Dekonstruktion kommt eine psychologische defensive Dekonstruktion des psychodynamischen Ansatzes hinzu, wie auch die Dekonstruktion der Pathologisierung psychischer Erfahrungen, die durch das soziale Modell hervorgerufen werden.

Die Diskussion in der Supervision zum Material meines siebten Besuchs, bei dem der psychotische Mann die Pose von Christus annahm, führte zu einer interessanten Beobachtung. In dieser Sitzung war ich mir darüber bewusst, dass ich mich sehr viel weniger ängstlich fühlte. Es schien, als ob meine Fähigkeit, eine psychiatrische Diagnose zu stellen, mir zu einer Identität verholfen hatte; ich konnte ein Psychiater sein. Eine innere Struktur zu haben (meine Identität als Psychiater) reduzierte die Angst, die durch das Fehlen einer legitimierten sozialen Struktur im Wohnheim entstanden war. Dies schien das Zusammenspiel zwischen Struktur in der inneren und äußeren Welt zu veranschaulichen, zumindest für mich selbst als Beobachter, und damit fügte sich die Bedeutung von Rosenfelds Arbeit ein. Rosenfelds (1971) Bericht über die Art, wie ein fragmentierter Verstand skrupellos, wie eine Mafiagang, intrapsychische Ordnung zwischen inneren Objekten herstellt, war wie eine Beschreibung von Aspekten des Umfelds des Wohnheims. Stabilität wird auf Kosten von Kreativität und Wachstum bewahrt; Freiheit wird eingeschränkt, weil die innere Mafia auf der Beibehaltung von selbst-zerstörerischen Symptomen und Verhaltensweisen besteht.

Vielleicht war der innere Effekt der Auflösung des traditionelleren medizinischen Modells der psychiatrischen Struktur eine Art Identitätskrise, bei der das Ziel und der Platz des Einzelnen unbestimmt blieben. Die Frage ergab sich, wie die Bewohner mit dieser Art Identitätsdiffusion umgingen. Der Mann, der seine Jacke suchte, fühlt sich vielleicht wohler, weil er dies tat, da es ihm einen Sinn und eine Rolle verlieh. Vielleicht sind alle Bewohner zusammen an der tyrannischen, sozialen Ordnung beteiligt, weil es besser ist, am Ende der Hackordnung zu stehen, als ohne jeden Bezug zu treiben. Sehr interessant waren die Symptome des katatonischen Mannes als Reaktion auf die Kultur zu sehen. In der psychiatrischen Standardpraxis ist Katatonie heutzutage relativ selten; in der Tat war der Mann in dem Wohnheim erst der zweite, den ich in meiner fünfjährigen Erfahrung in der Psychiatrie gesehen hatte. War der Grund, warum er sich an einen bestimmten Platz in eine bestimmte Pose setzte, eine Reaktion auf ein Umfeld, in welchem sein ›Platz‹ absolut undefiniert war? Wurde er in seiner Psychose Christus (eine sehr überwältigende Identität) als Reaktion darauf, dass sich seine eigene Identität aufgelöst hatte? Repräsentierte Kreuzigung eine starke und unbestreitbare Rolle (für die Sünden der Welt zu sterben), oder repräsentierte sie einen langsamen psychischen Tod, indem man sich wegen des Terrors der Vergeltungen der Rosenfeldschen Mafia nicht rühren konnte? Die Bewohner sind nicht in der Lage, Freiheit im physischen und sozialen Umfeld zu tolerieren und ersetzen dies durch eine rigide Nutzung der Räume und tyrannische Hegemonie. Vielleicht war dieser Mann nicht in der Lage, das Akzeptieren und Tolerieren seines Inneren zu ertragen und musste so eine Bewegungsstörung entwickeln (Katatonie), um seinem Bewusstsein eine physische Struktur zu geben.

Die Thematik, die sich durch die ganzen Beobachtungen und Diskussionen in der Supervision zog, betraf die Dialektik zwischen Struktur und Nicht-Struktur. Dieses Wohnheim und die ganze sozialpsychiatrische Bewegung im Allgemeinen kritisieren das medizinische Modell der Psychiatrie dafür, dass es zu strukturiert sei; dahinter steht die Vorstellung, dass in einer Struktur, die durch das medizinische Modell von Diagnose und Behandlung und das Machtverhältnis zwischen Arzt und Patient aufgezwängt wird, unzureichende Freiheit herrscht und sich deshalb die Humanität des Patienten oder seine Persönlichkeit nicht entwickeln können. Dieser strukturierte Ansatz in der Psychiatrie erreicht seinen Höhepunkt in der Führung der psychiatrischen Langzeitpatienten in großen bürokratischen Krankenhäusern. Struktur ist dort alles, Patienten haben einen Platz in der physischen Struktur des Krankenhauses, ein Bett und einen Nachttisch auf der Station. Sie haben einen Platz in der sozialen Struktur der Anstalt: am Ende der Hierarchie, in der der Arzt oben und die Krankenschwestern in der Mitte stehen. Ihre Erfahrungen des Inneren haben eine Struktur: es sind ›Wahnvorstellungen‹ oder ›Halluzinationen‹ in einer phänomenologischen Struktur, die in eine taxonomische und diagnostische Struktur passt. Menschen haben keine gestörten Gefühle und nichts passiert mit ihnen: sie haben Symptome von Schizophrenie, manischer Depression usw.

In dem Wohnheim gibt es eine klare Bewegung, diese Strukturen zu beseitigen oder neu auszuhandeln. Physisch ist das Gebäude Teil der Kommune, Bewohner tätigen ihre Einkäufe in der Nähe, besuchen ihren Hausarzt und andere Dienstleister; sie kochen für sich selbst und sind zum Großteil physisch unabhängig. Der großzügige zentrale Raum drückt dies klar aus. Von diesem Raum aus konnte ich verschiedene Aktivitäten wie Spielen, Kochen, Essen, Besprechungen mit Angestellten usw. beobachten. Trotzdem werden in diese architektonischen Eindrücke der Freiheit Einschränkungen und Grenzen verhängt. Eine Zwangsjacke von Fernsehen am Tag und ein ungeschriebenes Gesetz, dass Fernsehen die hauptsächliche Funktion des Raumes war.

Am Ende des Projektes schien mir die missbräuchliche Tyrannei, die sich im Wohnheim entwickelt hatte, eine Funktion des extremen Bedürfnisses nach Containment und Struktur von Menschen mit psychotischen Störungen zu sein. Das führt zu der Folgerung, dass der offensichtliche Missbrauch in den psychiatrischen Langzeitstationen in genau der gleichen Weise eher Folge als Ursache ist. Wenn das wahr ist, könnte die Kultur der Langzeitstationen aus dem Bedürfnis nach Containment und als Antwort auf die bestehenden Bedürfnisse entstanden sein. Wie kann denn der Beobachter der Langzeitstation die Unerträglichkeit des Lebens dort konzeptualisieren? Vielleicht ist das Unerträgliche nicht das Umfeld, sei es eine Krankenstation, ein kommunales Wohnheim oder Ladeneingänge in einer großen Stadt, wo Menschen ihr Dasein auf der Straße fristen; vielleicht ist das Innere der Person mit einer schweren psychischen Störung das Unerträgliche. Vielleicht wird jede Einrichtung, die versucht, schwer psychische Kranke zu containen, allmählich diese Unerträglichkeit reflektieren.

Zusammenfassung

Bei dieser Beobachtung habe ich die von Hinshelwood entwickelte psychodynamische Beobachtungsmethode angewandt, um die Kultur und das Umfeld von kommunalen psychiatrischen Wohnheimen für psychiatrische

Patienten zu untersuchen. Ich denke, dass meine anfängliche Hypothese weitestgehend bestätigt wurde, d. h. dass die Unerträglichkeit der Strukturen, die aufgestellt wurden, um schwer psychisch Kranke zu containen, viel mehr auf der Unerträglichkeit von psychischen Erkrankungen beruht, als auf den Strukturen an sich.

Es ist klar, dass es große Unterschiede zwischen diesem Wohnheim und den Langzeitstationen psychiatrischer Krankenhäuser gibt. In einem Krankenhaus gibt es klare Strukturen, die das konkrete Umfeld sowie das soziale Umfeld und die innere Welt bestimmen und regeln. Die psychiatrische Langzeitstation ist in einem Krankenhaus oftmals eine Gemeinschaft für sich und von einer Mauer umgeben; die soziale Struktur ist eine medizinische Hierarchie, in der die Macht Ärzten und Pflegepersonal zugeteilt wird. Die Erfahrungen der inneren Welt werden als psychopathologisch erachtet; Wahnvorstellungen und Halluzinationen werden mit Tabletten und Elektroschock behandelt. Diese Überstrukturierung kann entwürdigend und traumatisch für Patienten sein, denen der Stempel einer psychischen Erkrankung aufgedrückt und die Rolle eines psychisch Kranken zugeschrieben werden.

Oberflächlich betrachtet, scheint es, als ob die zur Verfügung stehende Alternative in dem Wohnheim viel förderlicher und therapeutischer ist; ein heimisches und freundliches Umfeld in der örtlichen Gemeinschaft, in der frühere Patienten mit unaufdringlichem Personal und wenig Beaufsichtigung leben können. Das Problem in diesem locker geführten Umfeld mit wenig Autorität oder anderen Strukturen ist, dass dies die Menschen mit anderen Problemen konfrontiert. Wo passen sie in diese amorphe Organisation hinein; was ist ihre Rolle, was für eine Bedeutung hat ihre psychische Erkrankung? Um das strukturelle Vakuum zu füllen, entwickeln sich andere Strukturen, Hierarchien und Verhaltensweisen, die größere Schäden anrichten können als die, die sie ersetzen.

Beide, die Station im psychiatrischen Krankenhaus und das städtische Wohnheim, versuchen auf unterschiedliche Weise, die schweren psychischen Störungen zu containen, aber sie können beide die Verzweiflung und die Unerträglichkeit, die schwere psychische Erkrankung bedeutet, nicht vermeiden. Es besteht das Risiko, dass Reformer den Fehler machen, die Verzweiflung und die Unerträglichkeit, die sie in solchen Umgebungen wahrnehmen, als eine Funktion des Regimes zu betrachten statt in der Sache selbst begründet zu sehen. Folglich dürften sie neue Ansätze entwickeln, die auf lange Sicht denen, denen sie zu helfen versuchen, nur mehr Schaden zufügen.

Übersetzung: Julia Fink, Inge Saunders & Wilhelm Skogstad

Teil III
Beobachtungen im Allgemeinen Gesundheitswesen

Kapitel 8

Arbeit in einer Welt von Körpern

Eine internistische Station

Wilhelm Skogstad

Einleitung

In der Arbeit mit körperlich Kranken hat das Pflegepersonal täglich mit vielerlei schwierigen und widerstreitenden Gefühlen zu tun. Ständig begegnen sie Krankheit und Tod, und im direkten Kontakt mit den Körpern der Patienten sind sie auch mit der Sexualität konfrontiert, die sich in dieser Körperlichkeit ausdrückt. Das führt bei denen, die mit den Patienten arbeiten, zu Ängsten und Konflikten, die zuzulassen und über sie nachzudenken oft als zu schwierig empfunden wird. Auf einer Station im Krankenhaus entwickelt sich eine eigene Kultur, in der diese Ängste und Konflikte abgewehrt werden. Diese Kultur zeichnet sich durch eine bestimmte Gruppe von Abwehrmechanismen aus, die sowohl individuell als auch kollektiv vom Personal eingesetzt werden.

Die vorliegende Studie basiert auf der wöchentlichen Beobachtung einer medizinischen Station über einen Zeitraum von vier Monaten. Die Beobachtungsmethode wird im Detail in Kapitel 2 beschrieben. Das vorliegende Kapitel untersucht die Kultur dieser Station und nimmt die Abwehrmechanismen in den Blick, die eingesetzt wurden, um die Ängste und seelischen Schmerzen abzuwehren, die die Arbeit mit somatisch Kranken, mit ihren Körpern und ihren Gefühlen mit sich bringt. Obgleich man bei einzelnen Pflegepersonen durchaus die Fähigkeit erkennen konnte, die erlebten Gefühle zu reflektieren, so war doch die allgemein vorherrschende Kultur der Station durch eine starke Abwehr solch belastender Gefühle bestimmt. Besondere Bedeutung hatten dabei sowohl manische Erregung und Erotisierung als auch Abwehrmechanismen auf einer körperlichen und konkreten Ebene.

Arbeit mit Körpern und Gefühlen

Krankenschwestern und Pfleger sind in der Arbeit mit körperlich Kranken ständig mit schweren, oft lebensbedrohlichen Erkrankungen und mit dem Tod konfrontiert. Sie müssen bewusst oder unbewusst mit ihren eigenen

Ängsten vor Krankheit, Tod und Sterben, ihrer Angst vor Verlust und ihren Schuldgefühlen umgehen. Sie sind mit Ängsten um ihre Fähigkeit, für andere zu sorgen und sie am Leben zu erhalten und mit Gefühlen von Hilflosigkeit konfrontiert.

Neben ihren eigenen schmerzhaften Empfindungen wird das Pflegepersonal auch mit den Ängsten, der Depression, Hilflosigkeit und Wut der Patienten und deren Angehörigen konfrontiert. Patienten und ihre Angehörigen sind oft in höchstem Maß verstört durch die Krankheit und suchen dann nach Objekten, in die sie ihre Verzweiflung projizieren können.

Die tägliche Arbeit der Krankenschwestern bringt einen engen Kontakt zum Körper der Patienten mit sich, was allein schon Angst erregend sein kann. Der Körperkontakt hat oft eine Nähe und Qualität, die der Beziehung von Mutter und Kind ähnelt. Berühren, Füttern, Waschen sowie der Umgang mit Exkrementen gehören zum Tagesgeschäft. Das bringt kindliche Wünsche und Ängste aus der frühen Mutter-Kind Beziehung und ödipale Fantasien und Ängste wieder zum Leben, aber auch sexuelle Begehrlichkeiten reiferer Art, die Ängste und Konflikte verursachen.

Meine Beobachtung fand auf einer internistischen Station statt, die sich auf kardiologische Erkrankungen spezialisierte, in der aber eine breite Palette anderer Erkrankungen behandelt wurde. Im Zusammenhang mit Herzerkrankungen kann es zu plötzlichen Todesfällen kommen, das Befinden eines Patienten kann sich sehr schnell und sehr dramatisch verschlechtern und ist dann auf schnelle und effiziente Intervention, bis hin zur Wiederbelebung, angewiesen. Die Angst vor einem plötzlichen und unerwarteten Todesfall und die Furcht, einen Patienten nicht am Leben erhalten zu können, wenn sich sein Zustand verschlechtert, werden durch diese besondere Arbeit gefördert. Wenn ein Patient nicht überlebt oder wenn sich sein Zustand dramatisch verschlechtert, kommen in der Regel Schuldgefühle wie auch Zweifel an der eigenen Kompetenz auf. Andererseits können gerade kardiologische Patienten sich oft beachtlich schnell und gut erholen. Dann erleben Schwestern und Ärzte Erfolge, die sie in ihrem Tun bestätigen, sie aber auch zu Omnipotenzgefühlen verleiten können.

Der Druck im neuen System des NHS (National Health Service) mit seiner Knappheit an Ressourcen und dem Zwang zum Sparen führt zu zusätzlichen Erschwernissen und Ängsten. Das Arbeiten unter Personalknappheit und unter dem ständigen Druck von Effizienz, Audits, Kontrollen, finanziellen Überlegungen und Arbeitsplatzunsicherheit der Mitarbeiter kann das betroffene Personal an die Grenzen seiner Belastbarkeit bringen.

Die Arbeit des Pflegepersonals mit körperlich Kranken vollzieht sich in hohem Maße auf einer somatischen Ebene, mit dem Körper und den Körperfunktionen der Patienten. Die Beschäftigung mit den Körpern und Körperfunktionen kann jedoch selbst defensiv verwendet werden, um die Konflikte zu vermeiden, die der Kontakt mit ganzen Personen mit sich bringt; das konnte ich auch in der von mir beobachteten Abteilung feststellen. Im Lauf meiner Beobachtungen gewann ich zunehmend den Eindruck, dass der Umgang mit dem Körper auch zu einer besonderen Art von konkretem körperlichen Abwehrverhalten in dieser Abteilung führte: der Körper wurde sowohl zur Kommunikation als auch zur Abwehr eingesetzt, und ganz konkrete Abwehrmechanismen wurden an Stelle von symbolischen zur Abwehr von Angst und seelischem Schmerz verwandt.

Ängste und soziale Abwehr

In allen sozialen Einrichtungen verursacht die jeweils spezifische Tätigkeit bei den Mitarbeitern Ängste und Konflikte, die durch die Entwicklung spezifischer Strategien bewältigt werden müssen. Individuelle Abwehrmechanismen kommen zusammen und formen eine neue Abwehrkultur, die wiederum das Funktionieren der Individuen in der jeweiligen Institution beeinflusst. Zu einem gewissen Grad sind diese sozialen Abwehrformen notwendig, sie können allerdings auch so starr und massiv werden, dass sie die Mitarbeiter bei der Erfüllung ihrer beruflichen Aufgaben beeinträchtigen. In Kapitel 1 wurde ein solches psychoanalytisches Institutionsmodell und entsprechende relevante Literatur bereits im Detail beschrieben und diskutiert. In diesem Artikel wird daher die für diese Studie relevante Literatur nur kurz erwähnt.

Die erste bekannte Studie von Menzies (1959/1988) wurde ebenfalls in einem Allgemein-Krankenhaus durchgeführt, deshalb ging es in dieser Studie auch um die Arbeit mit dem Körper, somatischer Krankheit und Tod. Sie machte besonders auf die starken und widersprüchlichen Gefühle der Krankenschwestern aufmerksam: von Mitleid und Liebe, Schuld und Angst, Hass, Groll und Neid auf die Pflege, die den Patienten zuteil wird. Sie betonte auch die starken libidinösen und erotischen Impulse, die durch den engen Kontakt mit dem menschlichen Körper angeregt werden und Angst auslösen.

Cohn (1994) befasste sich in einer Studie mit der Intensivstation einer Kinderabteilung. Sie stellte dabei tiefe Ängste fest, die das Pflegepersonal in Bezug auf ihre Fähigkeiten, die Babys am Leben zu erhalten, hatte. Diese Ängste fand auch Fletcher (1983). Roberts (1994a) beschrieb, wie das Pflegepersonal auf einer geriatrischen Abteilung für Langzeitpatienten mit Ängsten über das Altern und Gefühlen von Nutzlosigkeit und Ablehnung zu tun hatte. Und Ramsey (Kapitel 10) beschrieb in ihrer Studie tiefe Ängste des Pflegepersonals im Angesicht des Todes von Patienten.

All diese Autoren fanden, dass die von ihnen beschriebenen Ängste durch die Entwicklung starker Abwehrstrategien bewältigt wurden, die eher auf die Vermeidung als die Verarbeitung von Ängsten abzielten. In dem Krankenhaus, das Menzies untersuchte, geschah dies durch eine Aufspaltung in der Beziehung zwischen Patient und Pflegeperson, durch Distanzierung und Anonymisierung; in der von Cohn beschriebenen Frühgeborenen-Einheit geschah es hauptsächlich durch eine Art ›mechanischer‹ Pflege, die alles für die kranken Babys tat, jedoch ohne emotionale Beteiligung der Pflegepersonen, und in Ramseys Hospiz wurde die Erfahrung des Todes meist ausgeklammert und abgespalten.

Das Krankenhaus und die Abteilung

Das Krankenhaus, in dem ich meine Studie durchführte, war ein mittelgroßes Allgemeinkrankenhaus am Rande von London. Jede medizinische Station hatte einen fachlichen Schwerpunkt, was mit dem Ziel eingeführt worden war, nicht nur die Patientenversorgung zu verbessern, sondern auch die Arbeitszufriedenheit des Pflegepersonals zu erhöhen. Die Einführung des ›Internen Marktes‹ im NHS hatte das Krankenhaus stark beeinflusst, und bei meinem ersten Treffen erzählte mir die Leitende Schwester stolz, dass nun auch die Krankenschwestern an den betriebswirtschaftlichen Aspekten beteiligt seien. Ich spürte jedoch auch, dass diese Tatsache die Mitarbeiter erheblich unter Druck setzte, denn die Schwester machte die traurige Bemerkung, dass ihre Gehälter nicht mehr gezahlt werden könnten, wenn sie nicht kostendeckend arbeiteten.

Die Station, die ich beobachtete, hatte Kardiologie als Schwerpunkt, war aber nicht nur auf Herzerkrankungen beschränkt. Für bestimmte Untersuchungen, wie zum Beispiel Angiographien, wurden Patienten in ein größeres Krankenhaus überwiesen. Bei meinem ersten Gespräch mit der Leitenden Schwester nahm ich ein gewisses Minderwertigkeitsgefühl gegenüber dieser anderen größeren und renommierteren Klinik wahr. Bei diesem Erstkontakt war ich auch beeindruckt von der freundlichen zugewandten Atmosphäre, die mir fast zu schnell und zu freundlich vorkam. Erst später im Gespräch wurden Zweifel und kritische Fragen zu meiner Person und dem Ziel der Studie gestellt. Dann äußerte die Leitende Schwester auch ihre Sorge, dass ich etwas im *British Medical Journal* schreiben könnte und behaupten würde, dass die Schwestern sehr schlechte Arbeit leisteten. Damit drückte sie die Selbstzweifel und die Verfolgungsängste der Schwestern aus (die vielleicht in ihrem Arbeitsklima durchaus eine realistische Grundlage hatten).

Beginn der Beobachtung

Zur Beobachtung besuchte ich die Station einmal wöchentlich für eine Stunde. Ich kam immer zur selben Zeit und saß immer am selben Platz. Vor dem Beginn der Beobachtungen stellte ich mich in einer Stationsbesprechung vor und beschrieb den Krankenschwestern mein Vorhaben. In derselben Besprechung stellte sich eine Beraterin vor, die für die Mitarbeiter im Krankenhaus unterstützende Gruppen anbot. Bei der Diskussion dieses Angebotes betonten die Krankenschwestern, dass sie unter Druck stehen und viel Stress aushalten müssten, sie vermittelten aber auch, dass ihre Art mit dem Stress umzugehen, darin bestand, eine Zigarette zu rauchen, zu vergessen oder sich auszuruhen. Sie machten den Eindruck großer Bedürftigkeit, so z.B. als sie die Beraterin um Einzelsitzungen statt der vorgeschlagenen Gruppensitzungen baten. Dieser Eindruck von Bedürftigkeit bestätigte sich auch etwas später, als sie mir scherzhaft vorschlugen, für meine Beobachtung am Schreibtisch Platz zu nehmen und dabei das Telefon zu bedienen. Die Beraterin bemühte sich, mit den Schwestern gemeinsam darüber nachzudenken, wie die Gruppen am besten eingeführt werden könnten, sie ermutigte die Schwestern, darüber nachzudenken und dann auf sie zurückzukommen. Sie wurde jedoch schnell von der Entscheidung der Stationsschwester überrollt, zwei verschiedene Beratungsgruppen für unterschiedliche Hierarchiestufen des Pflegepersonals einzurichten und in der darauf folgenden Woche mit einer der Gruppen anzufangen.

Dieser Anfang war schon vielsagend. In dieser Abteilungsbesprechung wurde nicht nur eine Menge Anspannung, Angst und Not geäußert; die Krankenschwestern bekamen auch die Möglichkeit für einen geistig-seelischen Raum, in dem sie ihre Anspannung und Gefühle explorieren könnten. Die Reaktion darauf war aber ein großer Druck, Denken und Fühlen zu vermeiden und einen Ausweg durch schnelles Handeln zu finden – in diesem Fall durch eine rasche, nicht durchdachte Entscheidung.

Ich glaube, die gleiche Tendenz verbarg sich hinter ihrem scherzhaft gemeinten Vorschlag, dass ich Ihnen helfen könnte – so als ob meine Tätigkeit ihr Problem lösen würde. Ich glaube, dass die Schwestern Angst davor hatten, ihren Erlebnissen einen geistig-seelischen Raum zu geben, da dies schmerzhafte Gefühle erzeugen würde, die schwer zu ertragen sein würden. Deshalb konnte ein solcher Raum dafür nicht zugelassen werden, ein Problem musste sofort ›gelöst‹ werden, oder besser gesagt, man musste es gleich loswerden, ohne angemessenes Nachdenken oder Empfinden.

Flüchtige Freundlichkeit: Aus den Augen, aus dem Sinn

In der Abteilung herrschte gewöhnlich eine angenehme und freundliche, irgendwie aber auch oberflächliche Atmosphäre. Man begegnete Patienten und ihren Angehörigen – ebenso wie auch mir – auf eine heitere, manchmal warme und aufmerksame, öfter aber noch leicht witzelnde Art. In der Regel wurde ich erkannt und freundlich lächelnd begrüßt, manchmal wurde ich eingeladen, mir aus der Küche einen Kaffee zu holen oder mir wurde Schokolade angeboten. Der freundliche Kontakt war jedoch normalerweise nur flüchtig und ziemlich oberflächlich. Ich erlebte eine schnelle Abfolge von Kontaktaufnahme und Distanzierung im Verhalten der Schwestern. Auf diese Weise wurde jedwedes Gefühl eines realen Verlustes ganz schnell aus ihrem Erleben vertrieben.

In meiner ersten Beobachtung sehe ich eine ältere Frau in Begleitung ihrer Tochter die Station verlassen. Die Stationsschwester, Trudy, hält einen kleinen Schwatz mit ihr und scherzt über das ›Hotel Redwood Krankenhaus‹[1], sie vermittelt damit einen gewissen Stolz darauf, wie gut sie für ihre Patienten sorgen. Dann umarmen sich Abteilungsschwester und Patientin, bleiben eine Weile so im Flur stehen, bis die Patientin mit Tochter die Station verlässt. Die Schwester begibt sich an andere Tätigkeiten und erscheint dabei so effizient wie zu irgendeinem früheren oder späteren Zeitpunkt. Danach verlässt eine andere Patientin die Station. Schwester Esther verabschiedet sie warm und freundlich, und Trudy sagt scherzhaft, dass die Patientin den Mann bezahlen solle, der sie im Rollstuhl nach draußen fährt (er gehört zu den Mitarbeitern und ist für den Transport von Patienten verantwortlich). Als die Patientin kurz darauf wieder »Tschüss« zu Esther sagt, während sie im Rollstuhl durch die Stationstür geschoben wird, erwidert die Schwester den Gruß kühl und distanziert, so als ob es nie einen Kontakt zwischen ihr und der Patientin gegeben hätte.

Die Freundlichkeit dieser Verabschiedungen, eine sogar mit engem körperlichen Kontakt, war bemerkenswert. Ebenso bemerkenswert war die Geschwindigkeit, mit der die Patienten dann quasi verschwunden waren, sodass Trudy einen Moment nach einem recht intimen Austausch völlig unbewegt erschien und Esther die andere Patientin wie eine Fremde behandelte. Die Schwestern waren anscheinend in der Lage, sich schnell auf einen engen Kontakt einzulassen und sich schnell wieder zu distanzieren. Trudys Scherze verrieten einen verborgenen tieferen Groll auf die Bedürfnisse ihrer Patien-

---

1 »Redwood« war der (hier veränderte) Name des Krankenhauses.

ten. Obwohl es so aussah, dass die Schwestern freundliche und menschliche Kontakte aufnehmen konnten, vermieden sie durch diese flüchtigen und oberflächlichen menschlichen Begegnungen und durch den schnellen Wechsel von Annäherung und Distanzierung doch die Erfahrung von Trauer und Verlust, den sie mit einem echten Kontakt riskieren würden. Donati (Kapitel 3) beschrieb die Begegnungen von Pflegepersonal und Patienten in einer psychiatrischen Abteilung für Langzeitpatienten als ›touch and go‹. Dem von ihr beschriebenen menschlichen Kontakten mangelte es jedoch an der Lebendigkeit, wie sie für die Station, die ich beobachtete, typisch war.

Bei einer der wöchentlichen Beobachtungstermine sitzen ein paar Schwestern zusammen beim Schwatzen. Eine der Schwestern, Jane, holt einen Plastikbeutel mit Schokolade, Keksen und einer Grußkarte, ein Geschenk von einem Patienten. Sie kann sich nicht mehr an den Namen des Patienten erinnern und muss dafür auf die Karte schauen.

An einem anderen Beobachtungstermin klingelt das Telefon und ein Pfleger, Andrew, hebt ab. Er bittet den Anrufer zu warten, sucht auf einer Tafel den Namen des gewünschten Patienten, kann ihn aber nicht finden. Dann sucht er nach einer Schwester, die ihm sagen kann, dass der Patient immer noch auf der Station ist, aber an diesem Tag entlassen wird.

Die Namen von entlassenen Patienten wurden schnell von der Tafel gewischt. Allem Anschein nach geschah es aber nicht nur im physischen Bereich (der Tafel), sondern auch im geistig-seelischen (der Erinnerung), dass sie schnell gestrichen und durch neue Namen ersetzt wurden. So schienen sie mit dem ständigen Wechsel von Patienten zurechtzukommen: sie kümmerten sich um die, die gerade da waren und löschten die anderen ganz schnell aus ihrem Bewusstsein aus. Diese Technik schützte sie vor der Überlastung mit Gefühlen und Gedanken über all die Patienten und Beziehungen und bewahrte sie davor, eine wiederkehrende Verlusterfahrung durchzumachen.

Ich hatte oft den Eindruck, dass jeder Kontakt auf eine kurze Begegnung beschränkt werden musste, egal ob das Pflegepersonal aktuell unter Druck stand oder durchaus Zeit gehab hätte.

Als ein Pflegeschüler an einem ruhigen Tag nichts Besonderes zu tun hat und eine Unterhaltung mit einer bettlägerigen Patientin anfängt, wird er von der Stationsschwester weggerufen, um eine Aufgabe zu erledigen. Eine halbe Stunde später schlendert er wieder in den Stationsteil, den ich einsehen kann, und scheint wieder eine Unterhaltung, diesmal mit einem anderen Patienten, zu suchen. Bevor ihm das gelingt, wird er wiederum abgerufen, um einen Blutzuckertest durchzuführen, obgleich er vorher gebeten wurde, dies erst zu einem späteren Zeitpunkt zu tun.

Als er wieder wegeilen musste, war ich tief enttäuscht. Auf meinem einsamen Beobachterposten hatte ich Mitgefühl mit der Patientin und ihrem Bedürfnis nach menschlichem Kontakt. Obwohl es häufig freundliche Kontakte mit Patienten gab, waren sie in der Regel kurz. Diese Beobachtungen legten nahe, dass ein normaleres, menschlicheres und eventuell auch emotionaleres Gespräch aktiv verhindert wurde.

In meinen Beobachtungen konnte ich sehen, dass das Pflegepersonal versuchte, freundliche und menschliche Beziehungen mit Patienten zu knüpfen, bei denen sie sich als fürsorglich und mit den Patienten verbunden erleben konnten. Was ich auch sehen konnte, war ihre starke Tendenz zu Oberflächlichkeit und bisweilen überschwänglicher Freundlichkeit, während sie sich gleichzeitig von tieferem menschlichen Kontakt distanzierten. Eine stärkere Bindung zu Patienten zu entwickeln hieß auch, sich schmerzlichen Gefühlen wie Mitleid, Schuld, Angst und Verlust, aber auch Groll anzunähern, und das verursachte bei ihnen das Bedürfnis, sich zu schützen, indem sie ihre Gefühle abspalteten und ihre Erinnerungen auslöschten.

Sehen und Sich-Abwenden

Ich sah oft Hinweise für einen Konflikt zwischen der Tendenz, einen angemessenen geistig-seelischen Raum einzurichten und der, sich abzuwenden zur Vermeidung schmerzhafter Gefühle oder des Erlebens von Überwältigung. Die folgenden Ausschnitte sind Beispiele sowohl für einen offeneren, weniger defensiven Kontakt als auch für eine äußerst defensive Vermeidung von echtem Kontakt.

Auf der Station ist geschäftiges Treiben. Ein Mann von circa 50 Jahren kommt auf die Station und Schwester Trudy spricht ihn auf dem Flur an. Sie fragt ihn, ob er weiß, wie es um seine Mutter steht. Der Mann sagt etwas über eine gebrochene Hüfte, Herzprobleme und noch einiges andere. Trudy schlägt ihm vor, das Gespräch an einem ungestörten Platz fortzusetzen. Ich mache mir Sorgen um diesen Mann, dessen Mutter wahrscheinlich schlimmer dran ist, als er glaubt. Trudy schaut ins Stationszimmer, das aber besetzt ist, dann nimmt sie den Schlüssel zum Zimmer der Abteilungsleitung und geht mit dem Mann dort hin. Nach einigen Minuten kommt sie zurück und macht später eine Bemerkung darüber, dass der Mann sehr erschüttert war.

An einem anderen Tag geht es wieder ziemlich hektisch auf der Station zu. Mitten im Gedränge sagt Schwester Ann zu einem Besucher, nachdem sie abgeklärt hat, welche Patientin seine Mutter ist: »Ich muss in Ruhe mit Ihnen sprechen, hier sind zu viele Leute«. Aber einen Moment später redet sie weiter mit ihm auf dem Flur, ganz nah bei mir und einem anderen Besucher. Dann geht ein Monitor los. Ann geht, um ihn abzustellen und sagt, als sie zurückkehrt: »Eines Tages werden wir ein ruhiges Gespräch führen können«. Sie berichtet dem Mann über seine Mutter, die kurz vor der Entlassung steht und macht ihm verschiedene Vorschläge, wie er Unterstützung kriegen könnte, wie zum Beispiel mit einer Putzfrau und mit Essen auf Rädern. Der Mann versichert einige Male, dass er das alles selbst tun kann, dass er zurzeit nicht arbeitet und dass ihm die Hilfe für seine Mutter eine Betätigung gibt. Ann betont weiterhin, dass er über Hilfsangebote nachdenken solle, bis der Mann schließlich zustimmt. Ich fühle mich unwohl, zum Zuhörer dieser Unterhaltung gemacht worden zu sein, und der Mann tut mir leid.

In beiden Situationen hat die jeweilige Schwester die Notwendigkeit einer ruhigen Gesprächsumgebung und ihrer Aufmerksamkeit wahrgenommen. Im ersten Beispiel wurde diese Umgebung bereitgestellt, sowohl im materiellen wie im geistig-seelischen Sinne. Der Angehörige wurde in einen separaten Raum geführt, wenn auch nur für kurze Zeit, die Krankenschwester dachte über seine Notlage und später über seine Erschütterung nach. Ihre mitdenkende Reaktion spiegelte sich in meiner eigenen Besorgtheit um den Mann wider. Im Gegensatz dazu stellte die Schwester im zweiten Beispiel weder physisch noch psychisch den angemessenen Raum zur Verfügung. Sie erkannte die Notwendigkeit einer diskreten Umgebung, sprach aber trotzdem mit dem Mann in aller Öffentlichkeit. Ihre Reaktion auf seine Bemerkungen machte deutlich, dass sie nicht wirklich über seine Bedürfnisse nachdenken konnte.

Statt ihm in angemessener Weise einfach zuzuhören, überschüttete sie ihn mit ›guten Ratschlägen‹, was mir gar nicht hilfreich vorkam. Dass sie gerade so mit dieser Situation umging, war meines Erachtens teilweise in dem massiven Druck begründet, dem sie ausgesetzt war, als von allen Seiten Forderungen an sie gestellt wurden. Als sie vom Monitor zurückkehrte, ließ ihre Bemerkung den Schluss zu, dass sie Schuldgefühle hatte, weil sie dem Besucher nicht die Privatsphäre und den seelischen Raum zur Verfügung stellte, aber vermutlich erhöhte gerade dies wiederum ihren Druck, Gefühle von echter Sorge, Mitleid und Schuld abzuwehren.

Wie es in Großbritannien üblich ist, bestand die Station aus offenen Einheiten für die Patienten. Es gab keine geschlossenen Krankenzimmer. In jedem dieser Einheiten standen vier Betten und bei Bedarf konnte um jedes Bett ein Vorhang als Sichtschutz gezogen werden. Unter solchen räumlichen Bedingungen konnte jeder Patient ständig unter Beobachtung sein. Alle Befindlichkeiten der Kranken wahrzunehmen, sich einzufühlen und über die Nöte der Patienten nachzudenken, kann leicht als Überforderung erlebt werden. Ich glaube, dass das Pflegepersonal dieses oft als massive Anforderung an sich erlebte und darüber sowohl Ärger als auch Schuld empfand. Um diesen inneren Konflikt zu vermeiden, wendeten sie sich aktiv vom Leiden ab.

Von meinem Beobachtungsposten aus hatte ich uneingeschränkte Sicht auf ein Patientenbett und beobachtete dort öfters einen Patienten, der offensichtlich körperlich oder seelisch litt, damit aber allein blieb.

Eines Tages blickte eine Patientin in diesem Bett mit sehnsüchtigen Augen um sich. Dann schaut sie auf mich mit einem Ausdruck von Einsamkeit und einem innigem Wunsch nach Kontakt. Ich fühle mich beschämt, schuldig, unfähig, ihr etwas zu geben und schaue weg.

An einem anderen Tag sitzt eine andere Patientin in dem gleichen Bett mit einer Schale in der Hand und versucht unter großen Schwierigkeiten abzuhusten. Sie schwitzt und leidet offensichtlich, aber sie ruft nicht um Hilfe. Ihr Blick fällt in einem Moment auf mich, sie scheint sich zu schämen, weil sie beobachtet wird. Gleichzeitig befindet sich der Pfleger, Peter, am Eingang dieser Einheit in einer Unterhaltung mit einer jungen Ärztin, die ihren Arm um seine Taille gelegt hat und seinen Nacken krault. Ich empfinde eine Mischung von Schuld, weil ich mich nicht um diese Patientin kümmere und Ärger über den Pfleger und die Ärztin.

Als Beobachter machte ich praktisch die gleiche Bewegung, die ich auch beim Personal entdeckte, nämlich zu erkennen und sich dann abzuwenden. Im ersten Fallbeispiel fühlte ich eine starke emotionale Anforderung, die ich nicht erfüllen konnte, was mich beschämte und Schuldgefühle auslöste. Ich tat noch nicht einmal das, was meine Beobachterrolle zugelassen hätte, nämlich sie anzulächeln und sie damit als Person anzuerkennen, stattdessen schaute ich weg. So wie ich meine Augen und meinen Sinn von dem Gefühl der Anforderung und Schuld abwandte, spiegelte das die Bewegung wider, die auch beim Personal sehr üblich war. Das zweite Beispiel zeigt das Phänomen noch deutlicher. Während bei *mir* die schmerzhaften und konflikthaften Gefühle auftauchten, die das Personal hätte empfinden können, beschäftigten *sie* sich mit erotischen Spielen und ignorierten die Qual der Patientin. Diese öffentliche Zurschaustellung von Intimität trug vielleicht zur Beschämung der Patientin darüber bei, dass ihr Leiden gesehen wurde.

Flirten und erotische Atmosphäre

Wie im gerade beschriebenen Beispiel war Erotisierung als eine Form sozialer Abwehr auf dieser Station recht üblich. In der Atmosphäre lag oft etwas Flirtendes, und verbale wie körperliche Kontakte der Mitarbeiter untereinander hatten oft eine erotische Qualität. Schwestern und Pfleger nannten sich gegenseitig »Schätzchen« (»Darling«) und berührten sich zärtlich. Der Pfleger Peter führte oft lange, flirtende Gespräche mit einer der jungen Ärztinnen, oder er umarmte sie; überhaupt stand er im Mittelpunkt des erotischen Interesses der jungen Ärztinnen. Ich glaubte, diese erotische Atmosphäre hatte zwei Aspekte: Einerseits war dies ein Ausdruck der sexuellen Gefühle, die durch den engen körperlichen Kontakt mit den Patienten ausgelöst wurden. Wenn man diese so entstandenen Gefühle auf eine leichte, flüchtige und humorvolle Art ausdrückte, dann waren sie weniger beängstigend und die Atmosphäre war angenehmer und spielerischer. Andererseits war diese erotische Atmosphäre eine machtvolle Abwehr gegen Ängste, besonders gegen die Angst vor dem Tod.

Eine Patientin ruft einen Pfleger, weil sie zur Toilette gehen muss. Der Pfleger, ein attraktiver junger Farbiger, tanzt förmlich um ihr Bett herum. Dann holt er mit einer spielerisch dramatischen Bewegung den Toilettenstuhl ans Bett, sodass sie beide lachen müssen. Er zieht den Vorhang um das Bett zu und entfernt sich. Nach einer Weile guckt er verstohlen durch den Vorhang und lacht sie beschwingt und irgendwie kokett an.

Die Szene mit einer Frau und einem jungen Mann um etwas so Intimes wie den Toilettengang erregt sexuelle Fantasien, Ängste und Verlegenheit. Der Pfleger ging damit um, indem er einen leichten, humorvollen erotischen Austausch inszenierte und es damit für beide Beteiligten leichter machte.

Die kokette oder erotische Atmosphäre entstand oftmals dann, wenn großer Druck oder gar eine Krise anstand – sogar nach einem Todesfall, worauf ich später noch eingehen werde. Die Erotisierung ermöglichte einen spielerischen Ausweg aus unerträglicher Spannung und sie war eine starke Abwehr gegen depressive Gefühle und Ängste. Zweifel über die Fähigkeit, Patienten am Leben zu erhalten, Angst vor dem Tod und tief sitzendes Schuldgefühl konnten durch eine Atmosphäre von spielerischer Erotik, Erregung und körperlichen Berührungen bewältigt werden. Das folgende Beispiel macht deutlich, wie eine zunächst bestehende Spannung und Angst in erotische Erregung umschlägt; an einer späteren Stelle werde ich aufzeigen, wie eine Krise nach einem Todesfall in gleicher Weise bewältigt wurde.

In meiner fünften Beobachtungssitzung ist die Atmosphäre auf der Station anfangs sehr hektisch. Der Monitor geht häufig los, der Flur scheint voller Angehöriger zu sein, die nur darauf warten, mit dem Pflegepersonal sprechen zu können. Die Verlegung von fünf Patienten in ein anderes Krankenhaus muss organisiert werden. Die Schwestern Nancy und Ann sehen angespannt aus und scheinen nicht zu wissen, wie sie das alles bewältigen können. Nancy führt eine Reihe von Telefongesprächen, um alles zu organisieren. Eines davon ist mit Schwester Mary, die am nächsten Morgen früher zum Dienst kommen soll, um auszuhelfen, und sie nennt sie dabei »Schätzchen«. Sie ruft noch einige andere Leute an, spricht mit hoher und süßlicher Stimme und nennt die Ansprechpartner wieder »Schätzchen«. Als Ann in eines der Einzelzimmer hineingeht, nennt auch sie den Patienten mit einer erregten Stimme »Schätzchen«. Schließlich sind die Probleme gelöst und die Atmosphäre beruhigt sich etwas.

Dann steht eine junge Ärztin am Schreibtisch und schäkert mit dem Pfleger Peter. Als das Telefon klingelt, hebt Peter ab und ruft Nancy herbei. Es scheint ein privater Anruf für sie zu sein und sie verabredet etwas für den nächsten Abend. Dabei streichelt sie sinnlich über den weichen Pullover der Ärztin und genießt das offenbar. Die Ärztin flirtet unbeeindruckt davon mit Peter weiter. Nancy macht eine Bemerkung über den Pullover. Etwas später unterhält sich Nancy am Schreibtisch mit Ann, die auf einem Stuhl sitzt. Nancy streicht zärtlich durch Anns Haar und macht eine Bemerkung zu ihr. Plötzlich merkt Ann, dass ich die beiden beobachte und sagt: »Er beobachtet unsere Unterhaltung«.

An diesem Tag hatte das Pflegepersonal es sehr schwer, denn sie wurden mit erdrückenden Forderungen förmlich bombardiert. In dieser spannungsgeladenen und angstvollen Atmosphäre versuchten sie verzweifelt, die Dinge erträglicher zu machen, indem sie in einen erotischen und aufgereizten Austausch einstiegen. Anfänglich spiegelte sich das in Nancys Stimmlage und dem wiederholten »Schätzchen« wider, aber nach einer Weile wurde die Stimmung ausgesprochen erotisch und das Flirten deutlicher, und dann schien die ganze Angst verschwunden zu sein. Dann war das Personal miteinander in einer erregten Interaktion engagiert, von der sowohl die Patienten als auch ich selbst ausgeschlossen waren. Ich kam mir wie ein Außenseiter vor und war eifersüchtig auf ihre Vertraulichkeit und ihr Vergnügen. Mit dieser starken Abwehrtechnik konnten sie sich von ihrer ganzen Anspannung und Angst freimachen: sie waren erregt und fröhlich, die unangenehmen Gefühle des Ausgeschlossenseins, des Neides und der Verzweiflung wurden in den Menschen, die sie umgaben, untergebracht, in den Patienten und dem Beobachter. Einer der Krankenschwestern schien aufzufallen, was vor sich ging, als sie merkte, dass sie beobachtet wurden; dann empfand sie Schuld oder Beschämung.

Körper hin- und herbewegen

Der Durchgang von Patienten in dieser Abteilung war enorm hoch. Einige wurden nach Hause entlassen, andere wurden für kardiologische Spezialuntersuchungen oder Operationen in ein anderes Krankenhaus überwiesen und kamen gewöhnlich nach einer Weile zurück. Oft wurden Patienten auch innerhalb des Krankenhauses auf eine andere Station verlegt, um Platz für neue kardiologische Patienten auf dieser Station zu schaffen. Zusätzlich verlegte man Patienten innerhalb der Station von einer offenen Einheit zur anderen. Neu eingelieferte Patienten wurden in den beiden ersten Einheiten untergebracht und wenn sie keine Überwachung mehr brauchten, in eine Einheit weiter hinten auf der Station verlegt. Aber sogar in diesen Einheiten wurden Patienten hin- und herbewegt, manchmal um Frauen und Männer zu trennen, manchmal ohne einen für mich ersichtlichen Grund. Diese Veränderungen bedeuteten einen ständigen Abbruch von Beziehungen zwischen Pflegepersonal und Patienten und zwischen Patienten untereinander und jeder vertraute Platz ging schnell wieder verloren.

Als Beobachter spürte ich die Auswirkung dieser Wechsel. Jede Woche sah die für mich einsehbare Einheit anders aus. Oft fragte ich mich, ob ich einen Patienten, den ich in der Vorwoche gesehen hatte, wieder antreffen würde. Wenn das nicht der Fall war, war ich enttäuscht, fragte mich aber gleichzeitig, ob der Patient nun gestorben oder genesen war. Immer wenn ich ein vertrautes Gesicht sah, freute ich mich, und ich schaute oft auf die Tafel mit der Patientenliste und suchte nach bekannten Namen. Ich wünschte mir jedes Mal, von den Pflegern und Schwestern erkannt zu werden und wenn das geschah, war ich froh und fühlte mich ›zu Hause‹. Gefühlsmäßig war ich auch stark mit meinem gewohnten Platz verbunden und wenn mal jemand anderes auf ›meinem Stuhl‹ saß und ich mir einen anderen Platz suchen musste, fühlte ich mich, obwohl in der Nähe, entfremdet und fehl am Platz.

Was ich bei mir selbst erlebte, nämlich den Wunsch nach Kontakt und Anerkennung, das Gefühl von Verlust und Verlassensein, das Bedürfnis, an meinem Platz fest zu halten und das Gefühl der Entfremdung, wenn dieser Platz besetzt war, spiegelte Befindlichkeiten wider, die Patienten und Pflegepersonal wahrscheinlich teilten, über die sie aber nicht nachzudenken oder die sie nicht auszudrücken wagten. Hin und wieder schienen Schwestern und

Pfleger durchaus in der Lage zu sein, manche dieser Gefühle wahrzunehmen, öfter aber wandten sie sich einer defensiven Funktionsweise zu.

In einer von den ruhigeren Beobachtungssitzungen schien es mehr Raum zum Nachdenken zu geben. Da sah ich, dass das Pflegepersonal wahrnehmen konnte, wie schwierig all diese Veränderungen und Verluste für sie selbst und für die Patienten waren – obgleich ich nie hörte, dass sie diese Praxis des Hin- und Herbewegens von Patienten hinterfragten.

Innerhalb der Station muss ein Patient seinen Platz räumen und Nancy berät mit einer anderen Schwester, wen man am besten verlegen könnte. Sie fragt dann einen Patienten, ob er bereit sei, in ein Einzelzimmer zu gehen und akzeptiert es, als er »Nein« sagt. Später wird ein Patient auf die Station gebracht und die Schwester sagt zu ihm: »Es tut mir leid mit all diesem Hin und Her. Jetzt werden Sie aber nicht mehr verlegt«.

In diesen beiden Situationen hatte die Schwester ein Gefühl für die Schwierigkeit, die eine Verlegung für den Patienten bedeutet und nahm dies ernst. In der zweiten Situation gab es allerdings auch eine Verleugnung der Realität, da es auf dieser Station unrealistisch schien, eine Garantie abzugeben, dass ein Patient nicht mehr verlegt werden würde.

Wenn großer Druck herrschte, wurde die Atmosphäre defensiver. Dann ging die Wahrnehmung für die emotionale Belastung der Patienten durch Bettenwechsel und Kontaktabbrüche verloren oder sie wurde auf andere projiziert.

Eines Tages stehen Trudy und eine Kollegin vor der Tafel mit der Liste der Patienten, weil sie einen Patienten verlegen müssen, um Platz für einen neuen zu schaffen. Als Jane ankommt, sagt Trudy: »Ich bin so froh, dass du kommst, wir werden hier schon verrückt«. Sie gehen gemeinsam die Patienten durch und finden verschiedene körperliche Gründe, warum die meisten Patienten nicht verlegt werden können. Trudy schlägt schließlich einen Patienten vor und Jane wendet ein: »Seine Familie wird durchdrehen«. Die potenzielle Reaktion der Angehörigen scheint sie alle zu entsetzen. Schließlich rufen sie den Arzt und erklären ihm, dass dieser Patient der einzige sei, der für eine Verlegung in Frage käme. Bevor Jane die Familie des Patienten anruft, bittet sie die anwesenden Krankenschwestern: »Also dann, wünscht mir Glück, Mädels!« Als sie dann am Telefon freundlich und bestimmt mit einem Familienmitglied des besagten Patienten spricht, habe ich den Eindruck, dass es kein besonderes Problem darstellt, diesen von der Notwendigkeit einer Verlegung zu überzeugen.

An einem anderen sehr angespannten Tag muss ein Patient in kritischem Zustand auf die Station aufgenommen werden und das Pflegepersonal ver-

sucht, einen Patienten zu bestimmen, der entlassen werden kann. Schließlich kommen sie auf einen Patienten asiatischer Herkunft, der nur gebrochen Englisch spricht, auf eine Angiographie wartet und dessen Medikation noch nicht richtig eingestellt ist. Der Assistenzarzt, der offenbar angespannt war wegen der Neuaufnahme, sagt dem Mann, er müsse das Krankenhaus verlassen, in einem Ton, als ob es das natürlichste der Welt wäre, urplötzlich entlassen zu werden. Meine Anwesenheit verstört den Arzt offensichtlich, er fragt mich schließlich kritisch und feindselig, wer ich sei, was ich hier zu tun habe, was mein Beruf sei. Ich fühle mich in höchstem Maße unwohl, gewinne aber auch den Eindruck, dass sich der Arzt durch meine Beobachtung bedroht und verfolgt fühlt.

In beiden Fällen waren die Gefühle über das Verschieben und Entlassen von Patienten zu verstörend, als dass das Personal mit ihnen im Kontakt hätte bleiben können. Wenn das Personal sich in die Patienten einfühlte und sich Gedanken darüber machte, was sie ihnen antun, würden sie Unbehagen und Schuld empfinden. Deshalb wurden solche Gefühle nach außen, in andere projiziert. Im ersten Fall waren es die Verwandten, die so verrückt erschienen, dass man kaum wagen konnte, sie anzurufen. Ich glaube, dass sich hier die Stärke der Gefühle des Pflegepersonals spiegelte, die als zu gefährlich erlebt wurden, um Kontakt mit ihnen zuzulassen. Die Projektion wurde dadurch recht deutlich, dass die Angehörigen nicht so reagierten, wie es erwartet wurde. Im zweiten Beispiel wurden das tief sitzende Unbehagen und das Gefühl, verfolgt zu werden, in mich projiziert. An Stelle des Arztes wurde ich dazu gebracht, mich unwohl zu fühlen, und ich wurde als kritischer Beobachter, wie ein strenges Über-Ich, erlebt.

Abgesehen von den normalen Entlassungen oder Verlegungen in andere Kliniken, war ich nicht davon überzeugt, dass alle diese Verschiebungen von Patienten notwendig waren und nicht hätten vermieden werden können, wenn es den ernsthaften Wunsch gegeben hätte, Patienten möglichst nicht zu verlegen. Es hatte sich eine Kultur von ständiger Bewegung entwickelt, in der die Auswirkungen dieser Bewegungen auf verletzliche, kranke Menschen zum großen Teil verleugnet wurde. Das Krankenhauspersonal lebte in einer Welt von Körpern statt in einer Welt von Menschen mit Gefühlen.

Verwendung des Körpers

Die pflegerische Arbeit in einer Krankenhausabteilung besteht natürlich zu einem großen Teil in körperlicher Pflege, in der Zuwendung zu den Körpern der Patienten. Zumindest auf dieser Station hatte der enge und direkte Kontakt zu den Körpern eine enorme Auswirkung auf die gesamte Kultur der Abteilung. Zum Beispiel spielte der Körper eine wichtige Rolle, wenn das Pflegepersonal Fürsorge und Zuneigung zum Ausdruck brachten. Das äußerte sich darin, dass man sich gegenseitig und auch mich mit Essen und Getränken versorgte, dass man sich gegenseitig berührte und streichelte oder darin, dass man einen Patienten hielt und umarmte. Der Körper war sozusagen die ›Währung‹ dieser Abteilung, mit der viel ausgedrückt werden konnte. Der Körper wurde auch dann eingesetzt, wenn es ihnen im Wesentlichen um emotionale Fürsorge und Unterstützung ging. Die Verwendung des Körpers schien die Dinge leichter erträglich zu machen und wurde daher zur Abwehr benutzt. In der Welt von Körpern zu bleiben und Gefühle mit körperlichen Mitteln auszudrücken, ersparte ihnen auf emotionaler Ebene die Belastung durch Ängste und Konflikte, wie sie in der Beziehung zu ganzen Personen aufkämen.

Es gab oft freundliche Kontakte zwischen Pflegern und Patienten, in denen der Körper eingesetzt wurde, um Zuneigung zu vermitteln. Manchmal wirkte dies auch infantilisierend. Beide Aspekte illustriert das folgende Beispiel.

Als Nancy eine ältere Frau verabschiedet, die gerade im Rollstuhl von der Station geschoben wird, nimmt sie das Gesicht der Patientin in ihre Hände und sagt liebevoll zu ihr: »Passen Sie auf sich auf! Vergessen sie nicht zu essen und zu trinken! Sonst werden Sie bald wieder hier sein und das wollen wir doch schließlich nicht«. Als die Patientin ihr sagt: »Das will ich auch nicht«, erwidert Nancy: »Dann passen Sie auf sich auf!« Kurz darauf redet Nancy mit den Angehörigen eines Patienten, der gerade gestorben ist. Was gesagt wird, kann ich nicht verstehen, aber ich sehe, wie sie beim Gespräch ihren Arm um eines der Familienmitglieder legt.

Der Körper spielte auch eine große Rolle im Kontakt der Schwestern und Pfleger untereinander, manchmal auch zwischen Pflegepersonal und Ärzten, nicht nur im erotischen Sinne, sondern auch, um Zuneigung zu vermitteln.

An einem besonders angespannten Tag, mitten in hektischer Geschäftigkeit, lehnt sich eine junge Krankenschwester an die Brust einer größeren und älteren Kollegin, Helen, mit ihrem Kopf an Helens Busen, als ob sie dort weinen wollte. Dies dauert nur einen Moment, dann gehen die beiden wieder auseinander und kehren zu ihrer Arbeit zurück.
An einem anderen Tag stehen Judith und Andrew im Gang vor der Tafel mit der Patientenliste. Judith seufzt, sagt dass sie müde sei und redet über all

die Patienten, die von anderen Kliniken zurückkommen oder irgendwohin verlegt werden müssen. Sie legt den Arm um Andrews Hüfte und er tut das gleiche bei ihr. In dieser Haltung bleiben sie eine Weile vor mir stehen, dann gehen sie zusammen Arm in Arm den Gang hinunter, wahrscheinlich um einen Kaffee zu trinken.

Die Auswirkung dieser Körperlichkeit auf die Kultur der Abteilung ging weit über den direkten Einsatz des Körpers im Pflegekontakt hinaus. Zusätzlich gab es eine deutliche Tendenz, in eine eher konkrete Art des Funktionierens zu geraten im Gegensatz zu einer mehr symbolischen Art. Dazu werde ich einige Beispiele bringen, die verdeutlichen, wie dieses konkrete Funktionieren zur Angst- und Schmerzabwehr eingesetzt wurde.

Bewegung ist Besserung

Wie ich bereits beschrieben habe, wurde das konkrete Hin- und Herschieben von Patienten, das teilweise notwendig war, dazu genutzt, in der Abteilung eine Kultur der ständigen Bewegung zu schaffen, die offenbar ignorierte, dass es Menschen etwas ausmachen könnte, hin- und hergeschoben zu werden. Ich hatte aber auch den Eindruck, dass das Verschieben von Patienten auf der Station auch als konkretes Mittel verwendet wurde, um den Eindruck einer Verbesserung zu erwecken.

Der Zustand eines Patienten, Herr F., hat sich verschlechtert. Er wird wieder auf die Station verlegt und wird nun in eine der beiden vorderen Einheiten gelegt, während er vorher weiter hinten auf der Station lag. An diesem Tag hat die Station nicht viele Patienten und in den beiden ersten Einheiten sind Betten frei. Ich bin Zeuge eines Gespräches zwischen Schwester Judith und einem Arzt. Es geht dabei um die vergangene Nachtschicht und etwas, das schief gelaufen ist. Sie stellen fest, dass eine andere Schwester daran schuld gewesen sei. Als der Arzt geht, sagt Judith scherzhaft zu ihm: »Nun kann mich niemand mehr beschuldigen!« Wenige Minuten darauf erzählt Judith einer Angehörigen, dass der Patient am nächsten Tag in einer anderen Einheit liegen würde und erklärt ihr: »Je weiter die Patienten auf der Station nach hinten rücken, desto besser wird ihr Zustand«. Dann geht sie an die Tafel mit der Patientenliste und studiert diese eine Zeit lang. Sie schlägt Jane vor, Herrn A. zu verlegen. Schwester Jane meldet Bedenken an, weil Herr A. noch Infusionen erhalte, aber dann beschließen die beiden, die Verlegung doch vorzunehmen. Der Zustand von Herrn F. schien sich weiter zu verschlechterten, weil er in der Woche darauf noch einmal verlegt worden war, in ein Einzelzimmer gleich neben dem Schreibtisch des Pflegepersonals.

In dieser Beobachtung hatte sich der Zustand eines Patienten dramatisch verschlechtert und einiges war schief gelaufen. Ein Gefühl von Schuld und Unzulänglichkeit lag in der Luft. Zunächst versuchte man dies dadurch zu lösen, dass man jemand anderen (die Nachtschwester) fand, dem man die Schuld geben konnte. Jedoch zeigte Judiths Bemerkung (*»Nun kann mich niemand mehr beschuldigen!«*) dass sie sich trotzdem weiter schuldig und innerlich kritisiert fühlte. Ich glaube, dieses Gefühl von Schuld und Selbstzweifel war ziemlich unerträglich und so musste ihm unverzüglich etwas entgegengesetzt werden. Dann unterlief Judith in ihrer Bemerkung zu dem Angehörigen ein Versprecher: Obwohl die Maßgabe auf der Station war, dass die Patienten, je stabiler sie wurden, umso weiter nach hinten auf der Station verlegt wurden, sagte sie dies anders herum (*»Je weiter die Patienten auf der Station nach hinten rücken, desto besser wird ihr Zustand.«*). Hinter diesem Versprecher lag, so glaube ich, der Wunsch, dass eine Verlegung nach hinten eine Verbesserung des Zustandes bewirken könne. Wenn ›etwas in Bewegung‹ ist, braucht man nicht an seinen Fähigkeiten zu zweifeln, Patienten zur Genesung zu verhelfen oder sie am Leben zu erhalten. Diese konkrete Rettung vor den Gefühlen von Schuld und Zweifel wurde sofort in Aktion umgesetzt: ein Patient wurde von den Schwestern innerhalb der Station verlegt, obwohl es überhaupt keinen aktuellen Anlass gab und es durchaus Gründe gab, diesen Patient nicht zu verschieben.

Reparieren statt Heilen

Die gleiche Bewegung weg von Selbstzweifeln hin zu einer konkreten Form der Bestätigung konnte ich an einem anderen Tag beobachten, als mir schien, dass die Reparatur eines Gerätes zur Abwehr von Zweifeln und Schuld genutzt wurde.

Helen nimmt ein kleines Gerät auf, das wahrscheinlich zur Blutzuckerbestimmung diente, aber sie kann es nicht in Gang bringen. Sie wendet sich an Ann, die es auch versucht, wiederum ohne Erfolg. Ann stöhnt: »Alles wird hier kaputt gemacht!« Helen sucht die Gebrauchsanweisung für das Gerät, doch schließlich findet Nancy heraus, dass die Batterien leer sind. Nachdem Helen neue Batterien eingelegt hat und das Gerät wieder funktioniert, spricht sie mit dem Pfleger Peter über einen Patienten, der gerade gestorben ist. Einen Moment lang scheint sie traurig zu sein und sich schuldig zu fühlen und sagt irgendetwas über die vielen Verlegungen, die der Patient über sich ergehen lassen musste (vermutlich fragt sie sich, ob der Tod etwas mit diesen Verlegungen zu tun hat), aber Peter beruhigt sie und erklärt ihr, dass dem

Patienten nicht mehr geholfen werden konnte: »Wenn ein Patient einmal ein Stadium von … (das Wort konnte ich nicht verstehen) erreicht hat, kann man wirklich nicht mehr viel tun«. Danach steht Helen auf, geht zu einer Kollegin hinüber und fängt ein vergnügliches Schwätzchen mit ihr an.

Der Satz »Alles wird hier kaputt gemacht!« bezog sich meines Ermessens auf weit mehr als den Bereich von Geräten, sondern spiegelte eine allgemeine Verzweiflung über ihre Fähigkeit, Patienten am Leben zu erhalten, wider. Der Tod eines Patienten löste Zweifel und Verzweiflung beim Pflegepersonal aus. Es schien jedoch schwierig zu sein, solchen Gedanken Raum zu geben. Die Fähigkeit, ein technisches Gerät zu reparieren, gab ihnen eine Bestätigung auf einer sehr konkreten Ebene. Interessanterweise konnte die Schwester, nachdem sie so beruhigt worden war, kurz den Tod und ihre Zweifel ansprechen und sogar einen Moment lang Gefühle von Trauer und Schuld tolerieren, bis diese Gefühle schnell wieder bemäntelt wurden.

Selbstzweifel wurden auch begünstigt durch die Tatsache, dass dies keine spezifisch kardiologische Abteilung war und sie Patienten wegen komplizierterer kardiologischer Untersuchungen wie Angiographie an andere Krankenhäuser überweisen mussten. Dieser stetige Patiententransfer wurde möglicherweise als konkreter Ausdruck ihrer Unzulänglichkeit und Inkompetenz erlebt. Das versuchten sie mit allen möglichen konkreten Mitteln wie den hier beschriebenen zu kompensieren oder einfach indem sie sich mit Aktivität anfüllten.

Große Aktivität schien auf dieser Station immer Wert und Bedeutung zu repräsentieren. An manchen Tagen wurde ich von einer Schwester begrüßt mit Worten wie:»Sie hätten eine Stunde früher hier sein müssen, wir sind im Quadrat gesprungen«, oder: »Sie kommen zu spät, wir hatten ein solches Chaos hier!« Einige Wochen nach Beginn meiner Beobachtungen sprach mich eine Krankenschwester erstaunt an, weil ich immer noch kam. Sie wollte wissen, wie lange ich noch weiter beobachten würde und wie lange ich jedes Mal auf Station sei. Als ich ihr sagte, dass ich noch drei Monate lang käme und jedes Mal für eine Stunde, antwortete sie: »Tödlich!« und schlug mir vor, mir einen Kaffee zu machen. Damit vermittelte sie mir ihre Einstellung, dass das Wahrnehmen und Beobachten von Menschen, das Einfühlen und Nachdenken über sie so viel sei wie Nichtstun – tödlich oder so langweilig, dass man stattdessen besser Kaffee trinken könne. Konkrete Beschäftigung wie herumrennen und irgendetwas tun galt als wertvoll und wichtig. Obwohl es tatsächlich viel zu tun gab auf dieser Station, manchmal sogar extrem und anstrengend viel, wurde dies auch zu einer Abwehrtechnik, um belastende und schmerzliche Gefühle und Gedanken, die aus echtem Kontakt mit Patienten entstehen, zu vermeiden.

Magischer Schutz

Manchmal wurde ein konkreter Schutz vor Ansteckung und vor emotionaler Überlastung eingesetzt, wie das folgende Beispiel zeigt.

Jane telefoniert. Nach einer Weile legt sie den Hörer ab und fragt Trudy, wie ansteckend Tuberkulose sei. Trudy erklärt ihr, dass es sich um eine Infektion über die Atemwege handelt. Jane gibt die Auskunft an die Anruferin weiter und sagt, wenn sie eine Plastikschürze und Handschuhe trage, sei es in Ordnung und kein Problem. »Warum fragen Sie eigentlich?« fragt Jane und versucht dauernd, die Anruferin zu beruhigen, die anscheinend sehr besorgt ist. Sie betont mehrmals, dass es völlig in Ordnung ist, eine Plastikschürze und Handschuhe zu tragen, das seien die Vorsichtsmaßnahmen, die das Pflegepersonal zu ihrem eigenen Schutz träfe. »Was eine Infektion über die Atemwege ist? Das ist eine Ansteckung, die durch Einatmung über den Mund erfolgt. – Nein, da gibt es wirklich kein Risiko, machen Sie sich mal keine Sorgen. Es reicht, wenn Sie eine Plastikschürze und Handschuhe tragen und sich nach dem Kontakt gründlich die Hände waschen; das tun wir auch«. Das Gespräch geht noch ein bisschen weiter. »Nein, es ist höchst unwahrscheinlich, dass sich nach vier oder fünf Stunden Symptome von Tb einstellen«. Schließlich beendet Jane das Telefongespräch und sagt verächtlich zu Trudy: »Sie glaubt, sie hat sich mit Tb angesteckt und die Symptome fangen jetzt schon an«.

Die Angst vor Ansteckung war, glaube ich, sehr groß auf dieser Station. Es war nicht allein die Angst vor so einer schlimmen Infektion wie Tuberkulose, sondern auch die Angst, sich mit einer Vielzahl von anderen Erkrankungen der Patienten anzustecken. Genau so wichtig war die Angst, sich mit all den ungewollten Gefühlen anzustecken, die Patienten und ihre Angehörigen mitbrachten, nämlich Angst, Hilflosigkeit, Verzweiflung und Angst vor dem Tod.

In diesem klinischem Beispiel ging man mit der Angst vor Ansteckung auf zwei Ebenen um: Einmal ganz konkret durch das Anlegen von Plastikschürze oder Handschuhen. Das war wahrlich kein vernünftiger Schutz vor körperlicher Ansteckung, da eine Plastikschürze wohl kaum vor einer Infektion schützen konnte, die durch den Mund erfolgt. Das machte deutlich, dass die Ängste zu einem Zusammenbruch des Denkens und zu einem unreflektierten Funktionieren geführt hatten. Zum anderen wurden die Ängste nach außen projiziert und, wenn sie in der Form eines fragenden Besuchers wieder auftauchten, lächerlich gemacht. Dadurch wirkte der Anrufer, der vielleicht wirklich überbesorgt war, dann wie ein Dummkopf. In diesem Zustand konnte kein Raum für vernünftiges Nachfragen und Überlegen oder für Sorge zugelassen werden. Nachdem sie sich auf diese Weise von Vernunft und Sorge freigemacht hatten, konnte sich das Pflegepersonal überlegen, angstfrei und in Kontrolle fühlen.

Erholung vom Schock des Todes

Ich möchte nun eine Begebenheit im Detail schildern, die einige der bereits beschriebenen Abwehrmechanismen gleichzeitig angewandt zeigt und die veranschaulicht, wie mit dem schweren Schock nach zwei plötzlichen Todesfällen umgegangen wurde. Die Situation zeigt sowohl schwächere als auch stärkere defensive Funktionsweisen: einerseits die flüchtige Anerkennung von Trauer und Schuld, andererseits fiebrige Aufgeregtheit, Erotisierung und konkrete Formen, Kontrolle wiederzuerlangen, aber auch den Einsatz des Körpers zu Spielerischem, Füttern und emotionalem Kontakt.

Bei der Ankunft auf der Station bemerke ich ein neues Schild an den Scheiben der beiden ersten Einheiten, in denen Intensivpatienten liegen: »Koronarbehandlung«. Als ich die Stationsschwester Nancy sehe, sagt sie zu mir: »Sie kommen zu spät« und fügt hinzu: »Hier war ein solches Chaos, wir hatten zwei Abgänge«. Innerhalb der nächsten Stunde wurden telephonisch einige Neuzugänge angemeldet. Am Telefon erklärt Nancy, dass sie soeben zwei Abgänge hatten und sie versucht, Risikopatienten abzuwenden. Sie sagt: »Es ist wirklich anstrengend, hier Stationsschwester zu sein« und erscheint einen Moment lang sehr bekümmert und belastet. Dann schaltet sie auf ihre heitere Stimmlage um und beendet das Telefonat fast aufgekratzt: »Tschüss, Liebes!«

Eine andere Schwester, Helen, sagt bei einem Telefonat traurig: »Er hat nicht lange gelebt, er ist gestorben, es ist ein Jammer!« Dann fährt sie fort in einer Tonlage, die keinen Zweifel mehr aufkommen lässt: »Aber ja, ich bin ganz Ihrer Meinung, es wäre ja auch ...«.

Dann steht Nancy an der Tafel mit den Bettennummern und den Namen der Patienten, um sie zu aktualisieren und neu zu arrangieren. Sie streicht Namen aus, schreibt einige Namen in andere Einheiten, wischt dann aber einige wieder aus. Dann fängt sie plötzlich an zu singen: »Oh, ich bin glücklich, alle gehen nach Hause!« Ihre Aktivität an der Tafel wird immer geschäftiger, sie verschiebt Patienten von einer Einheit zur anderen, hin und her, mit hoher Geschwindigkeit.

Zwei neue Patienten werden auf die Station gebracht und versorgt. Die Ehefrau eines alten Mannes in sehr schlechtem Zustand muss eine Weile auf dem Flur warten, bis Nancy zu ihr kommt und ihr sagt: »Sie können jetzt zu ihrem Mann gehen und tun, was Sie schon lange tun wollten, aber nicht konnten«. Inhalt und Ton dieser Bemerkung wirken sexuell angehaucht.

Später, als es ein wenig ruhiger auf der Station ist, steht Nancy mit Kollegen an der Tafel und bietet ihnen und auch mir Schokolade an. Sie und ein Arzt, der gerade den Tod eines Patienten festgestellt hat, spielen mit einem Stauband, das sie zwischen sich in die Länge ziehen und darauf warten, wer es zuerst loslässt. Die Atmosphäre zwischen ihnen wirkt wie ein Flirt. Schließlich gehen Nancy und Mary Hand in Hand, fröhlich miteinander plaudernd den Flur hinunter, um einen Kaffe zu trinken.

Meine eigenen Gefühle verändern sich in dieser Stunde. Von einem Gefühl der Verwirrung (Abgänge?[2] War die Polizei hier? Oh nein, das sind ja Todesfälle, wie schrecklich!) über Mitleid mit den Schwestern zu einem Zustand, wo ich gefesselt und in Anspruch genommen bin von deren aufgeregter Geschäftigkeit, dass ich darüber die beiden Todesfälle nahezu vergesse.

Diese Beobachtung zeigt die Nachwirkungen einer echten Krise. Zwei Patienten sind plötzlich an Herzanfällen gestorben und die Station befand sich in einem massiven Schockzustand. Ängste waren vorhanden, ebenso wie Gefühle von Enttäuschung, Trauer, Schuld und Selbstzweifel. Zu den beiden Todesfällen war es gekommen gerade nachdem das neue Schild ›Koronarbehandlung‹ aufgehängt worden war als ein konkretes Symbol des Stolzes über ihre spezialisierte Tätigkeit. Dies war daher ein Schlag ins Gesicht für ihren Stolz und ihre Kompetenz und brachte ihre Ängste um den Tod wieder an die Oberfläche. Das Beobachtungsmaterial zeigt, wie das Personal der Station sich allmählich von diesem Schock erholte und wie in diesem Prozess verschiedene der von mir in diesem Artikel beschriebenen Abwehrmechanismen zum Einsatz kamen.

Es gab in dieser Beobachtungssitzung kurze Momente, in denen Erschöpfung, Mitleid und Traurigkeit ausgedrückt wurden. Interessanterweise geschah das eher am Telefon als unmittelbar miteinander, so als ob es zu gefährlich wäre, solche Gefühle im direkten Kontakt aufkommen zu lassen. Es schien durchaus angemessen, dass die Stationsschwester versuchte, sich selbst und die Station vor weiteren Schocks zu bewahren, indem sie dafür sorgte, dass ihnen Patienten zugewiesen wurden, die kein großes Risiko darstellten. Der kurzzeitige Ausdruck von Erschöpfung und Traurigkeit wurde

---

2 Das englische Wort »arrest« kann sowohl »Herzstillstand« wie »Verhaftung« bedeuten (Anm.d.Ü.).

sehr schnell abgelöst von Fröhlichkeit, Erregtheit und Flirten. Selbstzweifeln wurde sofort Beruhigung entgegengesetzt. Angst, Traurigkeit, Schuldgefühle und Selbstzweifel schienen zu schmerzlich, um mehr als für einen kurzen Moment zugelassen zu werden. Stattdessen gewannen hektische Betriebsamkeit, Erregtheit und Erotisierung die Oberhand. Die Entlassung von Patienten wurde zum Anlass für fröhliches Singen. Die hektische Betriebsamkeit an der Tafel war eine konkrete Art, mit dem Schlag umzugehen und diente dem Zweck, wieder Kontrolle zu erlangen. Konkrete Nahrung rückte an die Stelle emotionaler Nahrung, die notwendig gewesen wäre und nach der sich manche in dieser Krise vielleicht auch gesehnt hätten.

Diese Abwehrmechanismen waren jedoch in gewisser Weise erfolgreich, sodass die anfangs sehr angespannte und angstvolle Atmosphäre sich beruhigte und am Ende fröhlich und spielerisch war. Eine Bearbeitung der Todesfälle fand jedoch nicht statt, und die tief verwurzelte Abwehrkultur war wieder hergestellt.

Diskussion

Ich habe versucht, meine Beobachtungen vom Leben und Funktionieren einer internistischen Station, die ich über einen Zeitraum von vier Monaten regelmäßig besuchte, darzustellen. Dabei habe ich versucht, diese Beobachtungen aus einer psychoanalytischen Perspektive zu verstehen, indem ich die Ängste und schmerzhaften Gefühle in den Blick nahm, die die pflegerische Arbeit beim Personal auslöste, und die individuellen und kollektiven Abwehrmechanismen betrachtete, die im Umgang mit diesen Gefühlen zum Einsatz kamen.

Die Arbeit mit leidenden, körperlich kranken und gelegentlich sterbenden Patienten weckt schmerzhafte Gefühle unterschiedlicher Art: Mitleid und Trauer, Groll und Schuldgefühle, Angst vor Krankheit, Ansteckung und Tod, Zweifel über die eigene Fähigkeit, Patienten zu versorgen und sie am Leben zu erhalten, und Hilflosigkeit. Der direkte und intime Kontakt mit Körpern ruft auch sexuelle Impulse und damit verbundene Ängste hervor. Auf dieser Station mit den häufigen Entlassungen und Verlegungen von Patienten, spielten auch Gefühle um Verlust, von Trauer, Ärger und Schuld eine wichtige Rolle.

Eine bestimmte Kultur entwickelte sich auf dieser Station, die von gewissen Abwehrtechniken gekennzeichnet war. Die allgemeine Atmosphäre auf der Station war von Freundlichkeit und Fröhlichkeit bestimmt, aber der freundliche Kontakt war in der Regel flüchtig und oberflächlich und vermied auf diese Weise jeden tieferen Kontakt, der schwierigere Gefühle hervorrufen könnte. Jedwede schmerzliche Erfahrung von Verlust wurde normalerweise verhindert durch die allgemeine Tendenz, schnell oberflächliche Bindungen herzustellen, von denen sie sich ebenso schnell wieder lösen konnten.

Die häufigen Verlegungen und Entlassungen von Patienten machten es nötig, Wege zu finden, mit diesen Verlusten umzugehen. Das wurde jedoch bewerkstelligt, indem eine Abwehrkultur ständiger Bewegung etabliert wurde, die die Bedeutung von Verlusten weitgehend verleugnete. Patienten wurden viel häufiger als nötig hin und her geschoben, so als ob sie Einrichtungsgegenstände und nicht Menschen wären, denen das Aufgeben persönlicher Anbindungen und eines eigenen Ortes etwas ausmachen würde. Auf diese Weise wurden entstandene Beziehungen abgebrochen, nicht indem man, wie Menzies (1959/1988) beschrieb, Pflegepersonal verschob, sondern Patienten. Das Personal wandte sich oft bewusst vom Anblick menschlichen Leidens ab, indem sie konkret woanders hinschauten oder sich Fröhlichkeit und Erregtheit zuwandten. Das schützte sie davor, Anforderungen an sich wahrzunehmen oder Schuldgefühle zu erleben.

Ausgelassenheit, Erregung und eine flirtende, erotische Atmosphäre waren typisch für diese Station, auf der es oft keinen Platz für wirkliches Nachdenken zu geben schien. Erregung und Sexualisierung sind machtvolle Abwehrmechanismen gegen Depression und Angst vorm Tod. Einige meiner Beobachtungen haben gezeigt, wie das Stationspersonal im Angesicht von Depression und Tod erregt und flirtend miteinander umging. Die schnellen Genesungen und Erfolge, die man gerade mit manchen Herzpatienten erleben kann, können eventuell ein Gefühl von Omnipotenz fördern und trugen möglicherweise zu dieser manischen Tendenz bei. In dieser oberflächlichen, fröhlichen Atmosphäre schien das Personal die Patienten zu infantilisieren. Die Fröhlichkeit schien auch ein Stück Angepasstheit zu enthalten, sodass weder das Pflegepersonal noch die Patienten in der Lage waren, sich über den Druck, der auf sie ausgeübt wurde und die Art und Weise, wie mit ihnen umgegangen wurde, zu beschweren.

Während sich ein Großteil der Arbeit auf einer medizinischen Station notwendigerweise auf das Körperliche statt das Seelische konzentriert, wurde diese Station zu einer ›Welt von Körpern‹, in der die Körperlichkeit eine so herausragende Rolle spielte, dass Menschen oft nicht in ausreichendem Maße als ganze Personen wahrgenommen und behandelt wurden. Der Körper wurde sowohl als Mittel zur Kommunikation als auch zur Abwehr eingesetzt. Körperlicher Kontakt, wie gegenseitiges Berühren und Umarmen war beim Pflegepersonal im Umgang miteinander und mit Patienten üblich als konkreter Ausdruck von Fürsorge und Zuneigung. Diese körperliche und konkrete Welt weitete sich zu konkreten Abwehrformen aus, die in großem Ausmaß angewandt wurden. So wurde zum Beispiel das Hin- und Herverlegen von Patienten weit über das notwendige Maß eingesetzt, ohne die emotionale

Auswirkung auf die Patienten zu beachten. Mehr noch, es wurde zu einem konkreten Ersatz für Verbesserungen im Zustand von Patienten.

Diese konkrete Funktionsweise und der ausgeprägte Einsatz des Körpers unterschieden sich sehr von dem, was in psychiatrischen Abteilungen beobachtet wurde. Ein wichtiger Grund für diesen Unterschied mag die Tatsache sein, dass in erster Linie Körper und nicht Geist und Seele der Patienten krank sind und Behandlung brauchen. In diesem medizinischen Bereich bietet sich der Körper leichter zu Abwehrzwecken an. Auch die erotisierte und erregte Atmosphäre war ganz anders als in psychiatrischen Abteilungen. Sie stand in scharfem Gegensatz zu der Abflachung von Gefühlen und der Leblosigkeit zwischenmenschlicher Begegnungen, wie sie Chiesa (Kapitel 5) und Donati (Kapitel 3) auf psychiatrischen Stationen beobachteten. Donati erklärte diese Leblosigkeit mit der Angst davor, dass Lebendigkeit zu Wahnsinn oder Gewalt führen könnte. Auf dieser kardiologischen Station bezogen sich die Ängste jedoch eher auf den Tod. Fröhlichkeit und manische Erregung wurden deshalb eher als Beruhigung gegen die Angst vorm Tod erlebt.

Das System der Abwehr war nicht völlig starr. Ich habe gezeigt, dass das Pflegepersonal durchaus in der Lage war, schmerzhafte Gefühle zu erleben und über sie nachzudenken. Sie zeigten ihre Teilnahme, Traurigkeit, ihr Schuldgefühl und ihre Belastung. Dieser geistige Raum wurde jedoch immer schnell wieder verschlossen unter dem Druck von Belastung, Ängsten und seelischem Schmerz und dann zeigte sich eine massive Abwehrkultur. Ich habe gezeigt, dass die Atmosphäre hin und wieder offener war, dass allerdings diese Offenheit schnell wieder zugemacht wurde und damit alle Ängste, die durch den Kontakt mit leidenden Menschen entstehen konnten, abgewehrt wurden. Hinshelwood (1994) beschrieb eine solche Dynamik in Gruppen, in denen der ›reflexive Raum‹ verschlossen wird, weil mächtige Gefühle zu Angriffen auf diesen Raum führen.

Auf dieser Station lag der Grund für ein solches Verschließen des reflexiven Raums, meine ich, nicht nur in der Art der Arbeit mit körperlich Kranken und den Ängsten, die eine solche Arbeit hervorruft. Das Personal hatte es mit zusätzlichen schweren Belastungen zu tun, die mit dem vom ›Internen Markt‹ im NHS herrührenden Druck zusammenhingen; diese hatte die Leitende Schwester bei unserem Treffen am Anfang angedeutet: Finanzdruck, Bettenabbau, Leistungsüberprüfungen durch die einkaufende Behörde und die Unsicherheit ihrer Arbeitsplätze. Zusätzliche Belastung entstand durch die Organisationsstruktur innerhalb des Krankenhauses: Ärzte waren (wie in Großbritannien oft üblich) nicht bestimmten Stationen fest zugeteilt und das Pflegepersonal war dadurch ziemlich auf sich selbst gestellt. Wie schon Chiesa (Kapitel 5) betont, können solche Einflüsse von außen die Arbeit stark beeinflussen; das Wissen um diese Faktoren kann die direkt beobachteten Phänomene um eine wichtige Dimension erweitern. Auf der Station, die ich beobachtete, schien das Pflegepersonal nicht ausreichende Hilfe und Containment zu haben im Umgang mit der enormen Belastung, die sowohl aus der Arbeit mit Patienten wie durch solchen Druck von außen entstand.

Die scherzhafte Bemerkung einer Krankenschwester in der anfänglichen Stationsbesprechung – ich könne am Schreibtisch Platz nehmen und das Telefon bedienen – bekam im Prozess meiner Beobachtungen eine andere Bedeutung. Das Telefon stellte die Grenze zwischen der Abteilung und der Außenwelt dar; dies war beunruhigend für das Personal, weil sie nie wissen konnten, was als nächstes von außen über das Telefon hereinkam. Ich glaube, sie wünschten sich eine stärker schützende Grenze, die ihnen mehr Containment bieten könnte, und dieser Wunsch wurde unmittelbar an den Beobachter herangetragen. Der Druck, der von dem neuen NHS-System ausgeht, stellt einen Zusammenbruch notwendiger Grenzen dar. Unmenschliche, rein materielle und finanzielle Zwänge dringen in die Welt von menschlichem Leid und menschlicher Fürsorge ein. Das verursacht weitere tiefe Ängste zusätzlich zu denen, die die pflegerische Arbeit ohnehin mit sich bringt, und dies verstärkte wohl das Bedürfnis für eine Abwehrkultur auf dieser Station.

Übersetzung: Mechthild Lang & Wilhelm Skogstad

Kapitel 9

Kein Platz zum Verstecken

Eine Tagesklinik

Debbie Maxwell

Einleitung

Diese Untersuchung fand in der Form wöchentlicher Besuche über einen Zeitraum von drei Monaten hinweg in der Tagesklinik eines Universtitäts-Lehrkrankenhauses statt. Die Klinik, die vor ein paar Jahren eröffnet worden war, ist eine selbstständige Abteilung in dem Krankenhaus. Sie war für die Durchführung von Operationen an Tagespatienten eingerichtet und so ausgelegt, den gesamten Prozess von der Voruntersuchung vor der Aufnahme bis hin zur postoperativen Nachsorge zu erleichtern und effektiv zu gestalten.

In einer chirurgischen Tagesklinik werden die Krankenschwestern und das klinische Personal nicht mit körperlich kranken oder verletzten Patienten konfrontiert, da die Patienten überwiegend als körperlich gesunde Menschen kommen und die Behandlungen in manchen Fällen auch rein kosmetischer Art sind. Wenngleich die vorgenommenen Eingriffe auch nicht lebensbedrohlich sind, so ist der Ausgang doch oft ungewiss, und es gibt immer ein potenzielles Risiko für den Patienten aufgrund der Narkose und der Operation selbst. Mitarbeiter der helfenden Berufe stoßen unvermeidlich und immer wieder auf Fehler bei ihrer Arbeit und sind innerhalb des National Health Service (NHS) einem zunehmenden Zeit- und Ressourcendruck ausgesetzt. Die Betonung von Kosteneffizienz, der Druck, Wartelisten abzubauen, Leistungskontrollen und Audits erhöhen die Schwierigkeiten und steigern die Ängste. Neben diesen Anforderungen vonseiten der Organisation und der eigentlichen medizinischen Aufgabe müssen die Klinikmitarbeiter auch mit den Ängsten und Konflikten umgehen, die sich aus der Beziehung zu ängstlichen Patienten ergeben.

Bei den Krankenschwestern und dem medizinischen Personal in einer Tagesklinik können die kurzen, aber intensiven Beziehungen mit den Patienten, Ängste und widersprüchliche Gefühle hervorrufen; es kann Ärger und Neid auf die Behandlung geben, genauso wie Angst und Schuldgefühle im Zusammenhang mit dem Schaden, den das Eindringen in einen ansonsten gut funktionierenden Körper verursachen kann. In einer Situation, in der es oft intimen Kontakt gibt, aber keine wirkliche Möglichkeit für Krankenschwestern und Patienten, einander kennen zu lernen, kann auch die Furcht vor sexuellen Impulsen bestehen, die dabei ausgelöst werden können. In dieser Tagesklinik kann die beständige Aufdringlichkeit zu Gefühlen von Ärger geführt haben. Auch kann die körperliche und emotionale Bloßstellung zum Bedürfnis geführt haben, dem Erleben von Verlegenheit, Peinlichkeit und Schmerz zu entgehen.

Wenngleich das klinische Personal sich oft auch empfindsam zeigte und in der Lage war, über die hervorgerufenen Gefühle nachzudenken, so entwickelte sich dennoch eine Abwehrkultur, bei der der organisatorische Prozess überhand nahm und die Beziehungen zwischen den Menschen ersetzte. Bestimmte Gedanken, Gefühle und Erfahrungen, die zu erleben als zu schwierig empfunden wurde, wurden individuell wie kollektiv durch verschiedene Abwehrtechniken aus dem Bewusstsein gedrängt.

Diese Studie untersucht die Kultur der Tagesklinik und betrachtet die angewandten Abwehrtechniken gegenüber Angst und seelischen Schmerzen, die durch die kurzen, aber gleichwohl intensiven und intimen Beziehungen zu den Patienten entstanden. Zu den beobachteten Abwehrmechanismen gehörten beschämende Aufdringlichkeit, eine Depersonalisierung und Leugnung des Individuums, Rückzug hinter Grenzen sowie ein restriktiver Umgang mit Räumen, der dazu diente, die eigene Privatsphäre zu schützen und die Angst auszusperren.

Das Krankenhaus und die Tagesklinik

Der Raum

Die Tagesklinik bestand aus vielen, deutlich voneinander abgetrennten Räumen, von denen jeder eine bestimmte Funktion im Behandlungsprozess erfüllte. Im Gegensatz zu einer Stationssituation, in der die Patienten für die Operationen die Station verlassen und dann später wiederkommen, tritt der Patient in der Tagesklinik an einem bestimmten Punkt ein und bewegt sich von einem Bereich zum nächsten, ähnlich wie Gegenstände auf einem Fließband.

Bei meinem Vorbesuch der Tagesklinik, als ich mich mit der leitenden Anästhesistin traf, war ich verblüfft darüber, im Empfangsbereich Klaviermusik zu hören. Ein eingeschalteter Fernseher, Teppichboden, aufeinander abgestimmte Farben und Oberflächen, bequeme Möbel und viele Pflanzen erinnerten eher an die Atmosphäre einer Hotelrezeption als an ein allgemeines NHS-Krankenhaus. Ich wurde zum operativen Bereich der Einrichtung geführt, und diese Abstimmung von Farben und Oberflächen setzte sich von der Rezeption durch eine Doppeltür, einen Gang entlang, vorbei an Schließfächern auf der rechten, einer Toilette und einem Umkleideraum auf der linken, bis hin zum Behandlungs- und Wartebereich der Patienten fort. An den Wänden standen einzelne gepolsterte Stühle und in einer Ecke gab es einen Fernseher und eine Hi-Fi-Anlage. In der Mitte standen zwei Tische mit kleinen Körbchen, die Taschentücher und verschiedenes anderes enthielten, und in den Ecken waren weitere Tische mit Zeitschriften. Unter und neben einigen Stühlen waren gepolsterte Hocker. Es gab kein direktes, natürliches Licht, abgesehen von einem Fenster, durch das sich mir eine Aussicht auf Bäume, Hügel und Wasser eröffnete, die ein Gemälde zu sein schien. Zwei Behandlungszimmer waren direkt an diesen Bereich angeschlossen, und Doppeltüren ermöglichten den direkten Zugang zu den Operationssälen.

Auf der dem Sitzbereich gegenüberliegenden Seite war eine Pflegestation in der Mitte zwischen dem Behandlungs- und Recovery-Bereich mit einem Empfangsschalter und mit Zugang zum Recovery-Bereich und zur Ausgangshalle. An den Wänden der Behandlungsräume hingen einige kleine Bilder und eine Pinwand. An beiden Wänden der Pflegestation waren Plexiglastafeln, auf denen handschriftlich die Namen der Chirurgen und Krankenschwestern vermerkt waren, die den einzelnen Operationslisten des Tages zugewiesen waren. Diese mit Maschine auf DIN-A4-Blätter geschriebenen Operationslisten waren auf die Tafeln geklebt, wobei die Namen der Patienten und die geplanten Operationen nur bei näherer Betrachtung zu erkennen waren.

Der Ablauf

Die Beobachtung fand über eine dreimonatige Zeitspanne, wöchentlich eine Stunde, zur selben Zeit während der frühen Phase der Vormittagsschicht – von 8:00 bis 9:00 Uhr – statt. An diesem Wochentag hingen drei Operationslisten aus: je eine für Augenoperationen, dentalchirurgische Eingriffe und für Gefäßoperation (Varizen); manchmal gab es jedoch nur zwei Operationslisten. Während der Beobachtungsstunde wurden Patienten am Eingangsbereich einzeln von Krankenschwestern abgeholt und durch den Wartebereich in einen Umkleideraum geführt, um Krankenhauskleidung, einen Bademantel und Socken anzuziehen. Die Privatsachen der Patienten wurden in einem Schließfach zur sicheren Verwahrung abgelegt und danach wartete der Patient im Wartezimmer, um von der Krankenschwester, dem Anästhesisten und dem Chirurgen begutachtet zu werden. Danach wartete der Patient noch einmal, um zur Operation aufgerufen zu werden (die bis zu zwei Stunden dauern konnte) und von einer ihm zugewiesenen Krankenschwester in den Operationssaal geführt zu werden.

Die Menschen

Innerhalb der Tagesklinik gab es ein Team weiblicher Pflegekräfte, das sich aus staatlich geprüften Krankenschwestern und Hilfskräften zusammensetzte und sich um die Patienten während der vor- und nach-operativen Phase des Behandlungsprozesses kümmerte. Jeder Operationsliste war eine Krankenschwester zugewiesen, die für jeden Patienten ihrer Liste verantwortlich war, wobei einige der Aufgaben allerdings auch von Hilfskräften ausgeführt wurden. Außerdem nahm anderes medizinisches Personal, Männer und Frauen, an dem Untersuchungsprozess teil: Anästhesisten, beratende Chirurgen und/oder Krankenhausärzte sowie Medizinstudenten. Während die zugewiesene Schwester die ganze Zeit hindurch da blieb, tauchten die Anästhesisten, Chirurgen und Medizinstudenten nur für eine kurze Zeit auf. Ich wurde einigen der Pflegekräfte formlos vorgestellt, jedoch niemandem aus dem Kreis der ärztlichen Mitarbeiter. Während des Verlaufs der Beobachtung gab es nur eine Krankenschwester, die jede Woche da war; die anderen Krankenschwestern und das klinische Personal wechselten von Woche zu Woche, einige erschienen regelmäßiger als andere. Alle Krankenschwestern und das klinische Personal trugen grüne OP-Kleidung, ganz unabhängig von ihrer jeweiligen Erfahrung, Disziplin, Funktion oder ihrem Geschlecht.

Während der Beobachtungsstunde waren für gewöhnlich zwischen drei und acht Patienten im Behandlungsbereich, Männer und Frauen, vom Jugendlichen bis zu alten Leuten. Die Patienten waren durch ihre Klinikkittel, Bademäntel und Socken identifizierbar und kamen gewöhnlich ohne Begleitung, obwohl es Angehörigen erlaubt war, zu warten, bis sie in den Operationssaal geführt wurden. Keinem der Patienten wurde ich vorgestellt.

Anfangsgedanken

Aus dem anfänglichen Gespräch mit der leitenden Anästhesistin hatte ich den Eindruck gewonnen, dass die Belegschaft stolz auf die Einrichtung als Ganzes war. Mir wurde gesagt, dass sie als ein Modell für Tageskliniken im Lande betrachtet werde und dass die Effizienz von tagesklinischen Behandlungen sich enorm verbessert habe, seitdem die neue Einrichtung eröffnet worden war. Die Zahl der Absagen und nicht wahrgenommener Termine habe deutlich abgenommen. Dennoch sei sie an jedem Verbesserungsvorschlag interessiert, da die Belegschaft allgemein den Eindruck habe, dass es in diesem Bereich nicht so laufe, wie sie es gern hätten, wenngleich sie sich auch nicht sicher waren, woran das lag. Manche machten Bemerkungen über die eher geringe Beleuchtung und die deprimierenden Farben. Es gäbe aber auch Vorbehalte gegenüber den Klinikkitteln, die es nur in einer Einheitsgröße gab, was immer wieder dazu führte, dass Patienten teilweise körperlich und sexuell entblößt waren. Aus diesem Grund wurde es den Patienten erlaubt, ihre eigenen Bademäntel mitzubringen. Die leitende Anästhesistin führte mich durch die verschiedenen Bereiche, erklärte mir die Funktionen und stellte mich formlos einigen Krankenschwestern im Pausenraum vor.

Mein Besuch der Einrichtung lag zwischen den Morgen- und Nachmittagschichten und, obwohl keine Patienten in dem Raum waren, in dem ich beobachten sollte, kam er mir sehr beengt vor. Indem ich mich an meine eigene Erfahrung als Patientin im Krankenhaus und insbesondere an die in einer augenärztlichen Tagesklinik in einem Londoner Allgemeinkrankenhaus erinnerte, machte mir die Vorstellung sehr zu schaffen, derart allen Blicken ausgesetzt zu sein und keinerlei Privatsphäre zu haben.

Als Beobachterin bestand meine Rolle darin, Ereignisse und Interaktionen zu beobachten, mir die Gefühle und das Empfinden bewusst zu machen, die während der Beobachtung bei mir entstanden sowie deren Platz innerhalb der Beobachtungserfahrung herauszufinden. Mein Ziel war es, so unauffällig wie möglich zu sein und Interaktionen mit Personal und Patienten auf ein Minimum zu beschränken. (Die Methode wird ausführlicher in Kapitel 2 beschrieben.) Dennoch kam in mir die Angst hoch, wie ich in einem so exponierten Bereich unauffällig bleiben und meine Grenzen managen könnte. Und wie würde ich das Unbehagen bewältigen, ohne den Schutz einer gesellschaftlich akzeptierten Rolle, wie die des Freundes oder eines Angehörigen zu sein. Diese Ängste schienen sich in meinem Dilemma darüber widerzuspiegeln, was ich denn anziehen sollte. Sollte ich einen Klinikkittel tragen und wie ein Patient aussehen, um nicht aufzufallen, wobei ich das Risiko eingehen würde, fälschlich für einen Patienten gehalten zu werden, oder mich den Anfeindungen von Personal und Patienten auszusetzen, eine Betrügerin zu sein? Oder sollte ich meine Alltagskleidung tragen und so deutlich als jemand anderes dastehen und mir eher wie ein Eindringling vorkommen? Nach langem Abwägen entschloss ich mich, meine eigene Kleidung zu tragen, wobei ich mich irgendwie sicherer fühlte in dem Glauben, mich nicht so zu entblößen, meine eigene Identität beizubehalten und in der Lage zu sein, meine Position begründen zu können, falls sich das als erforderlich erweisen sollte. Dieses Dilemma schien meine Sorge darüber widerzuspiegeln, wie ich mit den Ängsten umgehen könnte, die mein, wenn auch nur kurzfristige Eindringen in diesen organisatorischen Körper aufwarf.

Die Beobachtung

Beschämende Aufdringlichkeit
Die Atmosphäre innerhalb der Einrichtung war durchweg angenehm und freundlich, und ich beobachtete, wie die Patienten oft in einer unbeschwerten, scherzenden Art und Weise angeredet wurden. Dennoch gab es manchmal eher eine peinliche Aufdringlichkeit in der Art, wie die Patienten behandelt wurden. Das Umkleiden und die Untersuchungen wurden oft von einer Krankenschwester auf eine bloßstellende Art unterbrochen, da die Umkleide- und Untersuchungsräume direkt an den Warteraum angrenzten. Oftmals konnte ich sehen und hören, was bei offenen Türen und hinter dünnen Wänden vor sich ging, was in mir ein Gefühl der Verlegenheit und Aufdringlichkeit hervorrief. Während die Krankenschwestern sich oft recht einfühlsam angesichts der körperlichen und sexuellen Bloßstellung oder bei den Gesprächen über intimere körperliche Funktionen in Gegenwart eines Fremden zeigten, schienen sie bei anderer Gelegenheit keinerlei Gespür für die peinliche Aufdringlichkeit zu haben, mit der sie in den physischen und emotionalen Raum eindrangen.

Zu Beginn der elften Beobachtung
wird eine Patientin mittleren Alters von der zugewiesenen Krankenschwester gebracht und in das Untersuchungszimmer 2 zum Umkleiden geführt. Ich höre die Krankenschwester, Sarah, die Patientin fragen, ob sie einen Bademantel bekommen hat und wie sie ihr dann sagt, dass sie gehen und einen holen werde. Kurze Zeit später kommt sie wieder zurück zu Raum 2 mit dem Bademantel in der Hand, klopft an die Tür, öffnet sie ein bisschen und fragt »Kann ich hereinkommen?« Nach einer kurzen Pause öffnet sie dann die Tür und tritt ein. »Das war gutes Timing«, sagt sie und schließt die Tür hinter sich.
Später bei derselben Beobachtung
höre ich, dass ein Patient in einer der Umkleideräume außerhalb meiner Sichtweite geführt wird und Schwester Jane laut sagt: »Richtig, alles ausziehen« und dann »Strecken Sie ihren Kopf raus, wenn Sie fertig sind«. Daraus, wie die Schwester spricht, schließe ich, dass der Patient ein Mann ist, und komme mir recht verlegen vor. Anschließend kommt die Krankenschwester kurz zurück, und ich höre sie zum Patienten sagen »Ja, die sind schwierig, nicht wahr« und dann »Bedecken Sie Ihre Scham, wir wollen nicht, dass Sie sich exhibitionieren« – wiederum laut genug, dass ich es deutlich hören kann.

Im ersten Beispiel zeigte Sarah einige Empfindsamkeit für das Bedürfnis des Patienten nach Privatsphäre beim Umziehen; sie schien anzuerkennen, dass die Intimität daran, sich auszuziehen und sich physisch wie sexuell einem Fremden gegenüber zu zeigen, für den Patienten wie für sie unangenehm und peinlich sein könnte. Im zweiten Beispiel schien Jane mit den schwierigen und widersprüchlichen Gefühlen so umzugehen, dass sie die Situation etwas lautstark ins Leichte zog, um so wahrscheinlich die Gefühle weniger beängstigend erscheinen lassen. Dennoch schien sie die erwachsene männliche Sexualität des Patienten dadurch zu leugnen, dass sie sich zunächst auf eine recht infantilisierende Weise an ihn wandte und ihn anschließend aufforderte, seine Genitalien zu verdecken, um nicht seine Sexualität zur Schau zu stellen.

In einer Tagesklinik finden sehr intime Vorgänge statt, ohne dass die Möglichkeit besteht, eine wirkliche Intimität entstehen zu lassen. Für Patienten wie für Krankenschwestern kann der intime Umgang unter Fremden mit physischem und sexuellem Ausgesetztsein sowie mit Körperfunktionen zu schwierigen und konflikthaften Gefühlen führen. Bei mehreren Gelegenheiten sah ich Patienten beim Umziehen und bei der Untersuchung im entkleideten Zustand, so beispielsweise bei meiner neunten Beobachtung:

Eine der Krankenschwestern klopft an Raum 1 an und öffnet die Tür. Ich kann eine Patientin im Raum stehen sehen, die bis zur Leistengegend entblößt ist. Ich bin entsetzt über dieses Maß an Entblößung und komme mir sehr unbehaglich vor; ich wünschte, dass sie die Tür schließen würden. Die Tür wird geschlossen, aber nach einer kurzen Zeit wird sie wieder geöffnet, sodass die Patientin wiederum zu sehen ist.

Ich war verlegen und kam mir dabei gleichzeitig aufdringlich und belästigt vor; ich sehnte mich danach, dem Ausgesetztsein und der Verwundbarkeit zu entfliehen, mit der ich konfrontiert worden war. Dies mag durchaus unzweifelhafte Gefühle der Patientin widerspiegeln, körperlich wie gefühlsmäßig entblößt und bedrängt zu sein. Auch für das Pflegepersonal, das immer wieder mit physischer und sexueller Entblößung konfrontiert wird, kann ein intensives Verlangen bestanden haben, den schwierigen Gefühlen zu entfliehen, die durch so kurze und gleichwohl so intime Kontakte mit einem Fremden entstanden. Diese Fluchttendenz spiegelte sich in der Leugnung der Bedeutung einer individuellen Privatsphäre wider und führte zu der gelegentlich zu beobachtenden beschämenden Aufdringlichkeit.

Furcht vor Beschädigung

Meine größte Angst hatte mit der Auswirkung zu tun, die meine aufdringlichen Beobachtungen auf die internen Funktionsweisen und Dynamiken eines Teils eines scheinbar gesunden und gut funktionierenden organisatorischen Körpers haben könnten.

In der Tagesklinik zu arbeiten und intime und aufdringliche Handlungen an solchen Menschen vornehmen zu müssen, die insgesamt in guter körperlicher Verfassung sind, kann Ängste hervorrufen, Schaden anzurichten sowie Gefühle der Sorge und Schuld. Und gewiss kann dies passieren – Patienten regen sich auf und Operationen können schief gehen und zu einem Schaden führen. Ich beobachtete, mit welchem Nachdruck die Checklisten und Verfahrensweisen befolgt wurden, was vielleicht auch der Abwehr gegenüber den aufkommenden Ängsten und der Furcht, etwas falsch zu machen, diente. Auch haben die Krankenschwestern vielleicht Abneigung und Neid gegenüber der durchgeführten Behandlung solch geringer Probleme empfunden und sich so vor ihrer eigenen Feindseligkeit gegenüber den Patienten gefürchtet. Die folgende Vignette aus der 13. Beobachtung zeigt, wie eine Krankenschwester mit ihren zwiespältigen Gefühlen bei der Behandlung zweier Augenpatientinnen kämpfte.

Als Jane der Patientin ›A‹ Tropfen in ihr linkes Auge träufelt, sagt sie ihr, dass es ein wenig brennen könne. Eine Weile später kommt sie wieder, um ihr noch ein paar Augentropfen zu geben, wobei die Patientin sich sichtlich unwohl fühlt und versucht, ihr Auge zu reiben. Jane weist sie an, es nicht zu tun, »wenn Sie irgendwie können«, da sie sonst die Tropfen weg reiben könnte ... Nach einer Weile erklärt Jane einer anderen Augenpatientin ›B‹, dass sie Tropfen in ihre Augen träufeln werde und dass es eventuell brennen könnte – aber sie tue es nicht aus böser Absicht. Dann ruft sie in scherzender Weise laut zu einem älteren Patienten hinüber (um den sie sich offensichtlich bei einer früheren Gelegenheit gekümmert hatte): »Ich tue es nicht aus böser Absicht, nicht wahr Henry?« Er scheint nicht zu bemerken, dass dies an ihn gerichtet war und antwortet nicht. Ich fühle mich ziemlich unwohl und verlegen, diese Interaktion miterleben zu müssen und dann sagt Jane zu ihm, »Sie sollen ›Nein‹ sagen«, woraufhin die Patientin flüsternd, aber für mich laut genug, um es zu hören, sagt »Selbst wenn Sie ›Ja‹ meinen«.

Verzweifelt schien Jane zu versuchen, ihren Gefühlen von Angst und Schuld zu entkommen, und suchte erfolglos eine Rückversicherung dafür, dass ihr Eindringen nicht böse gemeint war. Dennoch schien die Patientin die darunter liegende Feindseligkeit zu spüren, die sich möglicherweise in meinem eigenen Unwohlsein mit dieser Interaktion widerspiegelte.

Depersonalisierung und Leugnung des Individuums

Ich beobachtete, wie alle Personen jeglicher individueller Besonderheit entkleidet und kategorisiert wurden – entweder wurden sie zu Patienten oder zu einem Mitglied des medizinischen Personals und konnten durch die Klinikkittel, Bademäntel und Socken oder durch die grüne Krankenhauskleidung entsprechend identifiziert werden. Der Kontakt zwischen Einzelpersonen war häufig flüchtig und obgleich es Zeiten gab, in denen ich mir wünschte, ich wäre unsichtbar, gab es auch solche, in denen ich mich danach sehnte, als Person anerkannt zu werden. Flüchtige Bemerkungen wie »Guten Morgen, Entschuldigung, ich habe Sie da nicht gesehen«, »Oh, sind Sie zu früh?« und »Sie sitzen auf dem falschen Stuhl« riefen in mir das Gefühl hervor, isoliert, aufdringlich und unerwünscht zu sein.

In meiner ersten Beobachtung
nähert sich ein Mann in grüner Krankenhauskleidung und hockt sich zwischen mich und eine ältere Patientin. Er erklärt ihr, dass der leitende Chirurg aufgrund unvorhergesehener Umstände die Operation nicht selbst durchführen kann, er als Assistenzarzt übernehme aber gerne die Operation, sofern sie dem zustimme. Ich merke, wie ich sofort darauf reagiere und es in mir Gefühle einer ähnlichen Situation hervorruft, als ich Patientin war. Ich bin schockiert, ärgerlich, bestürzt und enttäuscht darüber, dass die Beziehung zu dem leitenden Chirurgen nicht aufrechterhalten wurde. Die Patientin jedoch, die anscheinend Schwierigkeiten hat, sich an den Namen des Chirurgen zu erinnern, nickt schließlich und sagt, dass sie nicht wieder weggehen möchte. »Sie sind ja sowieso alle gleich«.

Angesicht der so flüchtigen Beziehungen in der Tagesklinik wird die Patientin wahrscheinlich kaum Kontakt zu dem leitenden Arzt gehabt haben. Dass sie sich nicht an seinen Namen erinnern konnte, ist vielleicht eine Reaktion darauf, dass der Kontakt so oberflächlich und die Atmosphäre von einer ›Nicht-Beziehung‹ geprägt war, in der jeder gleich ist. Dies schien auch in der ungeschützten Interaktion zum Ausdruck zu kommen, die vermutlich dem Chirurgen einen Schutz gegenüber der Angst vor direktem Kontakt mit der Patientin gab.

Im Gegensatz zu meiner eigenen Erfahrung als Patientin einer Tagesklinik, bei der ich klare physische Grenzen hatte – meinen eigenen Raum und die Privatsphäre eines Bettes, Schließfachs und Vorhangs – schienen die physischen, persönlichen und psychischen Grenzen hier eher verwischt zu sein. Obwohl ich oftmals beobachtete, dass es eine direkte Interaktion zwischen

Krankenschwester und Patient während der Untersuchung gab, so gab es gelegentlich auch nur bloße Bewegungen – rein in den Raum des Patienten und wieder raus – ohne dass überhaupt ein richtiger Kontakt stattfand – beinahe so, als ob es keiner merken würde und es keinen Einfluss hätte.

Während der vierten Beobachtung
trifft ein Patient ein und setzt sich auf einen Stuhl mir gegenüber. Bald darauf wird ihm von einer Krankenschwester ein Umkleideraum gezeigt, wobei sie sich dafür entschuldigt, dass der Raum so klein ist und erklärt, dass leider kein anderer Raum frei sei. Wenige Minuten später kommt eine Patientin aus einem Untersuchungsraum und setzt sich auf den Stuhl, auf dem der Patient gesessen hatte. Als der Patient in seinem Krankenhauskittel und dem Bademantel aus dem Umkleideraum hervorkommt, geht er um die Ecke, um zu seinem Stuhl zurückzukehren, doch ist sein Stuhl nun besetzt. Er zögert, geht zu einem anderen Stuhl, setzt sich, legt seine Tasche neben den Stuhl und fängt an, seine Zeitung zu lesen. Ein paar Minuten später geht eine andere Krankenschwester dorthin, wo er sitzt, greift seine Tasche, ohne ein Wort zu sagen, nimmt sie mit und schließt sie in ein Schließfach ein. Von seinem Sitzplatz aus kann der Patient nicht sehen, wohin sie die Tasche bringt. Er schaut sich um und wirkt unsicher über das, was stattfindet; dennoch bleibt er im Stuhl sitzen, sagt nichts und wendet seine Aufmerksamkeit wieder seiner Zeitung zu. Ich will helfen und erklären, was passiert ist, aber ich fühle mich hilflos und unfähig, etwas zu sagen oder zu tun – entblößt.

Persönliche Identität und Grenzen gingen verloren, Patienten wie Personal gingen im Raum anderer aus und ein, als ob das keinerlei Bedeutung hätte. Wenn ich nicht auf ›meinem Platz‹ sitzen konnte, weil jemand anderes ihn eingenommen hatte (was mir zweimal passierte), fühlte ich mich enttäuscht, entfremdet und verdrängt. Vielleicht spiegelt das die Gefühle wider, die auch die Patienten hatten. Mein Verlangen, ›meinen Platz‹ zu halten, schien auch in meiner Entscheidung, meine eigene Kleidung zu tragen, zum Ausdruck zu kommen, was es mir in gewisser Weise ermöglichte, meine eigene Rolle, persönliche Identität und Privatsphäre zu wahren. Auch für das Pflegepersonal mag das Bedürfnis, in gewissem Maße an einiger Individualität, Identität und Privatsphäre festzuhalten, in einer Kultur, in der dies verwehrt wurde, besonders wichtig gewesen sein. Ich beobachtete, wie eine Krankenschwester ihre Hosenbeine hochband – vielleicht als eine Möglichkeit, ein wenig Individualität und Identität zu bewahren.

In der fünften Beobachtung
betritt der Gefäßchirurg den Untersuchungsbereich und geht rasch rüber zu der Operationsliste, wobei er sich kleinlaut für sein Zuspätkommen bei der Krankenschwester Karen entschuldigt. Er fragt nach einem Patienten und wird zu den Zimmern im Recovery-Bereich gewiesen. Während er hindurchgeht, bemerkt er in einer gereizten Art, dass er seine Hosen nicht finden konnte und die von einem anderen nehmen musste, die benutzt und muffig seien. Wenige Minuten später rennt Schwester Trisha schnell zum Untersuchungsraum 1 und bittet Schwester Jane, den Raum frei zu machen. Jane sagt, dass sie gleich mit dem Patienten fertig sei, und Trisha drängt sie, schnell zu machen. Der Chirurg kommt in den Bereich zurückmarschiert und schimpft, dass die Klinik um 8:30 Uhr den Betrieb aufnehme und es schon spät sei. Er stürmt durch die Türen, die zu den Operationssälen führen, und knallt sie gegen die Wand. Die Krankenschwestern rennen wild umher und rechtfertigen sich gegenseitig für ihr Verhalten. Trisha erklärt Karen, dass sie versucht habe, einen Raum frei zu machen und es nur eine Minute nach 8:30 Uhr war. Ich fühle mich sehr unwohl und frage mich, was die Patienten wohl aus all dem machen. Der Chirurg kommt wieder, gefolgt von verschiedenen Krankenschwestern und Studenten, und geht rüber zu der Operationsliste. Als Jane ihm »Guten Morgen« sagt, erwidert er, dass es kein guter Morgen sei und er seine Hosen nicht finden konnte. Jane sagt, sie versuche ja nur freundlich zu sein. Ich möchte am liebsten durch ein kleines Loch im Boden verschwinden und versuche, seinen Blick zu vermeiden, aber letztendlich treffen sich unsere Blicke, und er ruft durch den ganzen Raum, dass er hoffe, ich halte all dies in meinen Aufzeichnungen fest. Ich nicke mit dem Kopf und wünschte, in diesem Moment nicht da zu sein. Dann ruft er einen Patienten in den Untersuchungsraum. Die Atmosphäre ist angespannt – die Krankenschwestern hetzen immer noch herum. Karen spricht zu einer Dame im Kostüm am Ende des Flurs. Als der Chirurg aus dem Untersuchungsraum tritt, sagt er streng zu der Krankenschwester, dass sie die Patientin für die Operation fertig machen solle, und marschiert durch die Türen zu den Operationssälen. Plötzlich wird mir bewusst, dass keine Krankenschwester mehr da ist – sie sind alle verschwunden.

Vielleicht symbolisierte der Verlust ›seiner‹ Hosen für den Chirurgen ein Eindringen in seinen persönlichen Raum und seine Privatsphäre, einen Identitätsverlust, der ihn entblößte und verwundbar machte; er hatte nichts, an dem er sich festhalten konnte. Seine eigene Furcht, Konfusion und Panik, die sich als Zorn und Frustration gegen die Klinik für die Verspätung zeigte, wurden massiv auf die Krankenschwestern projiziert, die dann voller Panik herumliefen und verzweifelt versuchten, sich zu rechtfertigen und die verschobenen Schuldgefühle über das Zuspätkommen spürten. Das auf die Panik folgende physische Verschwinden der Krankenschwestern, spiegelte meine eigene Schwierigkeit wider, mit dem emotionalen Ausbruch fertig zu werden und meinen Wunsch, dem Schauplatz zu entrinnen.

Ein paar Minuten später taucht Schwester Karen aus der Richtung des Büros wieder auf und geht auf eine Gefäßpatientin ›A‹ zu, die im Flur wartet und sagt, dass die Toilette besetzt zu sein scheint. Sie bietet der Patientin an, ihr eine andere Toilette zu zeigen und fragt dann ›A‹, ob man ihr gezeigt habe, wohin sie nach der Operation komme. ›A‹ sagt, dass es ihr nicht gesagt worden sei, und Karen fragt sie, ob sie es sehen möchte. Die Patientin bejaht dies, und beide bewegen sich auf den Recovery-Bereich zu. Als Karen mit ›A‹ wieder zurückkommt, setzt sie sich auf den Tisch zwischen uns beiden. Wir lächeln uns freundlich an und ›A‹ nimmt eine Zeitschrift vom Tisch, wobei sie auf eine der Schlagzeilen weist »WENN OPERATIONEN TÖTEN«. *Wir alle lachen, aber nach dem Ausbruch kurz vorher frage ich mich, ob bei der Patientin nicht darunter eine Angst vor der Operation liegt, die ihr bevorsteht. Karen erklärt, dass der Chirurg sich ›quasi‹ entschuldigt habe, und erklärt dann, dass es festgesetzte Verfahrenweisen zu befolgen gäbe, und dass, wenn etwas durcheinander gerät, wie dass ein Patient nicht drangenommen werden kann, der gesamte Zeitplan durcheinander komme. Sie erklärt, wie an diesem Morgen alle Krankenzimmer auf der anderen Seite mit Kindern belegt waren, sodass kein zusätzlicher freier Raum für den Chirurgen zur Verfügung stand und er seine Untersuchung nicht zur festgelegten Zeit durchführen konnte. ›A‹ erkundigt sich, wie lange sie noch warten muss, und Karen sagt* »Ungefähr eine Stunde«. *Dann sagt sie, sie werde nachsehen und geht rüber zu der Tafel. Sie bestätigt, dass es ungefähr eine Stunde dauern werde und ›A‹ sagt, dass sie solange lesen werde – aber vielleicht nicht gerade den Artikel* »Wenn Operationen töten«.

In der hier wiedergegebenen Vignette war die Atmosphäre ganz anders, was vor allem dadurch entstand, dass Karen sich mit aufrichtigem Interesse und Sorge um das Wohlergehen der Patientin kümmerte – ein unmittelbarer Kontakt zwischen Personen, ganz anders als der flüchtige, beiläufige Kontakt, wie ich ihn oft beobachtete. Das Eindringen des Chirurgen – das zügige, doch eher gewaltsame Rein und Raus in physische und psychische Räume – schien die besondere Arbeit in der Tagesklinik widerzuspiegeln. Der Einfluss des gewaltsamen Eindringens konnte nicht geleugnet werden, die damit einhergehende Angst der Patientin wurde in der Schlagzeile der Zeitschrift deutlich. Dass die Krankenschwestern sich in einen separaten Raum und in ihre Privatsphäre jenseits der intensiven Erfahrung zurückgezogen hatten, ermöglichte es ihnen vielleicht, über diese Erfahrung und die mögliche Schädigung des Wohlergehens der Patienten nachzudenken, was dann wohl zu einer Veränderung der uninteressierten und distanzierten Patienten-Schwestern-Beziehung hin zu einem engen und unmittelbaren Kontakt zwischen den einzelnen Personen geführt hatte.

Als Beobachterin fiel ich dadurch auf, dass ich anders war, und ich war mir deutlich darüber bewusst, dass ich hier als Fremde eindrang, was wiederum verschiedene Reaktionen hervorrief: Neugierde, Argwohn und Erwartungen sowie das Ansinnen, meine Beobachtungsergebnisse zu präsentieren. Ich erlebte einen fortlaufenden Konflikt zwischen dem Wunsch, als Individuum anerkannt zu werden und dem Wunsch, mich in der Gruppe der Patienten zu verstecken – ganz ähnlich wie bei meinem früheren Dilemma darüber, was ich anziehen sollte.

Manchmal sehnte ich mich nach Kontakt; im Verlauf einiger Wochen erfuhr ich jedoch ziemlich unerwartete, aber sehr direkte Beachtung seitens des Pflegepersonals: die Stationsschwester schlug vor, dass ich wie die Patienten Krankenhauskittel und Bademantel tragen könnte, sodass ich nicht so ›auffällig aussehen würde‹; andere Schwestern fügten hinzu »Sind Sie sicher, dass Sie nicht Patientin sein wollen?«, »Ich sagte doch, wir sollten sie in Operationskleidung stecken«; und »Steckt die Frau in Operationskleidung!« Anfänglich begann ich über diese Bemerkungen zu lachen, aber dann fühlte ich mich zunehmend unwohl; mir kam dies als ein Eindringen in meine Privatsphäre und als Bedrohung meiner persönlichen Identität vor.

Bei der achten Beobachtung

treffe ich ein und finde meinen gewohnten Platz von einem Patienten belegt. Ich fühle mich in gewissem Maße destabilisiert und in Panik und kehre zu meiner Ausgangsstellung zurück, wo ich merke, wie entblößt ich mich fühle ... Kurz nachher geht eine Schwester vorbei, schaut mich an und sagt »Es könnte etwas gefährlich sein, dort zu sitzen«. Ich frage mich, was in aller Welt sie meint, und fühle mich bedroht und nervös, nachdem sie das sagte. Danach kümmert sich eine der Hilfsschwestern um eine ältere Patientin und erklärt ihr, dass wahrscheinlich ihr Nagellack entfernt werden muss. Die Schwester hat auch eine Rolle Klebeband dabei und hat gerade einer anderen Patientin ihren Ohrring ans Ohr geklebt. Sie dreht sich um, geht zu mir rüber und fragt, ob ich Nagellack anhabe und dann, ob ich meine Ohrringe festgeklebt haben wollte. Ich lache kurz, fühle mich aber sehr bedroht, als sie mit der Klebebandrolle anrückt; ich versuche unvermittelt, aus dem Stuhl zu

kommen und sage dabei »Sie kleben hier gar nichts!« ... Ich habe das Gefühl,
die Kontrolle zu verlieren und stelle meine eigene Identität in Frage: Wer bin
ich? Bin ich eine Patientin oder bin ich keine? Die Krankenschwester lacht
und während sie sich abwendet, sagt sie »Oh, Sie sind eine Angehörige, nicht
wahr?« – trotz der Tatsache, dass sie mich schon bei vielen Gelegenheiten
gesehen hat. Dieser Ort kommt mir gefährlich vor! Ich fühle mich ängstlich
und unbehaglich, möchte aufstehen und abhauen.

Angesichts dieses Eindringens in meine Persönlichkeit, erlebte ich Gefühle
von Furcht, Verwirrung und Panik – Furcht, meine Identität zu verlieren,
Verwirrung darüber, wer ich bin, und Angst, die Kontrolle zu verlieren –
vielleicht die Gefühle, die der Chirurg gehabt haben mag. Ich hatte ein hefti-
ges Verlangen, die Situation zu verlassen und konnte die Gefühle schwer aushalten. Ich war als Beobachterin in einen kulturellen Prozess eingedrungen,
der keinen Platz für Individualität hatte oder so jemanden wie eine Beobachterin. Die Kultur schien keinen Platz für die individuelle Identität zu haben,
die ich repräsentierte und sich nicht anpassen zu können und machte sich
deshalb daran, mich zu verändern. Wäre ich eine Patientin oder wenigstens
eine Angehörige, müssten die Krankenschwestern nicht weiter mit der
Angst, die meine eindringende Anwesenheit in ihrem organisatorischen
Körper hervorrief und dem ungewissen Ausgang umgehen.

Rückzug hinter eine Grenze

In jedem Beruf, der mit Menschen zu tun hat, gibt es für dessen Mitglieder
ein psychologisches Bedürfnis, einen gewissen Grad an professioneller Distanz zu entwickeln. Es schien jedoch, dass es in einem solch exponierten
Raum, mit ständigem Eindringen, doch ohne jegliche physische Grenzen
oder Privatsphäre, das Bedürfnis gab, der Intensität dieser Erfahrungen zu
entfliehen – psychologische Grenzen aufzurichten, um Abstand zu gewinnen
und Schutz gegenüber der Angst zu schaffen.

Auch wenn die Patienten die Tagesklinik schnell durchlaufen, so sind die
Beziehungen doch intensiv und zuweilen mit intimem körperlichen Kontakt
verbunden. Das Pflegepersonal muss nicht nur mit den verschiedenen
Patienten, die nur für einen Tag da sind, umgehen, sondern auch mit dem
Eindringen von unterschiedlichem Klinikpersonal und von Medizinstudenten, die die Einrichtung vielleicht auch nur an dem Tag besuchen. Während
die zugewiesene Krankenschwester während der ganzen Stunde präsent war,
tauchten die Anästhesisten, Chirurgen und Medizinstudenten nur kurz auf,
obwohl sie oftmals, von ihrer Anzahl wie von ihrer Geschäftigkeit her, ziem-

lich auffallend waren. Sie bewegten sich jedoch schnell herein und heraus, anscheinend ohne richtigen Kontakt mit irgendjemandem herzustellen, ganz so, wie sie in mein Erleben eintauchten und wieder verschwanden; sobald sie den Bereich verlassen hatten, verschwanden sie wieder aus meinem Gedächtnis. Erst später wurde mir bei meinen Beobachtungen bewusst, dass ich keinerlei Notiz von einem Mitarbeiter der Einrichtung genommen hatte, der Woche für Woche innerhalb von ein paar Minuten rein und raus ging. Manchmal merkte ich, dass ich, ähnlich wohl wie die Krankenschwestern, Patienten einfach vergaß, sobald sie von einem Raum in einen anderen weitergegangen waren. In der fünften Beobachtung wurde mir bewusst, dass ich mich nicht an einen Patienten erinnern konnte, der schon eine ziemlich lange Zeit in einem der Untersuchungsräume verbracht hatte. Eine der Krankenschwestern erinnerte sich plötzlich, öffnete die Tür und sagte »Der Doktor sollte die Strafe beendet und Sie aufgefordert haben herauszukommen«. Während der zehnten Beobachtung blieb ein Patient nach der Untersuchung durch den Gefäßchirurgen im Untersuchungsraum; schließlich erinnerte sich eine Krankenschwester an ihn und sagte dem Patienten, als sie ihn fand »Oh, Sie Armer – sind Sie die ganze Zeit hier drin gewesen?« So ähnlich war es, wenn ein Patient zum Operationssaal gebracht worden war; es schien dann so, als sei er nie da gewesen.

In einer Situation, in der jede Beziehung kurz und flüchtig, aber intensiv ist, kann es für Krankenschwestern und medizinisches Personal schwierig sein, ein Gleichgewicht zwischen dem Bedürfnis nach professioneller Distanz als Schutz auf der einen Seite, und dem Wunsch nach freundlichen Kontakten mit Patienten und Kollegen auf der anderen Seite zu finden. Für das Pflegepersonal kann es auch schwer sein, ein Teamgefühl zu entwickeln, was zu Gefühlen von Ärger und Groll führen kann; dies führt auch zu Schwierigkeiten, die einzelnen Kolleginnen genauer zu kennen und mit deren jeweiligen persönlichen Eigenheiten umgehen zu können.

Während der sechsten Beobachtung
geht ein mir unbekannter Mann in grüner Krankenhauskleidung mit einer Aktentasche in der Hand in den Bereich hinein. Er schaut sich um. Jane, die sich gerade um einen Patienten kümmert, lächelt und sagt auf sehr freundliche Art »Hallo« und fragt ihn, ob er einen Kaffee möchte. Er sagt, »Nein, danke«, und Jane sagt laut, dass sie nicht die Absicht hatte, ihm einen Kaffee zu machen, lediglich ihn in die richtige Richtung zu weisen. Ich zucke zusammen ... und er schaut eher betreten drein und verschwindet hinter dem Schalter der Schwesternstation.

Das erneute Eindringen scheint zu viel zu sein und bringt das Gleichgewicht durcheinander. Jane versteht dies als Anforderung an sich und zieht sich hinter eine psychologische Abwehrschranke zurück, während sich der Mann in die Sicherheit der Pflegestation flüchtet.

Ich konnte beobachten, wie Formulare und Verfahren auch dazu benutzt wurden, die emotionale und psychologische Distanz zwischen den Patienten und dem klinischen Personal zu steigern. Dies wird in der folgenden Vignette aus der fünfen Beobachtung deutlich:

Die Kieferchirurgin spricht mit der ihr assistierenden Krankenschwester; beide stehen mit dem Rücken zu den Patienten vor der Operationsliste. Sie sprechen darüber, ob ein bestimmter Patient gekommen ist. Seine Unterlagen hängen aus, und sie schauen sich die Röntgenbilder des Gebisses an. Die Krankenschwester scheint davon überzeugt zu sein, dass der Patient nicht da ist, schaut auf die Liste an der Pflegestation und zeigt mit dem Finger darauf. Die Chirurgin erklärt, dass, wenn seine Unterlagen da seien, der Patient auch da sein müsse. Als sie den Namen des Patienten erwähnen, meldet dieser sich, und die Schwester wie die Chirurgin drehen sich um und nehmen ihn zur Kenntnis. Die Chirurgin erklärt der Krankenschwester erneut, dass die Unterlagen auf keinen Fall da wären, wenn der Patient nicht da wäre.

Das medizinische Personal schien auch den physischen Raum dazu zu nutzen, um sich selbst von den Patienten zu distanzieren, und zeitweise schien eine unsichtbare Grenze zwischen dem passiven Bereich des Patienten-Warteraums und dem aktiven Schwesternbereich zu bestehen. In der Tat beobachtete ich bei den Patienten, wie bereits in früheren Vignetten verdeutlicht, eine Art passiver Unterwerfung, ganz unabhängig davon, was das medizinische Personal ihnen präsentierte. Diese Passivität wurde darin deutlich, dass sich die Patienten kaum bewegten oder mit dem medizinischen Personal sprachen. Als bei einer Gelegenheit eine der Krankenschwestern die Patienten fragte, ob jemand Fernseher oder Radio an haben wollte, bekam sie keine Antwort, woraufhin die Schwester schließlich den Raum wieder verließ.

Es mag sein, dass wir uns als Patienten hilflos und unzulänglich fühlen wollen (Conran 1985) und uns vom klinischen Personal abhängig machen wollen, die für uns denken und Entscheidungen treffen sollen. In einer Tagesklinik können sich Patienten auch schuldig fühlen, weil sie kostbare Zeit, Raum und Ressourcen für ihre eher unwichtigen Bedürfnisse in Anspruch nehmen. Auch aufseiten des Pflegeteams einer Tagesklinik, das nicht dem sonst üblichen Schichtdienst unterliegt, mag es Schuldgefühle geben, da es nicht seinen Teil beizutragen scheint. Wie ich erfahren hatte, war für einige der Mitarbeiter in der Tagesklinik Arbeit gefunden worden, nachdem ein anderes Krankenhaus geschlossen worden war. Vielleicht führte dies auch zu dem Gefühl, dass sie sich minderwertig, abhängig und unzulänglich vorkamen. Eine der Schwestern nahm sich bei mehreren Gelegenheiten die Zeit, mir zu erklären, dass es manchmal so aussehe, als seien sie nicht sehr beschäftigt, als ob sie das Bedürfnis spürte, mir gegenüber ihre Rollen und ihre Bedeutung zu rechtfertigen. Diese Gefühle der Abhängigkeit und Bedürftigkeit können dann in die Patienten projiziert werden, die sich dann wieder mit ihnen identifizieren und ihrerseits ihr eigenes Denkvermögen und ihre kritische Urteilsfähigkeit in das Klinikpersonal projizieren. In einem so gut ausgestatteten Umfeld mit individueller und persönlicher Aufmerksamkeit betreut zu werden, kann auch Gefühle von Schuld und Unwürdigkeit hervorrufen, die es den Patienten schwer machen, persönliche und emotionale Forderungen an die Belegschaft zu stellen.

Als Beobachterin fühlte ich auch das Bedürfnis, emotional distanziert und unauffällig zu bleiben. Dabei wurde mir auch bewusst, dass ich manchmal versuchte, den Beobachtungsbereich unbemerkt zu betreten und wieder zu verlassen, ohne zu irgend jemandem Kontakt aufzunehmen. Und in der Tat, als ich meine vorletzte Beobachtung begann, sagte die Schwester zu mir »Ich sehe, dass man Sie diese Woche ganz allein hereinschleichen lässt«. Obgleich ich mich hin und wieder nach persönlichem Kontakt und Anerkennung als Individuum sehnte, wollte ich zu anderen Zeiten jeder mir entgegengebrachten Aufmerksamkeit entfliehen. Ich merkte, wie sehr ich darauf bedacht war, meinen physischen, emotionalen und psychologischen Raum zu schützen, und wenn ein Patient kam und sich zu mir setzte oder versuchte Kontakt mit mir aufzunehmen, kam ich mir oft sehr unwohl und bedrängt vor und spürte das physische wie psychische Verlangen wegzukommen.

In der zehnten Beobachtung
kommt ein Gefäßpatient, den ich ein paar Minuten zuvor körperlich entblößt im Untersuchungsraum gesehen hatte, und setzt sich neben mich. Ich habe sofort das Gefühl, dass er in meinen Raum eingedrungen ist und fühle mich unwohl angesichts der Nähe und seiner männlichen Sexualität. Zu meiner großen Erleichterung ist der Patient damit befasst, seine Aktentasche zu durchsuchen und wirkt nicht sehr interessiert, Kontakt herzustellen. Dennoch fühle ich die Spannung, halte meinen Blick nach vorne gerichtet und versuche, seine Gegenwart zu ignorieren.

In der zwölften Beobachtung
findet ein Gespräch über Weisheitszähne zwischen zwei Patientinnen statt. Durch die Art und Weise, wie die ältere Patientin mich fortwährend anschaut

und anlächelt, fühle ich mich in das Gespräch hineingezogen. Ich schaue auf die Uhr – es ist 8:55 Uhr – ich fühle mich unwohl – ich möchte aufstehen und gehen, bevor meine Zeit rum ist. Ich lächele gelegentlich zurück, aber mir ist sehr unbehaglich, und ich bemühe mich, meinen Blick abzuwenden. Ein Teil von mir möchte sich sehr gern beteiligen, aber der andere Teil will aufhören und verschwinden. Ich bin erleichtert, als es Zeit zum Gehen für mich ist. Ich ziehe meine Jacke an und gehe. Als ich den Flur entlang gehe und gerade an der Schwesternstation vorbei komme, höre ich eine der Schwestern »Tschüs« sagen. Ich halte einen Moment inne und quetsche ein »Tschüs« durch die Zähne. Ich schaue mich nicht einmal mehr um und fühle mich schuldig.

Vielleicht spiegelt mein Wunsch, mich rein und raus zu bewegen, ohne bemerkt zu werden – um so den Einfluss meines Eindringens zu verleugnen – sowohl das Besondere einer Tagesklinik mit ihren kurzen, aber intensiven Kontakten wider als auch den Versuch der Mitarbeiter, ihr physisches und psychisches Eindringen untereinander und in die Patienten zu leugnen.

Sicherheit in der Anzahl

In der Tagesklinik beobachtete ich, wie die zugewiesenen Krankenschwestern, die Anästhesisten und Chirurgen die Mehrzahl der Untersuchungen direkt im Wartebereich vornahmen, in Sichtweite und oft genug auch in Hörweite anderer Patienten, Angehöriger, Mitarbeiter und mir selbst. Obwohl die beiden Untersuchungsräume zwar gewöhnlich dauernd belegt waren, prüfte das medizinische Personal oftmals gar nicht erst, ob überhaupt ein Raum verfügbar war, oder ob sich ein abgelegenerer Ort finden ließ. Die achte Beobachtung ist dafür ein gutes Beispiel:

Eine Patientin – die in einem der Stühle in der Mitte in meiner Nähe sitzt – wird von der Krankenschwester Jane betreut, die für die Gefäßliste zuständig ist. Nachdem Jane ihr den Blutdruck und die Temperatur gemessen hat, stellt sich eine mir unbekannte Dame in grüner Krankenhauskleidung der Patientin als die Anästhesistin vor und setzt sich zu ihr. Jane steht in der Nähe und die Anästhesistin fragt, ob ein Raum frei sei. Jane zögert, schaut zu den Untersuchungsräumen hinüber und sagt dann, dass sie ein Krankenzimmer benutzen könnten. Die Anästhesistin scheint auf genauere Angaben und Hinweise zu warten, aber von Jane kommt nichts und die Anästhesistin fragt auch nicht weiter nach. Sie richtet ihre Aufmerksamkeit wieder auf die Patientin und beginnt, ihr Fragen zu stellen. Meines Wissens sind beide Untersuchungsräume frei.

Obwohl die Anästhesistin anfänglich nach einem abgetrenntem Raum fragte, verfolgte sie die Angelegenheit mit der Krankenschwester, die ziemlich hilflos wirkte, nicht weiter. Immer wieder konnte ich beobachten, dass die Krankenschwestern und das medizinische Personal das Bedürfnis der Patienten nach Privatsphäre nicht anerkannten, ebenso wenig wie Angst, Verlegenheit und Unbehagen, die sie empfinden könnten, wenn eine Gruppe wildfremder Menschen ihnen zuhörte und zusah. Obwohl seitens des medizinischen Personals der Raummangel immer wieder angesprochen wurde, schien es beinahe so, dass der exponierte Schauplatz deshalb bevorzugt wurde, weil er auf irgendeine Art sicherer war; vielleicht deshalb, weil die Gruppe Schutz gegenüber der Angst bot, die der enge, direkte Kontakt zwischen einzelnen Personen in einem geschlossenen Raum auslöst. Allerdings stellten auch die Patienten nicht in Frage, dass sie so exponiert waren und verlangten nicht nach Privatsphäre. Von meiner eigenen Erfahrung als Krankenhauspatientin her würde ich es weitaus einfacher finden, meine Ängste in einer offenen Situation in Gegenwart anderer für mich zu behalten oder zu leugnen, oder wenn Studenten bei der Behandlung oder Untersuchung dabei wären. In Situationen mit Privatsphäre, im direkten Kontakt mit einem Arzt, ließen sich die Angst und andere Gefühlsbewegungen oftmals viel schwerer verbergen. Vielleicht kam deshalb der Mangel an Privatsphäre in gewisser Weise sowohl den Patienten als auch dem medizinischen Personal entgegen. Interessanterweise beobachtete ich, dass alle gefäßchirurgischen Untersuchungen in einer Privatsphäre durchgeführt wurden, wobei als Raum dafür oft nur der Recovery-Bereich übrig blieb. Allerdings war der Chirurg, der gewöhnlich die Operationsliste an dem bestimmten Tag übernahm, häufig von einer Gruppe von zwei oder mehr Medizinstudenten begleitet, was vielleicht wiederum ein gewisses Maß an Schutz vor der Intensität bot.

Für die, die in der Tagesklinik arbeiteten, können das Ausmaß an Entblößung, der Mangel an Privatsphäre und die fortlaufende direkte Konfrontation mit peinlichen und Angst auslösenden Erfahrungen durchaus ein Fluchtbedürfnis ausgelöst haben, aber es gab nichts, wohin sie flüchten konnten. Vielleicht boten das Verstecken der eigenen Persönlichkeit in einer solch exponierten Umgebung, der Rückzug und die Tendenz, ununterscheidbar von anderen zu werden, sowie das Untertauchen in der Masse einen gewissen Schutz gegenüber der Aufdringlichkeit einer Umwelt, die keine Privatsphäre erlaubt.

Die Angst aussperren

Ich beobachtete, dass nur wenige Patienten in der Tagesklinik ihre Angst offen zum Ausdruck brachten, und es verwunderte mich auch nicht sehr, als ich hörte, dass sehr ängstliche Patienten üblicherweise in ein separates Krankenzimmer im Recovery-Bereich gebracht wurden, das man auch für Kinder benutzte. Gewöhnlich war die Atmosphäre vergnügt und während die Pflegekräfte mitunter einfühlsam gegenüber den Sorgen der Patienten waren, wurde der Äußerung von Angst oft in einer eher scherzenden, manchmal sexualisierenden Art begegnet und sie wurde geistig wie auch physisch schnell übergangen, so wie beispielsweise in der folgenden Vignette aus der sechsten Beobachtung:

Eine junge Augenpatientin schaut ein wenig sorgenvoll drein, als Jane ihr sagt, dass sie ihr ein Thermometer ins Ohr stecken wird und darauf hinweist, dass es nicht wehtun wird. Nachdem sie ihr den Blutdruck gemessen hat, sprechen sie miteinander, und ich höre die Patientin in einer scherzenden Weise »verängstigt« sagen. Jane sagt daraufhin, dass sie ihre Beine für die »sexy« Strümpfe messen werde.

Jane ist nicht in der Lage, die Angst der Patientin auszuhalten. Die Sexualisierung dient vielleicht als Abwehr gegen die Angst, Schaden anzurichten. In der folgenden Vignette aus der dritten Beobachtung wurde ein ausländischer Augenpatient von der zugewiesenen Krankenschwester untersucht, wobei sein Sohn als Übersetzer fungierte.

Mit lauter Stimme erklärt Schwester Anne dem Sohn, dass sein Vater nach der Operation auf dem Auge nicht werde sehen können – nur ganz helles Licht – aber das Auge werde abgedeckt. Der Sohn teilt dies seinem Vater mit. Sie erwähnt auch, dass eine Schwester seine Hand während der ganzen Operation halten werde und dass er jederzeit, falls er irgendwelche Beschwerden habe, die Hand der Schwester drücken solle, und sie dann anhalten würden. Daraus entnehme ich, dass er nur eine lokale Betäubung bekommen wird. Ich bin mit dem Gedanken beschäftigt, wie erschreckend es sein muss, nicht in der Lage zu sein, sich mitteilen zu können oder verstanden zu werden und so abhängig von anderen zu sein. Anne misst seinen Blutdruck und die Temperatur und geht rüber zu der Operationsliste, um die Daten zu vermerken. Wenige Minuten später kommt sie wieder und fragt den Sohn, ob sein Vater normalerweise hohen Blutdruck habe oder ob er vor allem Angst vor der Operation habe. Der Sohn sagt, dass sein Vater besonders beunruhigt darüber sei, wann er denn wieder sehen könne. Anne erklärt ein wenig den zeitlichen Ablauf und sagt wieder, dass er anfänglich nur helles Licht sehen werde, aber dass er nach ein paar Stunden wieder Formen erkennen werde und morgen sein Sehvermögen wieder in Ordnung sein sollte. Sie verlässt den Patien-

ten, geht rüber zu der Operationsliste und gibt die Informationen an eine andere Krankenschwester weiter, wobei sie sagt, dass sein Blutdruck hoch sei und er sich angespannt fühle. Schwester Karen scherzt mit den anderen Krankenschwestern darüber, dass sie einem Patienten den Schlafanzug einer Krankenschwester gegeben hat und nun einen anderen finden müsse. Als sie lachend weggeht, sagt sie, dass sie hoffentlich einen finden werde, der groß genug ist.

Die Angst des Patienten vor der Operation wurde von den Schwestern schnell weg geschoben und ausgeschlossen, wobei der Witz eine andere Möglichkeit gewährte, die Spannung abzubauen und die depressiven Gefühle und Ängste abzuwehren, die schwer zu ertragen waren. Mit wenig oder gar keiner Privatsphäre mögen es die Patienten als unerträglich entblößend empfinden, Gefühle Fremden gegenüber zu zeigen. Und für das medizinische Personal mag der emotionale Ausdruck von Angst und Verwundbarkeit von Patienten heftige Schuldgefühle auslösen sowie den Wunsch, diesen zu entfliehen.

Ich beobachtete nur ein einziges Mal, dass jemand in der Öffentlichkeit die Fassung verlor und zwar während meiner sechsten Beobachtung:

Eine etwa 16-jährige Jugendliche kommt, von ihrer Mutter begleitet, von einer privaten Untersuchung durch die Anästhesistin zurück und hat ihren Kopf vergraben in der Schulter ihrer Mutter. Die Mutter hat ihre Arme um die Tochter gelegt und führt sie zu einem Stuhl. Die Kieferchirurgin, die auf die Patientin gewartet hatte, nähert sich und zieht sich einen Hocker vor sie, setzt sich hin und stellt sich ihr vor. Das Mädchen schaut hoch, und ich kann sehen, dass es geweint hat. Ihre Mutter erklärt, dass sie OK, aber ein bisschen durcheinander sei, da sie so etwas noch nie erlebt habe. Jane, die zugewiesene Krankenschwester, schaut betroffen drein und kommt dann von der Operationsliste rüber zu ihnen und hockt sich neben den Stuhl der Patientin. Die Chirurgin spricht mit dem Mädchen und dann sagt Jane, die sich an den Stuhl lehnt, dass wenn sie weine, sie sie anstecken werde und dann ihr Make-up verlaufen würde; das wäre schlimm. Sie erklärt ihr, dass sie während der ganzen Operation dabei sein und für jede zusätzliche Umarmung da sein werde, die sie bräuchte. Der zahnärztliche Assistent geht auch hinüber und stellt sich zögerlich hinter die Gruppe. Die Mutter erkundigt sich danach, ob es möglich wäre, dass sie zusammen mit ihrer Tochter in den OP-Saal geht. Jane erklärt ihr – die Kieferchirurgin dabei um Bestätigung anschauend – dass das nicht möglich sei, sie aber mit ihr bis zum Vorraum gehen und sie ganz fest umarmen könne, bevor sie in den OP-Saal gehe. Jane wiederholt dann ihre Bemerkung über das Verlaufen ihres Make-ups, steht auf und verlässt die Gruppe. Die Kieferchirurgin steht auch auf und geht zu der Operationsliste zurück und lässt ihren Assistenten, der sich sichtlich unwohl vorkommt, bei der Patientin und ihrer Mutter stehen. Die Mutter schaut zu ihm hoch und sagt, ihre Tochter sei OK und werde nicht beißen. Er setzt sich auf den Hocker und fängt an, seine Fragen zu stellen. Ich schaue zu der anderen jungen zahnärztlichen Patientin hinüber, die allein gekommen ist und ängstlich dreinschaut. Ihr fällt es offensichtlich schwer, sich auf ihr Buch zu konzentrieren. Ich fühle eine gewisse Isolation und möchte rüber gehen, um sie zu umarmen. Plötzlich wird mir bewusst, dass alle Krankenschwestern aus dem Bereich verschwunden sind.

Im Hinblick auf diese ungewöhnliche Herausforderung schienen die Krankenschwestern und das medizinische Personal unsicher, wie sie sich verhalten sollten und waren außerstande, sich dieser ungewohnten Situation anzupassen. Janes Bemerkung über ihr Make-up gegenüber der Patientin schien ihre Schwierigkeit zum Ausdruck zu bringen, mit dem Leid, das in sie projiziert wurde und das ihre gut funktionierende Fassade bedrohte, umzugehen. Um die Fassade (das Make-up) aufrecht zu erhalten, mussten die störenden Gefühle beiseite geschoben werden, und als sie es nicht schaffte, die Patientin dazu zu bringen, auf dieselbe Weise wie sie damit umzugehen, musste sie sich selbst von der Stärke der Emotionen und den gefährlichen Gefühlen des Leids distanzieren, genauso wie die anderen Krankenschwestern auch.

Das in der Tagesklinik tätige Personal, das dauernd mit solchen exponierenden Situationen, mit dem Mangel an Privatsphäre, dem fortlaufenden Eindringen und der Konfrontation mit seelisch schmerzhaften Erfahrungen umgehen musste, schien der damit einhergehenden Angst nicht gewachsen und musste sie daher aus dem seelischen und physischen Bereich ausschließen. Die räumliche Beschränkung des kleinen, ungeschützten Untersuchungsbereiches führte dazu, dass ängstliche Patienten oftmals fortgeschafft wurden, sodass jede Angst außer Sichtweite geriet und man sich auch keine weiteren Gedanken darüber machen musste – ganz so, als wäre die Angst ansteckend.

Diskussion

Ich habe versucht, einen Bericht meiner Beobachtungen des Lebens und der Arbeitsweise einer Tagesklinik zu geben, die ich wöchentlich, über einen Zeitraum von drei Monaten hinweg, beobachtete. Bei dem Beobachten der Ereignisse und Interaktionen sowie meiner emotionalen Reaktionen, habe ich versucht, den Platz dieser Reaktionen in der Beobachtungserfahrung zu bestimmen und die Beobachtung aus einer psychoanalytischen Sicht zu verstehen. Ich habe die Ängste und Konflikte betrachtet, die bei den Krankenschwestern und anderen Mitarbeitern sowohl durch die Art der Arbeit in der Tagesklinik selbst, als auch durch meine Anwesenheit hervorgerufen wurden, und habe individuelle wie kollektive Abwehrmechanismen beim Umgang mit diesen Ängsten aufgezeigt. Obgleich die Krankenschwestern und das medizinische Personal einer Tagesklinik nicht mit körperlich kranken oder verletzten Patienten arbeiten, können die kurzen, aber intensiven Beziehungen mit den Patienten, die Fremde und allgemein in guter, körperlicher Verfassung sind, schmerzvolle Gefühle hervorrufen, über die nachzudenken schwierig sein kann. In dieser Einrichtung erhöhten der Mangel an Privatsphäre, das konstante Eindringen, das Ausgesetztsein und die kontinuierliche Konfrontation mit beschämenden und Angst auslösenden Erfahrungen das Bedürfnis, dieser seelischen Qual zu entfliehen.

Vorgänge wie das Ausziehen wurden oftmals laut und humorvoll behandelt, manchmal eher in einer infantilisierenden und zugleich sexualisierenden Art und Weise. Skogstad (1997) beschrieb, wie Gefühle, die durch engen intimen körperlichen Kontakt mit Patienten geweckt werden, dadurch weniger beängstigend gemacht werden, dass sie in einer leichten und humorvollen Art zum Ausdruck gebracht werden, während die Erotisierung auch eine Abwehr gegenüber depressiven Ängsten bietet. In einer Tagesklinik jedoch besteht die körperliche Nähe bei gleichzeitiger Abwesenheit jeder emotionalen Nähe. Das Eindringen in Menschen, mit denen es nicht möglich ist, einen wirklichen Kontakt aufzubauen, führte in diesem Fall zu einer Über-Aufdringlichkeit sowie zur Vernachlässigung persönlicher Grenzen und der Privatsphäre, was manchmal peinlich und bei anderen Gelegenheiten ärgerlich wirkte. Eine Verleugnung erwachsener Sexualität (vor allem der männlichen) und der Wichtigkeit einer persönlichen Privatsphäre für das Individuum schienen auch eine Flucht vor den schwierigen Gefühlen zu bieten, die durch den aufdringlichen und intimen Kontakt mit Fremden entstehen.

Es gab weniger eine Furcht vor dem Tode an sich (obwohl er immer ein potenzielles Risiko darstellt), als eine Furcht davor, Schaden anzurichten – die Furcht vor der Wirkung von Interventionen, die in allgemein gut funktionierende Körper eindringen. Dieses Dilemma schien meine Ängste über meine Rolle als Beobachterin widerzuspiegeln und darüber, wie ich mit meinem Gefühl, in diesen offenbar gesunden und gut funktionierenden organisatorischen Körper einzudringen, umgehen könnte. Das Schwesternteam musste auch mit den Ängsten umgehen, die durch das ständige Eindringen in ihren eigenen körperlichen und geistigen Raum entstanden. Die Errichtung psychologischer Grenzen bot ein Mittel, durch das die Wichtigkeit des Individuums und die Wirkung ständigen Eindringens in Andere wie in das Selbst – Gefühle von Angst, Ärger, Neid und Schuld – verleugnet werden konnten. Die Menschen wurden jeder persönlichen Identität entkleidet, und die Patienten hatten keine Privatsphäre oder keinen Platz für sich selbst. Sie wurden oftmals während des Untersuchungsprozesses hin und her bewegt, was häufig dazu führte, dass sie ihren Platz verloren, der von jemand anderem eingenommen war. Menzies (1959/1988) beschrieb, wie die Reduzierung individueller Besonderheiten die persönliche und professionelle Distanzierung unterstützte, indem die Möglichkeit von Beziehungen zwischen einzelnen Personen minimiert wurde und Beziehungen dadurch abgebrochen wurden, dass Schwestern versetzt wurden. Skogstad (1997) beschrieb in einer Studie über eine Station in einem allgemeinen Krankenhaus, wie Patienten häufig verlegt wurden – so als wären sie bloße Objekte ohne Gefühle.

Obwohl die allgemeine Atmosphäre in der Klinik für gewöhnlich sehr freundlich und vergnügt war, war der Kontakt oft flüchtig und darauf beschränkt, was der Prozess verlangte. Patienten und das medizinische Personal schienen sich in körperlichen wie psychologischen Räumen rein und raus zu bewegen, als habe dies keinerlei Auswirkung. Skogstad (1997) beobachtete, wie flüchtiger und oberflächlicher Kontakt es ermöglicht, lästige Gefühle zu vermeiden, besonders das des Verlustes. Donati (1989) beschrieb, in einer Studie über eine chronisch psychiatrische Station, ›touch and go‹-Kontakt als ein Mittel, um stereotype und entpersönlichte Beziehungen aufrechtzuerhalten. Die Kürze des Kontaktes schien auch die Kürze der chirurgischen Eingriffe zu reflektieren, so als ob alles deshalb so kurz und frustrierend sein musste, weil die medizinische Behandlung so war. Meine eigenen Versuche, mich rein und raus zu bewegen, ohne bemerkt zu werden, mit der ich die Wirkung meiner eigenen eindringenden Gegenwart in diesen organisatorischen Körper zu leugnen versuchte, schienen die Versuche der Belegschaft widerzuspiegeln, die Wirkung ihres körperlichen und psychologischen Eindringens in den Raum eines Anderen und den des Patienten zu leugnen. Es war so, als ob der organisatorische Prozess überhand nahm und die Beziehungen zwischen Menschen verdrängte, womöglich wegen der Geschwindigkeit, mit der die Behandlungen durchgeführt wurden. Wenn kurze zwischenmenschliche Kontakte stattfanden, waren sie flüchtig und wurden dem Prozess untergeordnet. Der Auswirkung meiner eigenen ›Fremdheit‹ und meines Eindringens als Beobachterin in eine Kultur, in der es keinen Raum für Individualität gab, wurde mit einer Leugnung meiner Individualität begegnet sowie mit dem Versuch, mich so zu verändern, dass ich für die Gruppe einfacher zu akzeptieren und weniger Angst erweckend erschien.

Mein eigener Versuch, vor jeder direkten Aufmerksamkeit zu fliehen, spiegelte sich in der Art und Weise wider, wie die Krankenschwestern und das medizinische Personal den exponierten Gruppen-Schauplatz sowie den Verlust persönlicher Besonderheit, als Mittel nutzten, etwas Anonymität und persönliche Privatsphäre zu bewahren – eine von vielen zu werden – um so die Ängste zu vermeiden, die ein direkter Kontakt zwischen zwei Individuen beinhaltet. Ängstliche Patienten wurden getrennt von den anderen ausgesperrt und Ausdrücke von Angst wurden oftmals schnell, psychologisch ebenso wie räumlich, beiseite geschoben, wodurch ein Weg geschaffen wurde, die Angst auszusperren. Dies spiegelte sich auch in meinem eigenen Versuch wider, vor Angst und emotionaler Qual zu flüchten.

Es gab eine oberflächliche Atmosphäre von Behaglichkeit und Harmonie, was sich in den abgestimmten Farben, der Eleganz und den Einrichtungsgegenständen, der Ordentlichkeit, den aufgeräumten und organisierten Räumen und der allgemein gemütlichen Atmosphäre zeigte. Diese Fassade schien jedoch fortwährend durch die darunter liegenden Ängste gefährdet zu sein, die, bedingt durch das Wesen der Arbeit, oft genug unter dem Druck seelischen Schmerzes verdrängt wurden. Angesichts des zunehmend steigenden Drucks auf die Ressourcen des NHS ist es unwahrscheinlich, dass das Wesen der Arbeit in einer Tagesklinik und die hervorgerufenen Ängste die einzigen Gründe für diese Verdrängung sind. Der unbewusste Charakter dieser Ängste mag eine Erklärung für das vom Personal erlebte Unbehagen sowie die Schwierigkeit sein, die sie hatten, ihr Gefühl zu verstehen, dass die Einrichtung nicht so gut funktionierte, wie sie es gerne gehabt hätten.

Eine der ersten Bemerkungen, die die Mitarbeiter mir gegenüber machten, bezog sich auf ihre Unzufriedenheit mit der Krankenhauskleidung, die es nur in ›Einheitsgröße‹ gab und die oft eher entblößend wirkte. Es könnte sein, dass sie intuitiv im richtigen Bereich suchten, als sie ihre Sorgen ausdrückten; diese spiegelten nämlich genau die Probleme wider, die ich in der Tagesklinik beobachtete: Depersonalisierung und ein Mangel an Anerkennung des Individuums, das sehr wohl von ›unterschiedlicher Größe‹ sein kann, sowie die entblößende Natur der Einrichtung, in der es keinen Platz gab, an dem man sich verstecken konnte.

Übersetzung: Martin Padeck & Burkard Sievers

Kapitel 10

Nahe beim Tode sitzen

Eine Palliativstation

Noreen Ramsay

Einführung

Der Tod ist ein ebenso natürliches Phänomen wie die Geburt. Unsere Gesellschaft hat sich von beiden entfernt. In zunehmendem Maße ist der Tod, wie auch die Geburt, von medizinischen Fachkräften übernommen und aus dem natürlichen Zyklus der Familie heraus genommen worden. Dies schafft dem Einzelnen Schwierigkeiten, wenn er die ganz private, persönliche Erfahrung des Sterbeprozesses in einem medizinischen Umfeld erlebt. Es bereitet auch den Pflegekräften Schwierigkeiten und erzeugt besondere Herausforderungen.

Die Hospizbewegung hat sich in den letzten 20 Jahren aus der Erkenntnis heraus entwickelt, dass Krankenhäuser, die um akute medizinische Versorgung bemüht sind, den Patienten keinen würdigen und respektvollen Tod ermöglichen. In Krankenhäusern, die vornehmlich auf Diagnose und Heilung ausgerichtet sind, wird Sterben als Versagen angesehen. Palliativbetreuung entwickelte sich als ein Heilungsansatz auf körperlicher, seelischer und geistiger Ebene, wobei der Patient im Mittelpunkt steht. Ihr vorrangiges Ziel ist die Linderung von unangenehmen und beängstigenden Symptomen, damit der Patient das Bestmögliche aus der ihm noch verbleibenden Lebenszeit machen kann und sein Sterben ein Prozess des persönlichen Wachstums werden kann (Saunders 1960). Am Anfang meiner medizinischen Karriere fand ich die Ideen der Hospizphilosophie attraktiv, weil sie die Auswirkung der Patientenbetreuung auf das Fachpersonal, das mit sterbenden Patienten zu tun hat, zur Kenntnis nimmt. Dieses Verständnis fehlte in eklatanter Weise in meinen Erfahrungen mit der Intensivmedizin.

Mit der Anerkennung der Palliativmedizin als eigenem medizinischen Fachbereich und mit dem stark wachsenden Angebot an Diensten für unheilbar Kranke im Gesundheitssystem sind immer mehr medizinische Mitarbeiter und Pflegekräfte mit Sterbenden befasst. Wenn man so nah an der Wirklichkeit des Todes arbeitet, werden Ängste geweckt, gegen die man Abwehrmechanismen entwickeln muss, um nicht von ihnen überwältigt zu werden. Diese Abwehr kann den Mitarbeitern helfen, den Sterbenden etwas Nützliches anbieten zu können. Die Palliativstation entwickelt ihr ganz eigenes Abwehrsystem, um den Angstpegel derer, die dort arbeiten, zu reduzieren. Wie alle Abwehrmechanismen kann dieses System hilfreich sein, kann sich aber auch dahin gehend entwickeln, dass es die Primäraufgabe der Patientenbetreuung behindert. Menzies (1959/1988) beschreibt einen ähnlichen Prozess in einem Artikel, der die Entwicklung von Pflegepraktiken untersucht. Der Einfluss von defensiven Dynamiken auf die Arbeitsweise einer Krankenstation wird nicht immer erkannt.

Beobachtung auf der Station

Als Psychiaterin in einem Krankenhaus war ich in der Liaison-Arbeit mit einem Hospiz engagiert und arbeitete mit medizinischen Teams in der Betreuung von unheilbaren Aidskranken zusammen. Ich wusste, dass mich dieser Bereich interessiert, dennoch scheute ich davor zurück, dieses Interesse zu vertiefen, ohne Fragen nach den Auswirkungen auf mich beantworten zu können. Es ist schwierig, diese Fragen zu beantworten, während man in einer Abteilung beschäftigt ist und selbst eine aktive Rolle in der Dynamik der Situation hat.

Ich dachte, dass mir die Beobachtung einer Palliativstation Gelegenheit geben würde, zu sehen, wie eine solche Abteilung funktioniert. Tatsächlich aber wurde mir meine eigene Abwehr mehr bewusst. Die Palliativstation, die ich beobachtete, war in einem separaten Gebäude auf dem Gelände eines städtischen Allgemeinkrankenhauses untergebracht. Das Hauptaufgabengebiet des Teams lag im ambulanten Bereich (inklusive Hausbesuche) und war deshalb für mich nicht zugänglich. Die 25 Stationsbetten waren für die Pflege von Sterbenden da, für die Abklärung und Linderung von unbehandelbaren Symptomen sowie für die Pflege zu Zeiten, in denen die Angehörigen sich nicht um sie kümmern konnten. Die Abteilung wurde vornehmlich vom Pflegepersonal geleitet und ärztliche Mitarbeiter waren nur in geringerem Maße beteiligt. Sie bestand seit etwa acht Jahren.

Meine Beobachtung der Station war so gestaltet, dass ich immer am selben Platz zur selben Zeit eine Stunde in der Woche 12 Wochen lang im Gang der Station saß. Ich schrieb meine Beobachtungen hinterher auf und diskutierte sie alle zwei Wochen in einer Supervision. Die Beobachtungsmethode und die Funktion solch eines Seminars werden ausführlicher in Kapitel 2 beschrieben.

Isoliert durch Privatsphäre

In den ersten Beobachtungssitzungen war mein Eindruck der von Isolation. Das wurde äußerlich verstärkt durch die konkreten Strukturen. Die Station war vom Hauptgebäude des allgemeinen Krankenhauses getrennt. Sie war von dort nicht leicht zu Fuß zu erreichen. Man sagte mir, dass die Station ursprünglich als Isolierstation geplant war und erst später zum Hospiz gemacht wurde. Aus Sicherheitsgründen war die Eingangstüre abgesperrt, Einlass wurde nur gewährt, wenn man klingelte. Diese Vorrichtung bewirkte, dass die Hospizpatienten effektiv vom allgemeinen Krankenhaus isoliert waren, wenn auch auf demselben Gelände. Innerhalb der Station wurde größter Wert auf die Privatsphäre gelegt. Die Mehrzahl der Patientenzimmer waren Einzelzimmer. Die wenigen Doppelzimmer waren für Patienten, die dem Tode noch nicht nahe standen. Viele Zimmertüren waren geschlossen oder nur einen Spalt geöffnet. Jede Türe hatte ein Schild mit entweder »Bitte nicht stören« oder »Bitte erst anklopfen«. Wenn Patienten wegen Infektionsgefahr vorübergehend isoliert werden mussten, stand an der Türe »Nicht eintreten, fragen Sie erst das Pflegepersonal«.

Der einzige öffentliche Bereich, der gemeinschaftliche Aufenthaltsraum, zeichnete sich dadurch aus, dass er kaum benutzt wurde. Die Patienten benutzten ihn hauptsächlich, um hier zu telefonieren, das Personal traf sich dort zu offiziellen Besprechungen. Die einzige Patientin, die diesen Bereich regelmäßig nutzte, war eine ältere Dame, die sich von den übrigen Patienten durch eine gewisse Selbstständigkeit und Lebendigkeit hervorhob, wenn sie sich in ihrem Rollstuhl durch die Gegend bewegte. Neue Patienten, noch unsicher, wo ihr Platz auf der Station ist, machten nur kurze Erkundungsausflüge auf den Gang oder in den Aufenthaltsraum, um dann wieder in ihre Zimmer zurückzukehren. Der Küchenbereich wurde vor allem von Angehörigen für praktische Dinge wie Tee-Kochen oder Tassen-Abspülen benutzt.

Als Beobachterin auf meinem Sitzplatz im Gang war ich mir meiner Position im öffentlichen Bereich voll bewusst; manchmal war es dort totenstill. Alles Leben und Sterben ereignete sich in den Zimmern, die verschlossen und für mich unzugänglich waren. Als ich mich in der Abteilung vorgestellt hatte, wurde ich durch das ganze Gebäude geführt und vielen Mitarbeitern sowie der ›Hospizkatze‹ vorgestellt. Mir wurde kein Patientenzimmer gezeigt, und ich begegnete keinem Patienten – »aus nahe liegenden Gründen«, wie es hieß. Sogar das Pflegepersonal zögerte, die Patientenzimmer gewissermaßen ohne Erlaubnis zu betreten. Sie reagierten sehr schnell auf einen Hilferuf der Patienten, wenn die Ruflampe aufleuchtete, dennoch klopften sie an, bevor sie ins Zimmer traten. Sie warfen einen Blick in die Zimmer, wenn sie im Gang vorbei gingen oder schauten durch die Jalousien der Türen, ohne die Türen zu öffnen, außer wenn Hilfe offensichtlich benötigt wurde. Ehrenamtliche Mitarbeiter waren in gleicher Weise zurückhaltend, wenn sie Hilfe anboten. Persönlich erlebte ich diese respektvolle Distanz und Achtung vor der Privatsphäre so, dass die wenigen Leute, die auf mich zukamen, mich zaghaft fragten, ob ich auf jemanden wartete oder ob ich eine Tasse Tee möchte. Wenn ich dann ihr Angebot ablehnte, erfolgte keine weitere Reaktion, und man ließ mich allein. Trotz eines äußeren Anscheins von Offenheit und Freundlichkeit, hatte ich den Eindruck, dass irgendetwas fest unter Verschluss gehalten wurde.

Angesichts des Grauens vor dem Tode

Während der nächsten drei Sitzungen bekam ich erste Einblicke in die Realität, von der ich mich bis dahin ausgeschlossen gefühlt hatte. Durch diese Eindrücke fragte ich mich, was hier vor sich ging. Die gemütliche Einrichtung der Zimmer einerseits und die Krankenhaus-Teewagen und Sauerstoffflaschen andererseits vermittelten den Eindruck eines freundlichen Krankenhauses mit der Routine und Hierarchie des Personals, das eifrig seinen Pflichten nachgeht. Nach und nach fühlte ich mich einem viel stärkeren, tiefsitzenden und unkontrollierbaren Gefühl ausgesetzt, dem gegenüber ich hilflos war.

3. Sitzung
Während des ersten Teils der Sitzung hörte ich dauernd ein Baby in einem der Zimmer schreien und wunderte mich, warum da ein Baby war, warum seine Mutter hier war und was ihr wohl durch den Kopf ging.

Gegen Ende der Sitzung kam eine Familie aus einem der Zimmer weiter hinten am Gang, und ich dachte, ich könnte vielleicht Antwort auf meine Fragen finden, nachdem sie auf mich zukamen. Mir fiel auf, wie steif und förmlich sie sich alle bewegten, vor allem der kleine Junge, etwa vier Jahre alt, der sich offensichtlich nicht wohl fühlte in seiner Rolle, die anderen den Gang entlang zu führen. Es war eher wie ein Leichenzug als ein Gang zum Aufenthaltsraum, um dort nach Spielzeug zu suchen. Hinter ihm war eine Frau im elektrischen Rollstuhl; ihr junges Gesicht war durch die Nebenwirkungen der Steroidbehandlung grotesk aufgedunsen. Ihre baumelnden Beine waren dick geschwollen. Sie fuhr neben dem Kinderwagen, in dem das Baby protestierend strampelte. Eine etwa gleichaltrige Frau schob den Kinderwagen. Sie war schlank, ihr Gesicht angespannt und ihr Körper steif und gerade. Eine ältere Frau ging hinter ihnen, sie machte einen etwas gelasseneren Eindruck als die anderen.

Sie gingen an mir vorbei in den Aufenthaltsraum, wir hatten kurzen Blickkontakt, während sie den Jungen fragten, ob er sich erinnerte, wo das Spielzeug sei. Sie blieben nur ein paar Minuten und standen verlegen herum.

Die schlanke Frau schlug vor, woanders hinzugehen, zu einer Veranda, wo es Spielzeug und Sitzsäcke für Kinder gab. Als sie gerade die Abteilung verlassen wollten, protestierte eine der Stationsschwestern, dass die Patientin doch frieren würde, wenn sie hinausginge und bestand darauf, eine Jacke für sie zu holen. Sie warteten alle bewegungslos im Gang, während die Schwester eine Decke für die Schultern holte und dann noch eine weitere für die Beine.

Als ich am Ende der Sitzung die Abteilung verließ, sah ich einen Mann in seinem Bett. Er sah mich vorbei gehen und stützte sich auf einen abgemagerten Ellbogen und streckte den anderen Arm nach mir aus. »Schwester«, rief er, die Augen starrten aus seinem Schädel. Ich ging weiter und flüchtete vor meiner Hilflosigkeit. Die ganze Woche verfolgte mich das Bild dieses ausgemergelten Gesichtes, das sich mir entgegenstreckte und das Bild der Familie, die mir auf dem Gang entgegenkam.

4. Sitzung
Im Zimmer nebenan wurde eine Frauenstimme laut, die auf die vorsichtigen Anfragen ihres Mannes und Sohnes reagierte. Sie antwortete auf jede Frage immer wieder laut und monoton »ja, ja, ja«. Sie war nicht bei vollem Bewusstsein und bemühte sich, mit ihnen in Kontakt zu bleiben. Die ganze Stunde lang hörte ich auf ihre Stimme.

Ein junger Mann kam aus dem Aufenthaltsraum, wo er mit einem älteren Ehepaar gesprochen hatte, und ging in eines der Zimmer. Kurz darauf kam er wieder heraus mit einer jungen Frau, und sie gingen sehr langsam nebeneinander her zum Aufenthaltsraum. Sie hielten inne und kommentierten lächelnd die von der Katze zerkratzte Tapete. Ihr Gesicht, das durch die Steroidbehandlung runder geworden war, war immer noch hübsch; sie war etwa so alt wie ich. Sie sah mich kurz an im Vorübergehen, aber ich konnte ihren Blick nicht aushalten. Ich war so erschrocken, als ich ihre große, hässliche Narbe an der Schädeldecke sah, noch unbedeckt von den Haaren, die erst langsam den geschorenen Kopf wieder bedeckten.

Aus einem anderen Zimmer war ein Notruf zu hören. Niemand reagierte. Ich saß da und horchte, wurde immer unruhiger und hoffte, dass irgendjemand etwas tun würde, aber ich selbst fühlte mich nicht in der Lage zu handeln. Es klingelte mehrere Minuten lang.

5. Sitzung
In der Nacht vor meinem Beobachtungstermin träumte ich, dass ich in der Abteilung bin. Im Traum befand ich mich auf dem Gang, wo ich normalerweise saß, aber ich lag auf dem Boden, und zwei Schwestern hielten mich an Armen und Beinen hoch. Mein Körper war schlaff und meine Glieder hingen

nutzlos wie eine Stoffpuppe herunter, als sie versuchten, mich am Boden entlang zu schleifen. Es war ein Gefühl der totalen Hilflosigkeit. Nach diesem Traum fürchtete ich, was ich wohl bei dieser Beobachtung erleben würde.

Ich sah die schwarze Katze draußen vor dem Hospizgebäude. Das war ungewöhnlich. Ebenfalls ungewöhnlich war, dass sie entgegen ihrer normalerweise selbstständigen und distanzierten Art nun zu mir kam und gestreichelt werden wollte. Ich ließ sie mit mir durch die Eingangstüre. Die Schwester an der Pforte erzählte mir, dass die Katze an diesem Nachmittag schon ungefähr viermal rein- und raus gegangen war und scheinbar nicht wusste, wohin sie wollte. Sie sagte: »*Wir haben heute jemanden verloren, das spürt sie immer*«. *Auf dem Weg den Gang entlang kam ich an einem leeren Zimmer vorbei mit einem frisch gemachten Bett und nahm an, dass dies wohl das Zimmer sei, wo an diesem Tag jemand gestorben war. In der Abteilung herrschte eine beginnende Atmosphäre von Geschäftigkeit, Leute kamen und gingen in die Zimmer. Zum ersten Mal waren die Feuertüren im Aufenthaltsraum geöffnet. Ich bemerkte einen mageren jungen Inder, der hinter mir im Aufenthaltsraum saß, ein Buch las und den Gang beobachtete.*

Dann kam eine Schwester und schloss die Zimmertüren und die Jalousien an den Türfenstern mit forscher, sachlicher Miene, bis der Gang völlig abgeriegelt war. Nur ich und der Mann hinter mir blieben da und schauten zu. Die Schwester von der Pforte öffnete die Türen am andern Ende des Ganges und blieb dort stehen, während die andere Schwester mitten im Gang stehen blieb, wie zwei Wachtposten. Zwei Männer in weißen Mänteln brachten einen Metallbehälter auf einem fahrbaren Gestell in eines der Zimmer, kamen kurz darauf wieder heraus und rollten es aus der Abteilung hinaus. Mir tat der andere Beobachter leid. Wie muss es für jemanden sein, der am Sterbebett eines Angehörigen sitzt und dies sieht? Die Schwester von der Pforte verließ ihren Posten, und die andere Schwester atmete auf und fing langsam an, die Türen und Fenster wieder zu öffnen. Allmählich kehrte das Leben zurück auf die Station. Die Schwestern zogen sich in das Schwesternzimmer zurück und diskutierten Frauenrechte, Etikette und Feminismus. Ich saß da und konnte nicht recht fassen, was da passiert war.

Das Schließen der Türen und Jalousien auf der Station erinnerte sehr an das Zuziehen von Vorhängen um die Betten in großen Krankenhauszimmern, wenn jemand gestorben war. Es war wie ein ängstlicher Versuch, sich vor der Realität des Todes zu verschließen. Das Nicht-Wahrhaben-Wollen gab mir ein Gefühl der Isolation, und ich sehnte mich nach einer Tasse Tee, die sonst immer angeboten wurde. Das einzige Wesen, das Verzweiflung zum Ausdruck brachte, war die Katze. Eine der Ehrenamtlichen sagte, sie würde die Katze hereinlassen, denn sie miaute draußen. Später ging die Katze in eines der leeren Zimmer und fing an, den Teppich mit ihren Krallen zu zerfetzen. Dieser Ort war furchterregend. Hinter dem äußeren Schein eines Krankenhauses war dies ein Ort, wo Rituale ausgeführt wurden, die den Übergang zum Tode betreffen, und die Katze wusste davon. Es gab etwas, das viel älter und mächtiger war und dem gegenüber die moderne Medizin und auch meine berufliche Ausbildung machtlos waren – so machtlos wie ich in meinem Traum.

Allein und ausgesetzt

In der folgenden Woche empfand ich sowohl Wut als auch Schmerz. Die Wut richtete sich auf das, was ich als oberflächliche Reaktion auf das Leid eines anderen Menschen erlebte, und der Schmerz betraf die Isolation eines Mannes, der einsam sterben musste.

6. Sitzung
Eine ältere Frau kam mir auf dem Gang entgegen. Sie wirkte klein neben einem großen, grauhaarigen Mann, der seinen Arm um ihre Schultern gelegt hatte.
»Wie geht es dir, Amy?«
Etwas zögerlich, mit krächzender Stimme, sagte sie, »es geht schon«.
»Du wirkst heute stärker«. Sie schien sich da nicht so sicher. »Erkennt dich Jack heute?«, fragte er, als sie an mir vorbei gingen.
Das Gespräch wurde fortgesetzt und war teilweise hörbar im Gang, während sie in der Küche Tee kochten. Ihre Stimme klang leise und traurig, während er laut und aufmunternd sprach.
»Da denkt man an Sterbehilfe, aber die Ärzte sind dagegen«, sagte er.
»Solange man lebt, hofft man«, antwortete sie.
»Nicht in diesem Zustand«, gab er zurück.
»Wenn man so lange verheiratet ist, ist der Partner Teil deines Lebens.«
»Ich weiß nicht, so lange bin ich nicht verheiratet.«
»Er ist 84.«
»Irgendwann müssen wir alle gehen.«
Sie sagte: »Das Leben geht weiter, aber es ist nie mehr dasselbe, man kommt nie darüber hinweg.«
»Es kommt darauf an, was man damit meint: darüber hinweg kommen. Als mein Vater starb, war ich sehr erschüttert, aber ich hatte mein Leben zu leben. Ich habe einfach weitergemacht.«

»Wenn du 40 Jahre zusammen bist, ist der Andere ein Teil von dir«, sagte sie.
»Hast Du Frau S. gekannt? Ihr Mann starb letzte Woche, ganz plötzlich.«
»Es ist besser so«, antwortete sie.
»Oh nein, da hat man keine Vorwarnung, man fühlt sich betrogen.«
»Es ist diese Monotonie, wenn man immer nur dasitzt.«
»Du willst weder das eine noch das andere. Du bist nicht daran gewöhnt.
Hast du noch nie jemanden so gesehen? Deine Eltern, wie alt waren sie, als sie
starben?«
»Meine Mutter war 69!«
»Ist sie plötzlich zusammengebrochen oder ist sie immer weniger gewor-
den und langsam gestorben?«

Während ich so diesen Klischees zuhörte, in denen sie solch wichtige Themen diskutierten, die außer mir auch ein Mann hörte, der das Telefon reparierte, ärgerte ich mich zunehmend über seinen Mangel an Mitgefühl für ihr Leiden.

Im Zimmer, das meinem Sitzplatz am nächsten war und denjenigen vorbehalten war, die die meiste Pflege benötigten, war ein Mann, Walter. Obwohl ich ihn noch nie gesehen hatte, hatte ich ihn bei meinen früheren Beobachtungen wahrgenommen, weil er sehr häufig die Schwestern um Hilfe rief. Wenn sie dann in sein Zimmer gingen, hatten sie offensichtlich Schwierigkeiten zu verstehen, was der Mann wollte, teils wegen seiner Schwerhörigkeit, teils wegen seiner Verwirrung. Während der letzten beiden Wochen wurde sein Zimmer zum Isolierzimmer erklärt, was bedingte, dass das Personal Gummihandschuhe und eine Gesichtsmaske tragen musste, um das Zimmer zu betreten. Während der vergangenen Sitzungen hatte er nicht ein einziges Mal seinen Klingelknopf bedient.

An diesem Tag dachte ich viel an Walter während meiner Beobachtung. Wieder herrschte Stille in seinem Zimmer. Ich verspürte geradezu Sehnsucht, hineinzugehen und ihn zu berühren. Eine Schwester machte das Licht in seinem Zimmer an. Die Lichtschalter waren an der Wand außerhalb des Zimmers. Ich wartete, dass jemand hineingehe und bei ihm sei. Ich zögerte meinen Weggang hinaus, um zu sehen, ob jemand hineingehen würde. Aber niemand kam. Seine Isolation war unerträglich.

Abschotten

In den Wochen nach Walters Tod habe ich mich gegen jede Realität um mich herum abgeschottet, so wie die Station abgeschottet wurde, um eine Leiche zu beseitigen.

Ich musste mich stark zurückhalten, etwas zu tun, geschäftig oder nützlich zu sein. Es war besonders schwer, meine Rolle als Beobachter zu ertragen, wenn Patienten um Hilfe riefen und niemand sofort kam.

Einmal rief eine Frau im nahe gelegenen Zimmer um Hilfe. Es dauerte ein paar Minuten, bevor die Schwester kam, um festzustellen, dass die Patientin aus dem Bett gefallen war. Ich hatte ein schlechtes Gewissen und ärgerte mich über meine Rolle, die mir jegliches Eingreifen verwehrte.

Ich beschäftigte mich damit, den Menschen um mich herum Namen zu geben und Rollen zu verteilen – Mitarbeiter, Patienten, Besucher, Ehrenamtliche – im Bemühen, der Situation einen Sinn zu verleihen. Ich fühlte mich wohler, wenn ich bekannte Gesichter sah und gewohnte Routineverrichtungen, so z.B. das regelmäßige Erscheinen der ›Fuß‹-Frau, die ihre Runde machte mit Korb und Hocker und Pediküre und Maniküre anbot. Wenn ich jemanden nicht richtig einordnen konnte, war ich beunruhigt.

Während einer Beobachtungssitzung war ich schockiert, als ich ein ganz junges, mageres Mädchen aus einem der Zimmer heraus kommen sah. Meine unwillkürliche Einordnung war ›Patientin‹, aber mein Gefühl wehrte sich gegen diese Möglichkeit und stufte sie sofort als Angehörige ein.

Schließlich fühlte ich mich angeregt, eine Philosophie über diesen Ort zu entwickeln. Die Station trug den Namen eines Schmetterlings, und das Personal trug Anstecknadeln mit dem Schmetterling und einem Logo. Man hatte mir ihre Philosophie erklärt, dass das Leben der Patienten hell und heiter wie ein Schmetterling sein kann, auch wenn es vielleicht nur kurz währt auf der Station. Aufgrund meiner Beobachtungen revidierte ich diese Sicht. Die Zimmer waren wie ein Kokon, die Patienten die Raupen, ihre Körper verwandeln sich im langsamen Sterbeprozess in Schmetterlinge, Symbole des Geistes. Diese Theorie führte mich zu Gedanken über die ideale Umgebung für eine Raupe und wie eine solche geschaffen werden könnte. Dieses Grübeln schützte mich vor der Erkenntnis, was da in Wirklichkeit mit den Menschen auf der Station passierte.
    Ich zögerte, mich emotional wieder einzulassen.

In Walters Zimmer war jetzt ein anderer Mann, und in dem anderen, mir nahe gelegenen Zimmer saß Salee, eine indische Frau mit geschorenem Kopf und unfähig mit den Schwestern verbal zu kommunizieren, stocksteif in ihrem Bett, mit dem Rücken zur Tür. Ich wollte mir nicht vorstellen, was wohl in ihrem Kopf vorging. Eine ganze Stunde lang dachte ich an die Rolle der Katze auf der Station. Ich fühlte mich schläfrig und distanziert, eingelullt durch das Geräusch der Klimaanlage.

Als ich dann einen Schlussbericht meiner Beobachtungen schreiben sollte, produzierte ich zunächst einen wissenschaftlich-medizinischen Bericht. Bei der zweiten Fassung fand ich es emotional schwierig, ausführlich zu erzählen, was ich gesehen und empfunden hatte. Aber erst dadurch konnte ich einigermaßen erkennen, wie groß meine Angst vor der Hilflosigkeit war.

Wieder in Verbindung

Warmen menschlichen Kontakt zu sehen, hat mich wieder hergestellt. Das brachte mich auch wieder zurück zur schmerzvollen Realität des Sterbens.

10. Sitzung
Eine afro-karibische Frau verabschiedete sich von einem Besucher an einer der Zimmertüren. Sie stand da in ihren Hausschuhen wie vor ihrer eigenen Haustüre. Nachdem der Besucher gegangen war, ging sie zu zwei Schwestern im Schwesternzimmer und umfasste beide um die Taille und, mit einem Arm noch eine Schwester haltend, sprachen sie miteinander. Mit einem Lächeln schien sie die Schwierigkeiten zu akzeptieren, die durch den nahen Tod ihres Mannes auf sie zukam, und die Schwestern nahmen herzlichen Anteil daran.

Ein großer, dünner, älterer Mann kam von einem Telefongespräch zurück und hielt an der Zimmertüre eines anderen älteren Mannes an, der heraus kam, um mit ihm zu sprechen. Sie tauschten ein paar Einzelheiten über ihren Aufenthalt auf der Station aus. Nachdem sie ihre Isolation und körperliche Gebrechlichkeit festgestellt hatten, planten sie zaghaft, sich gegenseitig später zu besuchen. Das höfliche Gespräch hielt die Gemeinschaft von Mit-Leidenden aufrecht.

Eine junge, übergewichtige Inderin wurde von ihrem Mann auf den Gang begleitet. Vor ihrem Zimmer richtete er den Rollstuhl her. Sie schüttelte den Kopf und ging ganz langsam weiter mithilfe eines Gehwagens. Der Gehwagen hinterließ Spuren auf dem Teppich, als sie den Wagen entlang schob. Ihr Nachthemd hatte hinten Blutflecke. Ich ärgerte mich. Wenn sie schon im Krankenhaus sein müssen, so gehörten die beiden in die Entbindungsstation und nicht hierher.

Als ich die Station verließ, erblickte ich Salee mit ihrem geschorenen Kopf auf ihrer Bettkante. Sie versuchte mühsam aus dem Bett heraus zu kommen. Ihre nackten Beine hatten sich in den Bettgittern verheddert.

In einem Abfallkorb außerhalb des Hintereingangs steckte ein hölzerner Spazierstock. Er war alt und etwas kaputt. Ich nahm ihn mit und fragte mich, wer ihn wohl weggeworfen hatte und was dem Besitzer zugestoßen war.

Schluss: Das Gleichgewicht halten

Während meiner Beobachtungswochen machte ich einen Prozess durch. Am Anfang war es Angst, zusammen mit Einsamkeit und Isolation, da ich ohne den Schutz meiner professionellen Rolle und Abwehr war. Der Alptraum der Hilflosigkeit gegenüber der Realität des Todes, gefolgt vom Schmerz, allein und isoliert zu sterben. Dann baute ich meine Abwehr auf, um mich selbst zu schützen und verschloss mich jedem emotionalen Kontakt. Erst gegen Ende der Zeit konnte ich mir erlauben, wieder in Verbindung zu treten mit dem Schmerz und mit der menschlichen Wärme von Unterstützung.

Meine persönliche Erfahrung innerhalb dieser bestimmten Abteilung ist sicherlich nicht verallgemeinerbar. Vieles, was ich empfand, war meine eigene persönliche Reaktion. Die Erfahrung war überwältigend und verlangte Zeit, darüber zu reflektieren, damit ich all das verdauen konnte, womit ich konfrontiert worden war. Ich fragte mich, wenn das die Auswirkung auf einen Beobachter der Abteilung eine Stunde in der Woche war, wie muss es erst für diejenigen sein, die dort viele Stunden am Tag arbeiten ohne jegliche Gelegenheit, über die Ereignisse und Erfahrungen nachzudenken. Manches von dem, was ich selbst empfunden hatte, wie den Drang zu handeln, einzuordnen oder zu philosophieren, um mich selbst zu schützen, spiegelte sich in der Abteilung wider. Das Bedürfnis, irgendetwas zu tun, nützlich zu sein, spiegelte sich in der Geschäftigkeit der Mitarbeiter wider, die selten still saßen, sondern den Gang wachsam auf und ab gingen. Sie versuchten mich auf sehr verschiedene Weise einzuordnen und fragten mich beflissen, ob ich auf jemanden wartete.

Eine Schwester, die wusste, dass ich als Beobachterin da war, sagte, wie beunruhigend meine Anwesenheit war. Die Anwesenheit einer Person, die sich bemühte zu beobachten, was geschah, ging gegen eine Kultur, wo Emotionen ausgeschlossen wurden. Die Abteilung hatte eine Pflegephilosophie, die, wenn auch nicht von speziell religiöser Natur wie in vielen Hospizen, als Modell propagiert und durch Schmetterlingsanstecker und -embleme untermauert wurde. Eine Tendenz, emotionale Realität auszublenden, zeigte sich am deutlichsten in der Art und Weise, wie ein Leichnam aus der Station entfernt wurde. Sie spiegelte sich auch darin, wie wenig der Aufenthaltsraum als Gemeinschaftsraum genutzt wurde und wie viel Wert auf die Privatsphäre in den Patientenzimmern gelegt wurde. Die Kultur der Abteilung, die solche Gelegenheiten zu persönlichem Rückzug bot, erlaubte es dem Einzelnen, sich von der Erfahrung des Aufenthaltes auf der Station zurückzuziehen und schuf damit einen Teil des sozialen Abwehrsystems.

Die Mitarbeiter und die Patienten in einer solchen Abteilung sind mit dem Dilemma konfrontiert, warmen, menschlichen Kontakt aufrecht zu erhalten, der die Realität im Angesicht des Todes wahrhaftig ausdrückt, während sie gleichzeitig genügend Distanz halten müssen, um nicht von dieser Realität überwältigt zu werden. Bei allem Respekt vor der Privatsphäre muss das Bedürfnis nach Hilfe und Unterstützung anerkannt werden. Dieses Gleichgewicht muss der Patient seinen jeweiligen Bedürfnissen entsprechend halten. Die Versuchung, dass das Personal diese Aufgabe übernimmt, liegt nahe, manchmal entsteht dadurch zu viel Privatsphäre, sodass der Patient allein gelassen und isoliert wird. Normalerweise sind in einem Hospiz die Hauptthemen Tod und Sterben, mit denen sich die Patienten und deren Familien auseinandersetzen müssen, ganz oben auf der Tagesordnung und werden sehr viel offener behandelt als in den meisten Krankenhausabteilungen. Doch auch wenn die Situation manchmal erkannt und offen diskutiert wird, können die damit verbundenen Emotionen ›ausgesperrt‹ oder abgespalten bleiben. Die Mitarbeiter finden vielleicht, dass sie sich von den schmerzhaften Gefühlen der Situation abschotten müssen, um sich selbst vor Verzweiflung bei ihrer hautnahen Betreuung von Sterbenden zu schützen. Das kann allerdings dazu führen, dass sie unfähig werden, Kontakt mit Patienten aufzunehmen, die mit denselben Schwierigkeiten kämpfen.

Innerhalb der Abteilung mag diese Abwehr Teil der Kultur geworden sein, die es den Mitarbeitern wie den Patienten schwer macht, ohne sie auszukommen. Meine eigene emotionale Entwicklung, vom Überwältigtsein über Abwehr bis hin zur neu aufgenommenen Verbindung, mag ein ständiges Hin und Her in der Abteilungskultur widerspiegeln, zwischen praktischer Hilfeleistung, Rückzug in isolierende Privatsphäre und allmählichem, einfühlsameren Kontakt. Darüber hinaus könnte diese Abteilung unter der unmittelbaren Nähe zu einem allgemeinen Bezirkskrankenhaus leiden, das vielleicht das Hospiz als Isolierstation behalten und damit die unheilbar Kranken fernhalten möchte. Maßnahmen für verstärkte gemeinsame Pflege und die Integration von Palliativpflegeteams innerhalb des Krankenhauses mögen dazu beitragen, diese Tendenzen zu überwinden, aber die Arbeit mit Sterbenden wird immer schmerzvolle Emotionen und Ängste entfachen. So lange die professionellen Mitarbeiter nicht anerkennen, welche Auswirkung die Arbeit mit sterbenden Patienten auf sie hat, so lange werden sie kaum die Auswirkung auf ihre klinische Arbeit erkennen.

Übersetzung: Gisela Lazar

Teil IV
Schluss

Kapitel 11
Reflexionen über Kulturformen in der Gesundheitsfürsorge

R. D. Hinshelwood & Wilhelm Skogstad

Aus den vorliegenden Studienberichten geht deutlich hervor, dass alle Beobachter stark emotional reagierten, worüber diese in manchen Fällen sehr erstaunt waren. Das Ende der Beobachtungsphase wurde oft als überraschend schmerzlich empfunden. Wir stellen also abschließend fest, dass die Methode selbst, gemessen an ihrer Zielsetzung, sehr erfolgreich war, nämlich Menschen zu helfen, sich über ihre eigene emotionale Beziehung zu der jeweiligen Arbeitsumgebung, in der sie sich befanden, bewusster und dafür sensibler zu werden.

Hier wäre der Einwand denkbar, die subjektiven Reaktionen resultierten allein aus dem Umstand der Beobachterrolle – eine an sich ja unnatürliche Rolle, die Anlass zu unnatürlich starken Reaktionen gibt. Jedoch sind im Hinblick auf die jeweiligen Befindlichkeiten der Beobachter große Unterschiede zu verzeichnen, was auf einen weiteren wesentlichen Faktor jenseits der bloßen Beobachterrolle hindeutet.

Vermutlich gibt es zwei mögliche Erklärungen für diesen Faktor, zum einen natürlich die Verschiedenheit der Beobachter selbst. Die Rolle löst etwas aus, das für die gefühlsmäßige oder geistige Verfassung des Beobachters typisch ist. Das ist höchstwahrscheinlich der Fall, dennoch möchten wir behaupten, dass dies nicht alles erfasst. Ungeachtet der Unterschiede zwischen den einzelnen Beobachtungen wurden beispielsweise auf den Stationen psychiatrischer Kliniken auch gemeinsame Erfahrungen gemacht (Kapitel 3, 5 und 6), ebenso wie auf den Stationen der Allgemeinkrankenhäuser (Kapitel 8, 9 und 10).

Zum anderen muss es in der Reaktion des Beobachters also eine Komponente geben, die auf die jeweilige spezifische Umgebung zurückzuführen ist und die sich nicht allein aus der geistigen Verfassung des Beobachters herleiten lässt. Man könnte sie als zwei miteinander verwobene Faktoren bezeichnen: die Persönlichkeit des Beobachters und die beobachtete Einrichtung. Aufgrund der individuellen Tendenzen bei den Beobachtern müssen wir mit unseren Schlussfolgerungen vorsichtig sein, weitere Studien dieser Art sind deshalb unerlässlich. Nichtsdestotrotz erweisen sich diese Studien bereits in beachtlicher Weise als Bestätigung anderer Berichte. Wir wussten bereits, dass sich in Allgemeinkrankenhäusern bei der Arbeit mit physisch Kranken gewisse Ängste aufbauen (Menzies 1995/1988), und Hinshelwood (1987a) nahm an, dass ähnliche Ängste auch bei der Arbeit mit geistig Kranken eine Rolle spielen.

Kulturelle Einstellungen in Menzies' Studie

Menzies' (1959/1988) Auffassung von Angst bewegte sich auf einer recht allgemeinen Ebene. Sie ging von einer grundsätzlichen Stimulation tief liegender aggressiver Fantasien aus und machte deutlich, wie sich dadurch spezifische Arbeitsweisen entwickelten, die sie als Abwehrtechniken bezeichnete: das System der Aufgabenlisten, die ständige Hektik der Schwestern, die von Station zu Station rannten, die Übertragung banaler Entscheidungen auf die nächst höhere Ebene, die Projektion von Verantwortungslosigkeit auf Jüngere, die Uniformität des Individuums, gespiegelt in den Uniformen der Schwestern, sowie die Art und Weise, wie mit Krankheit oder Bettnummer auf Patienten verwiesen wurde, anstatt sie beim Namen zu nennen.

Wenn Menzies es auch auf etwas andere Weise formulierte, kann man von den Abwehrtechniken auf bestimmte vernünftige bzw. eher pseudo-vernünftige Annahmen schließen; es scheint dabei zwei solche Annahmen zu geben:

- Wenn die emotionale Distanz zu den Patienten aufrechterhalten wird, wird man nicht an ihrer Stelle Angst empfinden.
- Wenn die Verantwortung für Entscheidungen auf andere übertragen wird, fühlt man sich nie schuldig.

Diese kulturellen Annahmen oder Einstellungen werden von allen Schwestern geteilt und auf die nachfolgende Generation übertragen, wenngleich dies unbewusst, oder zumindest nicht ausdrücklich geschieht. Implizit drücken sich die Einstellungen in den Abwehrmechanismen aus.

So wird durch die Fragmentierung der Arbeitsbereiche und die Erstellung von Aufgabenlisten bei Menzies' Pflegepersonal die Beziehung zwischen Schwester und Patient auf ein Minimum reduziert – entsprechend der ersten oben genannten Einstellung. Das wiederum trägt zur hektischen Atmosphäre der unter Stress ausgeführten Aufgaben bei, wobei das Pflegepersonal kaum Zeit für Gespräche mit den Patienten oder Angehörigen hat. Entscheidungen nur in Rücksprache mit den Vorgesetzten zu treffen, drückt die zweite oben genannte Einstellung aus. Insgesamt wird dadurch, so Menzies, ein Gefühl von Minderwertigkeit ausgelöst, und die befriedigende Wirkung, die von einer sinnvollen und eigenverantwortlichen Arbeit ausgeht, nimmt ab.

Wir betrachten die kulturellen Einstellungen somit als wichtigstes Bindeglied in diesem System. Einerseits basieren sie auf persönlichen Ängsten, die durch Fantasien verstärkt werden, andererseits untermauern sie die Abwehrtechniken. Die Abwehrtechniken bilden den schützenden Raum für die unbewusst angeeigneten Einstellungen (oder impliziten ›Mythen‹), die ihrerseits wieder plausible (wenn auch unbewusste) Gründe für die Anwendung der Abwehrtechniken liefern. Die jeweilige Qualität der Beziehungen und Handlungsweisen, die von den kulturellen Einstellungen gefördert werden, ist für die charakteristische Atmosphäre verantwortlich, die in einer Organisation herrscht. Wir haben die These aufgestellt, dass die Sensibilität für diese Atmosphäre einen wichtigen Zugang zum Komplex Angst, Abwehr und Kultur bietet. Eben diese Sensibilität diente uns daher als Werkzeug für unsere Untersuchung.

Die Kultur in der psychiatrischen Gesundheitsfürsorge

Die Beobachtungen, die in psychiatrischen Institutionen durchgeführt wurden, lassen gewisse Ähnlichkeiten zu den Abwehrtechniken des Pflegepersonals in Allgemeinkrankenhäusern erkennen. So gibt es auch hier eine Tendenz zur emotionalen Distanzierung. Jedoch sind die Methoden, mit denen diese Distanz erreicht wird (die Abwehrtechniken), wie auch die Ängste und die zugrunde liegenden kulturellen Einstellungen, die auf einer Station dominieren, sehr anders im psychiatrischen Bereich. Wir werden nun einen Blick auf die feineren Unterschiede werfen, die zwischen den kulturellen Einstellungen in den unterschiedlichen psychiatrischen Bereichen existieren.

Eine geschlossene psychiatrische Abteilung
Donati (Kapitel 3) war von den flüchtigen ›touch-and-go‹-Techniken des Personals im Umgang mit den Patienten stark beeindruckt und hat sie sehr genau beschrieben. Die Natur von Geisteskrankheiten lässt eine schlichte Aufteilung der Arbeitsbereiche nicht in der Weise zu, wie es bei der Behandlung rein körperlicher Erkrankungen möglich ist. Einem geistig kranken Menschen zu begegnen, bedeutet, jemandem zu begegnen, dessen Leiden gewissermaßen in seiner Person selbst verankert ist. Seine Behandlung lässt sich nicht auf den Körper oder einen bestimmten Körperteil beschränken.
 Darüber hinaus scheinen bedeutsame Unterschiede in der Art der Ängste zu bestehen. Während auf der allgemeinmedizinischen Station die kritische Angst vor allem in der Furcht vor dem Sterben von Patienten liegt, ist dies im psychiatrischen Bereich nicht der Fall. Hier ist es vielmehr die Angst vor dem Wahnsinn. Man könnte nun den Wahnsinn als eine Art geistigen Tod bezeichnen. Und in der Tat scheinen manche Bereiche der Pflege darauf ausgerichtet zu sein, gewisse Aspekte der Person wieder zum Leben zu er-

wecken – vor allem deren Interesse am sozialen Leben, das oft unter der Krankheit leidet. Umso erstaunlicher war es, dass genau diese Bemühungen des Personals – das soziale Leben auf der Station und die zwischenmenschlichen Beziehungen zu fördern – vom Personal selbst verhindert wurden. Das war bemerkenswert und resultierte offenbar aus einer Angst, die auf einer Haltung zum Leben, nicht auf einer Haltung zum Tod, gegründet ist. Mit Bezug auf die Donati-Studie setzte Hinshelwood (1989) voraus, dass eine unausgesprochene kulturelle Haltung die Form eines Mythos annehme:

– Jegliche Art lebendiger Interaktion führt zum Ausbruch von Wahnsinn.

Was gefürchtet wird, ist Lebendigkeit, nicht der Tod. Die oben genannte Annahme schlägt sich dann in den spezifischen Handlungsweisen nieder, wie beispielsweise im von Donati betonten ›touch-and-go‹-artigen Umgang der Menschen miteinander, der als Ausdruck einer Angst vor intensiven Gesprächen zwischen den Patienten sowie zwischen Patienten und Personal gesehen werden kann.

Die Kantine in der psychiatrischen Klinik

Die Angst davor, es könne jeden Moment irgendeine Verrücktheit aufflammen, wurde auf die Kantine übertragen (Kapitel 4). Dort war sich der Beobachter dieser Angst und des Bemühens, sie während der Beobachtung zu kontrollieren, aufs äußerste bewusst. Es herrschte eine nahezu totalitäre Überwachungsatmosphäre, und zu seiner Bestürzung ließ sich dies sogar als starre ›stählerne Burg‹, die er um sich herum aufgebaut hatte, beschreiben. In dieser Hinsicht nimmt die Angst eine etwas andere Form an als in der Donati-Studie. Rees' Beobachtungen in der Kantine fanden in einem Umfeld statt, in dem die Bedürfnisse der Patienten zum Ausdruck gebracht und gestillt wurden. Die für die Station typische Form der Leblosigkeit, die zwar trostlos, aber sicher war, konnte in der Kantine, wo die Patienten sich an einer umfangreichen Mahlzeit gütlich taten, nicht beibehalten werden. Die Mahlzeiten waren natürlich Teil der körperlichen Versorgung, und die Kantinenkultur schien sehr auf die Formalitäten der Körperversorgung reduziert zu sein. Offenbar bestand aber der Verdacht, dass sich die körperlichen Gelüste ausweiten und außer Kontrolle geraten könnten und somit als Vorboten von Verrücktheit aufzufassen waren. Man könnte also vermuten, dass die Kantinenkultur Ausdruck folgender Haltung war:

– Die Beschäftigung mit Appetit und Gelüsten und deren Befriedigung kann zu verrücktem Verhalten führen.

Man könnte meinen, dass dieser ›Mythos‹ den vorangehenden, dass Lebendigkeit auf Wahnsinn hinauslaufen muss, noch verfeinert. Oder dass auf dieser unbewussten Ebene Appetit und Leben im Wesentlichen als das Gleiche empfunden werden. Die Kantine ist also ein besonders gefährlicher Bereich, wo ›Leben‹ und Appetit für eine kurze, kontrollierte Zeitspanne gezwungenermaßen intensiver werden dürfen. Erinnern wir uns in diesem Zusammenhang daran, dass die Vorbereitungen für die Nahrungszufuhr, wie Donati sie beschreibt, zu den am zwanghaftesten kontrollierten Abläufen ihrer ganzen Station gehörten.

Eine Aufnahmestation
Bei der Behandlung des akut Geisteskranken stand, wie von Chiesa (Kapitel 5) beschrieben, die Erfahrung des Unvermögens im Vordergrund. Er schilderte, wie die Aufnahmestation mit jenen Problemen fertig werden musste, die sowohl für die Gesellschaft als auch für andere Bereiche der psychiatrischen Versorgung als unzumutbar eingestuft worden waren. Das Stationspersonal hatte, wie auch der Beobachter, mit starken Gefühlen zu kämpfen, wie Niedergeschlagenheit und Hoffnungslosigkeit, Nutzlosigkeit und Bedeutungslosigkeit, sowie mit dem ärgerlichen Gefühl, dass alles sinnlos sei und sie ihre Zeit nur verschwendeten. Ein ähnliches Unvermögen hatte auch Donatis Pflegepersonal ausgedrückt. Allerdings schienen die erschreckenden Reaktionen auf die Arbeit hier wesentlich offensichtlicher zu sein. Chiesa wies auf die Möglichkeit hin, dass die defensiven Systeme durch die jüngsten Änderungen der psychiatrischen Bestimmungen geschwächt worden sein könnten, und er selbst schien diese Annahme in gewisser Weise zu bestätigen.

Dennoch schien die Kultur gewisse Einstellungen auszudrücken, die nicht richtig durchdacht worden waren und daher wahrscheinlich auf unbewusste Quellen zurückzuführen sind. Im Verhalten des Beobachters konnte man anfänglich eine gewisse Passivität erkennen – als ob das Konzept einer Aufnahmestation darin bestünde, alles aufzunehmen, den Beobachter eingeschlossen. Das Personal legte die gleiche Haltung erneut an den Tag, als ein Patient ein Tablett mit Gläsern fallen ließ: Ohne Kommentar brachten die Schwestern alles wieder in Ordnung. Dieser Zwischenfall mit den Gläsern war Ausdruck einer allgemeinen Annahme: dass nämlich das Personal lediglich dazu da war, jegliche Unordnung zu akzeptieren und zu beseitigen. Im Gegensatz zur Station für Langzeitpatienten war hier der Gedanke, einem Durcheinander (der Verrücktheit) vorzubeugen, in den Hintergrund getreten, und es ging nur noch darum, die Unordnung der Patienten – ihre Verrücktheit – zu beseitigen, wenn es dazu kam. Dahinter verbarg sich eine hoffnungslose Haltung:

– Die Aufgabe besteht lediglich darin, alles aufzuräumen, was andere auch immer hier tun oder fallen lassen.

Diese Haltung war in beachtlichem Maße unüberlegt und unkritisch. Sie ließ keinen Gedanken darüber zu, wer aufgenommen werden könnte, und auch kein echtes Interesse an einem Beobachter und ob man mit ihm angesichts des offensichtlichen Drucks zurechtkommen würde. Man konnte auch nicht darüber nachdenken, wer eine Unordnung beseitigte. Sicherlich gehörte es zum Aufgabenbereich des Personals, sich beispielsweise um die Patienten mit Wutausbrüchen zu kümmern, doch ist selbst in einer stark beanspruchten Aufnahmestation anzunehmen, dass einige Patienten durchaus in der Lage wären, eine physische Unordnung selbst zu beseitigen (vor allem, wenn einige schon helfen konnten, sich um die Gläser zu kümmern).

Rehabilitation

Die radikalen Änderungen der psychiatrischen Bestimmungen, auf die Chiesa hingewiesen hat, wirkten sich auch auf Stationen für Langzeitpatienten aus. Edwards (Kapitel 6) führte ihre Beobachtungen auf einer solchen Station fast ein Jahrzehnt nach Donati durch. Zu dieser Zeit waren die Stationen nicht mehr getrennt, und das Bewusstsein für die Notwendigkeit, die Patienten am Leben außerhalb der Klinik teilhaben zu lassen, war enorm gewachsen. Die Vorstellung von einer Station oder einer Klinik als geschlossenem Bereich, die in Donatis Studie noch stark vertreten war, gab es nicht mehr. Die Atmosphäre auf der Station hatte die Wirkung auf die Beobachterin, ihre Fähigkeit zu denken und zu reflektieren, stark zu schwächen.

Für Edwards war es nach den Beobachtungen ein langer und harter Kampf, bis sie sich über ihre Erfahrungen etwas Klarheit verschaffen konnte. Ähnliches wurde in vielen Studien berichtet, doch Edwards legte ein besonderes Gewicht auf den Prozess, die Fähigkeit des eigenständigen Denkens wiederzuerlangen und den gemachten Erfahrungen eine Bedeutung zu geben. Interessanterweise gelang es ihr, die Bedeutung mithilfe von Vorstellungen wie ›Raum‹ und ›Platz‹ für sich zu fassen. Natürlich könnte dies schlichtweg eine elegante Anwendung der Theorien von Winnicott und Milner gewesen sein; doch zeigte sich damit eine bemerkenswerte Übereinstimmung mit den Problemen, mit denen sich die Station konfrontiert sah – der Frage nach dem Platz, den die Patienten einnahmen, und der Ungewissheit, ob dieser Platz in der Klinik oder draußen in der Gesellschaft lag. Dies waren Fragen, die auch viele der Patienten in Rehabilitation beschäftigte. Wie auf der Aufnahmestation schien sich auch im System der Station für Langzeitpatienten ein bemerkenswerter Wandel vollzogen zu haben. Die Angst konnte hier von der geschwächten Abwehr nur noch schwer eingedämmt werden. Dass sich im Beobachter Verwirrung und Desorientierung breit machten, hatte vor allem mit dem Leben der Patienten zu tun, das so sehr aus dem Gleichgewicht geraten war.

Unvorhersehbare und schwer kontrollierbare Zwischenfälle waren an der Tagesordnung, und offenbar schritt das Pflegepersonal hier, verglichen mit anderen Beobachtungsstudien, meist nur minimal ein. Die in gewisser Weise größere Unabhängigkeit und Eigenständigkeit der Patienten in dieser Studie war für den Beobachter häufig sehr schmerzhaft. Die Distanz des Personals war hier eher physischer Natur, zumal man die Patienten in einem Aufenthaltsraum einfach sich selbst überließ. Es schien eine stillschweigende Übereinkunft über die Grenze zwischen den internen Personen (den Patienten) und den externen Personen (dem Personal, an einem Tag den Fensterputzern oder der Beobachterin) zu geben. Es schien in Bezug auf den ›Platz‹, den die Patienten im Krankenhaus einnahmen, eine Annahme zu geben, die sich folgendermaßen formulieren ließe:

– Die Patienten sind als unabhängige Personen zu betrachten, die einen Platz auf der Station haben, so lange sie dabei sind, sie zu verlassen, also keinen Platz zu haben.

Das mag für ein Krankenhaus, dessen Ziel es ist, so viele Patienten wie möglich wieder in das normale Leben zu entlassen, in gewisser Weise realistisch sein. Dennoch scheint es sich hierbei wieder um eine unreflektierte kulturelle Einstellung zu handeln. Die Mehrdeutigkeit kommt in der obigen Formulierung klar zum Ausdruck. Sie wurde aber offensichtlich nicht erkannt, ebenso wenig wie die tiefe Orientierungslosigkeit, die scheinbar erlebt, aber nicht ausgesprochen wurde. Goffman (1961) hat dieses Paradox auch in psychiatrischen Einrichtungen beobachtet.

Kommunale Versorgung

Während die psychiatrischen Kliniken ihre weniger akut gestörten Patienten allmählich abgeschoben haben, hat die ›Gemeinde‹ sie aufgenommen. Morris (Kapitel 7) interessierte sich für diese ›andere Seite‹, die Kommune, die nun die Arbeit der Krankenhäuser weiterführt. Obgleich der Beobachter darauf vorbereitet war, dass die kommunale Versorgung nicht die ideale Lösung war, als die sie manchmal dargestellt wird, war die Intensität der Erfahrungen und der seelischen Erschöpfung im Kontakt mit der Kultur der Wohngemeinschaft stärker als erwartet.

Das Wohnheim sah sich selbst eindeutig als ganz anders als die psychiatrischen Institutionen und dies war auch der Grund dafür, wie er als Psychiater aufgenommen wurde. Es gab dort jedoch eine ganze Reihe zutiefst feindseliger und destruktiver Einstellungen gegenüber jeglicher Art von Autorität. Die kritische Haltung der Wohnheime und vielleicht der sozialen Einrichtungen im Allgemeinen gegenüber den psychiatrischen Kliniken rechtfertigte offenbar eine generelle Absage an Ordnung und gesunden Verstand in der Einrichtung selbst. Die Beobachtungen demonstrieren wiederholt die völlige Missachtung der gängigen Verhaltensregeln innerhalb einer Gemeinschaft – es gab niemanden, der sich um die Neuankömmlinge kümmerte, der Zeitplan für die Besprechungen war nicht bekannt, nur ein kleiner Teil nahm überhaupt an den Besprechungen teil und es fehlte beinahe gänzlich an gegenseitiger Rücksichtnahme oder Respekt vor dem Personal. An Stelle der fehlenden Gemeinschaft (in der ›gemeindenahen Versorgung‹) stand die Herrschaft des Stärksten und Brutalsten. Diese Kultur ließe sich in der folgenden Annahme ausdrücken:

– Menschen, die der Betreuung durch einen Psychiater bedürfen, werden am ehesten gesund, wenn man sie gänzlich aus dieser Betreuung entlässt.

Die Widersprüchlichkeit dieser Haltung verdeutlicht abermals, dass sie nicht durchdacht ist. Die Bestürzung und seelischen Nöte des Beobachters waren nicht nur in der unbewussten Akzeptanz der oben genannten Haltung begründet, sondern auch in ihren Folgen, die ebenso wenig angesprochen wurden – eine Bestürzung auch darüber, dass es offenbar niemanden gab, der etwas an den Folgen hätte ändern können, auch wenn sie bewusst diskutiert worden wären.

Die Kultur in der allgemeinen Gesundheitsfürsorge

Wir waren erstaunt, wie unterschiedliche kulturelle Atmosphären sich durch Fantasien über die Beschaffenheit psychischer Erkrankungen und deren Behandlung ausdrücken lassen. Wenn wir nun dazu übergehen, Organisationen zu untersuchen, die sich der Behandlung von körperlichen Erkrankungen widmen, nehmen wir an, dass diese Untersuchungen die allgemeinen Erkenntnisse aus Menzies' klassischer Studie bestätigen. Wir können dabei drei verschiedene Schauplätze miteinander vergleichen.

Die Station in einem Allgemeinkrankenhaus
Skogstads Studie (Kapitel 8) gibt uns noch einmal die Gelegenheit, einen Blick auf den Schauplatz zu werfen, den Menzies ursprünglich untersucht hat (wenn auch mithilfe dieser ganz anderen Methode). In Skogstads Studie

wurden exakt die gleichen Arten von emotionaler Distanzierung festgestellt. Der Beobachter hatte das Gefühl, sich im Zentrum großer Aktivität zu befinden. Es fiel ihm schwer, mit anzusehen, wie die Patienten in emotionaler Hinsicht vernachlässigt wurden, wie sie auf der Station häufig plötzlich von hier nach dort geschoben wurden. Die Beziehungen zu Patienten vermittelten meist einen mechanischen Eindruck.

Dennoch wurden uns durch Skogstads Beobachtungen einige interessante Einblicke in die spezifische Kultur dieser Station ermöglicht. Manchmal bemerkte das Personal durchaus das Leiden der Patienten, doch ging man damit in einer Art und Weise um, die an Donatis ›touch-and-go‹ erinnert. Dem Leiden des Personals wurde hingegen weit weniger Beachtung geschenkt; für gewöhnlich wurde es mit einer Art Heiterkeit kaschiert, die ans Erotische grenzte. Auf der Station herrschte eine immer während Freundlichkeit, die offenbar ebenso flüchtig wie oberflächlich war. Der Anspruch, freundlich, zu sein schien alle anderen Gefühle wie Mitleid, Verzweiflung, Wut und Angst zu verdrängen. Das besondere Verlangen nach ›Freundlichkeit im Unglück‹ war in seinen Augen ein ungerechter Anspruch an die Patienten, die auf diese Weise in einem Zustand der Isolation und verstärkter Einsamkeit zurückgelassen wurden.

Skogstad bezeichnet dies als manische Kultur, und es ist sicherlich richtig, dass die Hoffnungslosigkeit, wie sie in psychiatrischen Kliniken gefunden wurde, hier nicht annähernd so offensichtlich war. Das Gefühl der Unzulänglichkeit machte sich hier auf subtilere Weise bemerkbar – die leere Batterie während einer Beobachtung, die Traurigkeit darüber, Patienten für Spezialuntersuchungen und -behandlungen an andere Einrichtungen abzugeben und der ständige Mangel an Personal und Betten. Gleichzeitig war das Eindringen in die Privatsphäre von Patienten scheinbar an der Tagesordnung – wie ihre Zimmer schien auch ihr Seelenleben für jedermann auf dem Gang zugänglich zu sein. Wie bei der körperlichen Behandlung, die einen freien Zugang zu ihren Körpern durch natürliche oder chirurgische Offnungen verlangt, wurde auch ihr Seelenleben unbedacht entblößt. Die Art und Weise der körperlichen Versorgung durch die Schwestern hatte eine Art von ›reinraus‹, die sich in ähnlicher Weise auf die emotionale Ebene übertrug. Dieser Kultur lagen offensichtlich bestimmte Annahmen zugrunde, die unüberprüft blieben:

– Wenn ausreichend Freundlichkeit entwickelt wird, müssen Furcht, Angst und Mitleid nicht gefühlt werden.
– Geschäftigkeit ist das Gegenmittel gegen den Tod oder die Herrschaft über ihn.

Bei der körperlichen Versorgung wird den emotionalen und zwischenmenschlichen Aspekten der Behandlungssituation noch weniger Aufmerksamkeit geschenkt, da der Körper Vorrang hat, was unter Umständen sogar nachvollziehbar ist.

Chirurgie in einer Tagesklinik
Aus finanziellen Gründen ist die Aufenthaltsdauer in Krankenhäusern sowohl bei physischen als auch bei psychiatrischen Erkrankungen gekürzt worden. Für leichtere Fälle sind Operationen an Tagespatienten daher eine zunehmend übliche Lösung. Maxwell war als Beobachterin in einer speziell für solche Leistungen eingerichteten Abteilung. Das Personal war sehr stolz auf die Einrichtung, und die räumlichen Gegebenheiten waren gut durchdacht worden, um einen reibungslosen Ablauf bei der Patientenversorgung zu gewährleisten. Trotzdem war die Situation in der Klinik immer sehr angespannt, ohne dass jemand wusste, woran das lag. Die Beobachterin fühlte sich auf schmerzliche Weise entblößt, sowohl körperlich als auch persönlich. Sie erlebte erhebliche Verlegenheit aufseiten der Patienten, und auch bei sich selbst. Sehr viel Mühe galt den Untersuchungen der Patienten, zu denen das Entkleiden ebenso gehörte wie die oftmals sehr öffentliche Befragung der Patienten. Die persönlichen Ängste und Sorgen der Patienten gegenüber den bevorstehenden Behandlungen wurden dabei nicht unbedingt berücksichtigt. Dies stimmt weitgehend mit der internistischen Station überein, die von Skogstad beobachtet wurde.

Man könnte nun dem Personal in gewisser Hinsicht Gefühllosigkeit und eine Arbeitsweise wie am Fließband unterstellen. Es gab jedoch auch Momente, in denen der Kontakt sehr eng – und manchmal sehr emotional – war. Diese Momente waren kurz und konnten sehr plötzlich abgebrochen werden. Der Einfluss der kurzen chirurgischen Eingriffe an Patienten wirkte sich offenbar auch auf die flüchtig entstandenen Beziehungen aus. Hinzu kommt, dass es sich hier um eine ambulante und nicht um eine stationäre Behandlung handelte.

Die kurzen aber intensiven Kontaktmomente währten nicht lange – bestimmte Aufregungen wurden schnell zur Unterbrechung; und im Allgemeinen wurden sie durch ein reges und effizientes Fließbandsystem ersetzt. Die Beobachterin beschreibt wiederholt ihren Wunsch, von der Bildfläche zu verschwinden. Ein mechanisches Fließbandsystem erlaubte dem Personal, sich emotional hinter mechanischen Rollen und Funktionen, die den gesamten Ablauf charakterisierten, zu verstecken. Der Versuch der Effizienz ließ die Individualität der Personen außer Acht – Kleidung gab es nicht in den richtigen Größen, Menschen folgten dem Wege ihrer Krankenakten und

Pünktlichkeit war das A und O. Das gab den ohnehin schon kurzen persönlichen Begegnungen eine erschütternd unpersönliche Note. Die Abwehrtechniken hatten sich zwar verändert, doch blieb die von Menzies beschriebene Ausgrenzung des Persönlichen bestehen.

Dieser Atmosphäre geschäftigen Treibens und kaltherziger Gleichgültigkeit gegenüber den individuellen Bedürfnissen der Patienten schien folgende Haltung zugrunde zu liegen:

– Wenn rasche chirurgische Eingriffe effizient sind, dann wird auch ein gleichermaßen flüchtiger persönlicher Kontakt effizient sein.

Diese rege Effizienz steht im Zusammenhang mit einer ähnlichen Erfahrung, die Skogstad auf der kardiologischen Station gemacht hat. Wenngleich man sich in dieser Tagesklinik Gedanken über den emotionalen Kontakt gemacht hatte, so versuchte man scheinbar, ihn in die geregelten Bahnen eines Fließbandsystems umzulenken, wo es emotionale Stresssituationen und zwischenmenschlichen Kontakt nur in einer bestimmten und geplanten Form geben konnte.

Interessanterweise sprach das Personal auf dieser Station mit der Beobachterin explizit über das Gefühl, dass etwas schief lief, und trotzdem mangelte es an der Fähigkeit, bewusst und differenziert darüber nachzudenken.

Der nackte Tod

Da die Angst vor dem Tod die zentrale Angst bei der Arbeit in Krankenhäusern ist, stellen deren Sterbekliniken die erschütternsten Abteilungen dar. Ramsay begann ihre Beobachtung in dem Hospiz mit der Erwartung, dass das Annehmen des Todes eine wesentliche Aufgabe der Ärzte wie des Pflegepersonals ist. Aufgrund ihrer Beobachtungen kam sie jedoch zu dem Schluss, dass dieses Annehmen in einer Weise verzerrt war, die das Leid umso größer machte. Die Beobachterin beschreibt auf schmerzliche Weise die Hilflosigkeit, klagt aber nicht im eigentlichen Sinn über Unvermögen. Es geht vielmehr um die Hilflosigkeit, einander in der Not beizustehen. Man ging mit dem Tod so um, dass man ihn auf ganz konkrete Weise isolierte – mit der Isolierstation, den Einzelzimmern, den geschlossenen Türen und der Leere des ›Gemeinschafts‹-Raumes. Es herrschte eine emotionale Isolation, wobei das Leid einfach ›weggeschlossen‹ wurde, und lediglich die Katze schien noch unverstellt auf die Atmosphäre zu reagieren.

Diese menschliche Isolierung spiegelte sich auch in den kognitiven Reaktionen wider. Der Tod ebenso wie das Bedürfnis der Patienten und Verwandten nach menschlichem Beistand wurden zwar offen anerkannt, doch die Anerkennung war oberflächlich und hinterließ nicht mehr als das schmerzliche

Gefühl, den unausweichlichen Moment des Todes nicht aufhalten zu können. Die Gnadenlosigkeit des Todes bewirkte offenbar, dass man ebenso gnadenlos mit ihm umging.

Daraus lässt sich ein eindeutiges kulturelles Muster erkennen: Die Anerkennung des Todes und der mit ihm verbundenen menschlichen Bedürfnisse bestimmten die allgemeine Haltung. Dennoch herrschte wie auf der kardiologischen Station eine Philosophie stoischer Heiterkeit, wie das Leuchten eines vielfarbigen Schmetterlings – die in diesem Fall aber nicht so ausgesprochen erotisch war. Unter dem Deckmantel der lebhaften Heiterkeit verbargen sich verschiedene unbewusste Einstellungen:

- Hilflosigkeit angesichts des Todes kann durch die Isolierung der Erfahrung des Todes vermieden werden.
- Oberflächliche Heiterkeit vertreibt die Furcht erregende Düsterkeit des Todes.

Angesichts des offensichtlichen Leidens der Sterbenden wie der Angehörigen machte der Versuch, den Tod in dieser Weise zu regulieren, das Gefühl der Isolation und die Hilflosigkeit nur noch schlimmer. Die mangelnde Reflexion dieser Konsequenzen legt noch einmal nahe, dass diese Einstellungen aus unbewussten Quellen herrührten.

Die Beobachtung der Atmosphäre

Allgemein scheint es so zu sein, dass psychiatrische Einrichtungen bestimmte Einstellungen gegenüber Ängsten einnahmen, meist vor allen Dingen Hoffnungslosigkeit und Unvermögen, die sich aus einer selbst untergrabenden Haltung zum Leben ableiten lassen, nämlich der, dass Leben dem Wahnsinn gleichkommt. In den Einrichtungen, die sich der Behandlung körperlicher Leiden widmen, lassen die kulturellen Einstellungen einen freieren Umgang im persönlichen Kontakt mit den Patienten zu, weshalb hier eine größere Bandbreite von Abwehrtechniken angewendet wird.

Wir haben hier etwas beschrieben, das wir Kultur nennen, eine Reihe von Einstellungen, die als ›Atmosphäre‹ der Einrichtung wahrgenommen werden können. Wir können von einer Kette von Ereignissen sprechen: Ängste führen zu Abwehrmechanismen, die in kollektiver Form zu sozial weitervermittelten Einstellungen werden, die dann wiederum die Abwehrtechniken untermauern. Diese Einstellungen machen sich in Form von Handlungen und Beziehungen bemerkbar, die für die charakteristische und greifbare Atmosphäre in der jeweiligen Einrichtung verantwortlich sind. In der Praxis erwarten wir jedoch, dass unsere Beobachtungen in umgekehrter Reihenfolge ablaufen: Das Erkennen der Atmosphäre führt zu ihrer gedanklichen Reflexion und in der Folge zu Hypothesen über die Abwehrformen und Ängste, die dieser Atmosphäre zugrunde liegen.

Im Großen und Ganzen ist es uns mit diesen Beobachtungen gelungen, ein Interesse an der Dynamik von Organisationen zu wecken und diejenigen dafür zu sensibilisieren, die eines Tages verantwortungsvolle Positionen im Bereich der Gesundheitsfürsorge haben werden. Als Forschungsmethode birgt die Herangehensweise aber eine Vielzahl von Problemen: Überinterpretation, bereits existente Theorien, zirkuläre Beweisführung, nicht-theoretische Voreingenommenheit der Beobachter und der eingeschränkte Blick des einzelnen Beobachters. Alle genannten Schwachstellen sind geradezu offensichtlich. Gleichzeitig wagen wir zu behaupten, dass die Intensität dieser Kultur, ihre Ängste und unausgesprochenen Annahmen, auf keine andere Weise so unmittelbar und nachhaltig eingefangen werden können. Die emotionale Empfindlichkeit des Beobachters ist ein einzigartiges Forschungsinstrument. Der Forschungszweck, zu dem uns die Studien gedient haben, lässt sich in unseren Augen nicht abweisen. Menzies' Studie über die Abwehrtechniken im Pflegebereich eines Allgemeinkrankenhauses konnte in eindrucksvoller Weise bestätigt werden. Ferner stellen wir die These auf, dass sich durch alle Beobachtungen hindurch eine beachtliche Konstanz beobachten lässt, die nahe legt, dass wir es nicht bloß mit individuellen Ängsten und der Voreingenommenheit der Beobachter zu tun haben.

Einige Leser sind womöglich der Ansicht, das Personal der untersuchten Stationen und Einrichtungen hätte sich in manchen Situationen anders verhalten sollen. Diese Forderung mag durchaus ihre Berechtigung haben, sie war jedoch weder Ziel unserer Studien, noch ist sie Zweck dieser Ausführungen. Vielmehr möchten wir folgende Frage stellen: Aus welchem Grund werden die Dinge eigentlich so gemacht, wenn man sie, objektiv gesehen, anders besser machen könnte? Wir nehmen an, dass es eine Antwort auf diese Frage gibt. Es gibt durchaus Gründe dafür, warum die Dinge so gemacht werden, wie sie gemacht werden, und warum die Fähigkeit des klaren Denkens in manchen Bereichen blockiert ist. Diese Gründe haben eine enorme Kraft – die Kraft uneingestandener oder unbewusster Ängste. Unser Ziel war es, einen konkreten Einblick in diese versteckten emotionalen Beweggründe, die tiefen Ängste und vielfältigen Abwehrhaltungen zu liefern.

An dieser Stelle darf nicht vergessen werden, dass die Studien eigentlich Teil eines Ausbildungsprogramms waren, die, in ihrer Gesamtheit betrachtet, zusätzlich Forschungszwecke erfüllten. Es wurde nicht versucht, die beobachteten Systeme zu beeinflussen oder zu verändern. Darin unterscheiden sich unsere Studien deutlich von Obholzers & Roberts' (1994) Untersuchungen, die in Kapitel 1 erörtert wurden. Diese erzielten ihre Ergebnisse durch Methoden, die auch beratende Funktion hatten und somit ganz klar den Anspruch, Änderungen herbeizuführen, und ihre Studien weisen eine Reihe signifikanter Unterschiede auf.

Organisationsberatung in der Gesundheitsfürsorge

Obholzer & Roberts versuchten mit ihrer Methode der Veränderung, eine ›externe‹ Denkweise in die Organisation einzuführen. Dieser Versuch, das Denken in ganz bestimmten Bereichen anzuregen, steht im Gegensatz zu unserer Methode, nämlich in die Kultur einzutauchen und sie einfach zu erleben.

Indem wir unser Augenmerk auf die Beschreibung der Kultur und die zugrunde liegenden Ängste richten, nehmen wir eine völlig andere Perspektive ein. Wir sind in der Lage, uns der Spannung, die wir bei Obholzer & Roberts festgestellt haben, zu entziehen, nämlich der Spannung zwischen einem eher psychoanalytischen Blick auf die Ängste und Abwehrmechanismen und einem eher systemischen Blick auf die Managementstrukturen. Das ermöglicht uns, näher an der psychoanalytischen Perspektive und an Trists ursprünglichem Projekt zu bleiben. Die Bedeutung von Obholzers & Roberts' Arbeit liegt für uns darin, dass wir Aspekte wie die Aufgabe der Einrichtung, ihre Grenzen oder die Ausübung von Autorität und Führung innerhalb der Einrichtung nicht aus den Augen verlieren, da diese für die Einführung von Veränderungen wesentlich sind und bei einer rein psychoanalytischen Perspektive leicht übersehen werden könnten.

Die von Obholzer & Roberts durchgeführten Studien veranschaulichen diese Aspekte von Aufgabe, Grenze sowie Autorität und Führung, und dies ergänzt unsere Studien, die sich mehr mit Ängsten, Abwehrhaltungen und kulturellen Einstellungen befassen.

Obholzer (1987, 1994a, 1994b) richtet sein Augenmerk besonders auf Autorität und Führung als Schlüsselfunktionen im organisatorischen Bereich. Das Führungspersonal muss dafür sorgen, dass die Organisation ihre Aufgabe erfüllt, und sicherstellen, dass die Grenzen auf effektive Weise eingehalten werden. Dies sind natürlich zentrale Voraussetzungen für die Stabilität von Systemen – und die Beratungstätigkeit von Obholzer & Roberts ist nach wie vor systemtheoretisch fundiert. Berater werden in der Regel von der mittleren oder obersten Führungsebene in die Organisation geholt, also von Führungskräften, die mit den Ängsten auf der untersten Ebene kaum in Berührung kommen und sich stattdessen Sorgen um die Stabilität des Systems an sich machen. Das Ziel der Berater besteht darin, einen Wandel herbeizuführen, weshalb sie sich im Wesentlichen mit jenen Personen befassen, die als Motor für Veränderungen in Frage kommen. Allerdings besteht die Gefahr, dass durch die Konzentration auf diejenigen Aspekte des Systems, die einem Wandel gegenüber am meisten aufgeschlossen sind, andere wichtige Aspekte der Kultur übersehen werden. Beide Aspekte sind Teil der Organisation und müssen als zwei sich ergänzende Komponenten gleichermaßen berücksichtigt werden.

Obwohl die Studien in unserem Buch nicht als Beratung gedacht waren, war es bemerkenswert, dass viele, wenn nicht sogar die meisten Teams nach der Beobachtung einen hilfreichen Bericht erwarteten, so als suchten sie Hilfe in ihrer Arbeit. Und darin drückte sich zweifellos ihr Bedürfnis nach mehr Unterstützung aus. Wenn die Beobachtungen jedoch zu Ende waren, verlangte niemand mehr nach einem Bericht – und als dem Personal einmal ein Bericht zugesandt wurde, erhielt man darauf keine Antwort. Die Tatsache, dass vonseiten des Personals keine Nachfrage kam, muss natürlich nicht heißen, dass tatsächlich kein Interesse mehr bestand. Es scheint eher so zu sein, dass das Ende der Beobachtungen vom Personal kaum bemerkt wurde, sodass sich dem Beobachter häufig das schmerzliche Gefühl einer flüchtigen Begegnung aufdrängte. Insgesamt haben die Beobachtungen gezeigt, dass es unter den Mitarbeitern in medizinischen Einrichtungen durchaus ein großes Bedürfnis nach mehr Unterstützung und Hilfe bei der Bewältigung ihrer Ängste gibt. Der hohe Grad an Abwehr, der in vielen der beobachteten Einrichtungen deutlich wurde, hängt wohl mit einem mangelnden Containment der Ängste in der Organisation zusammen.

Unser Anliegen war es, die Anwendung einer Untersuchungsmethode zu zeigen, die nicht mit dem Anspruch belastet war, diese Einrichtung verändern zu müssen. Obgleich die Studien in erster Linie Ausbildungszwecken dienten, haben wir aus ihnen dennoch einige Forschungsschlüsse gezogen. Unsere Studien sind über einen Zeitraum von mehr als fünfzehn Jahren durchgeführt worden, sie können jedoch mit einer Tradition psychoanalytischer Berichte über Organisationen in Verbindung gebracht werden, die bis in die fünfziger Jahre zurückreichen. Die Ergebnisse der psychoanalytischen Untersuchungen in Einrichtungen der Gesundheitsfürsorge lassen dabei eine beachtliche Konstanz erkennen. Gleichzeitig könnten wir aber auch gewisse Trends im ›unbewussten Leben von Organisationen‹ festmachen, die meist auf veränderte Richtlinien innerhalb des britischen National Health Service zurückzuführen sind.

Übersetzung: Nadine Mutz & Wilhelm Skogstad

Veröffentlichungshinweise

Folgende Kapitel sind bereits früher erschienen und werden hier mit Erlaubnis der Verlage in leicht veränderter Form wieder abgedruckt.

Kapitel 3: Donati, F. (1989): A psychodynamic observer in a chronic psychiatric ward. British Journal of Psychotherapy 5 (3), 317-329.

Kapitel 4: Rees, J. (1987): Psychotherapy training: Food for thought. International Journal of Therapeutic Communities 8 (1), 47-56.

Kapitel 5: Chiesa, M. (1993): At the border between institutionalisation and community psychiatry: Psychodynamic observation of a hospital admission ward. Free Associations 4 (2), 241-263.

Kapitel 8: Skogstad, W. (1997): Working in a world of bodies: Defensive techniques on a medical ward – a psychoanalytical observation. Psychoanalytic Psychotherapy 11 (3), 221-263.

Kapitel 10: Ramsay, N. (1995): Sitting close to death: Observation on a palliative care unit. Group Analysis 28, 335-363.

Folgende Kapitel sind bereits früher in deutscher Übersetzung erschienen:

Kapitel 1: Hinshelwood, R. D. & Skogstad, W. (2006): Zur psychosozialen Dynamik in Einrichtungen des Gesundheitswesens. Freie Assoziation 9, (2).

Kapitel 2: Hinshelwood, R. D. & Skogstad, W. (2003): Die Methode der Organisationsbeobachtung. Freie Assoziation 6, 23-34.

Kapitel 8: Skogstad, W. (2005): Arbeiten in einer Welt von Körpern – eine internistische Station. Freie Assoziation 8, 41-63.

Kapitel 9: Maxwell, D. (2006): Kein Platz zum Verstecken. Eine Tagesklinik. Freie Assoziation 9, (2).

Kapitel 10: Ramsay, N. (2005): Nahe beim Tode sitzen. Eine Palliativstation. Freie Assoziation 8, 65-76.

Autoren und Herausgeber

Marco Chiesa, MD (Milan), MRCPsych, ist Consultant Psychiatrist for Psychotherapy am Cassel Hospital in Richmond, Surrey, Großbritannien. Honorary Senior Lecturer am University College London und Mitglied der British Psycho-Analytical Society. Zuvor war er Senior Tutor for Psychotherapy und Honorary Consultant Psychotherapist am Institute of Psychiatry und am Maudsley Hospital in London. Er hat über Psychoanalyse geforscht und veröffentlicht.

Flavia Donati, MD (Milan), ist Assoziiertes Mitglied der Italienischen Psychoanalytischen Gesellschaft. Sie arbeitet als Psychiaterin und Psychoanalytikerin in Rom. Von 1980 bis 1989 arbeitete sie in London in psychiatrischen Krankenhäusern und in einer stationären Therapeutischen Gemeinschaft.

Judith Edwards, MRCPsych, hat eine Psychotherapieausbildung am Cassel Hospital in Richmond, Surrey, Großbritannien gemacht. Ihr Hauptinteresse liegt auf psychoanalytischen Ansätzen zum Verständnis und zur Behandlung psychotischer Störungen. Sie arbeitet derzeit in der Forensischen Psychiatrie.

R. D. Hinshelwood, FRCPsych, ist Mitglied der British Psycho-Analytical Society und Professor für Psychoanalyse an der Universität Essex. Er entwickelte eine psychoanalytische Form der Beobachtung von Institutionen für die Ausbildung von Psychiatern. Er ist Autor vieler Artikel und Bücher, u.a. zur Kleinianischen Psychoanalyse, Geschichte und Ethik der Psychoanalyse, Organisationsdynamik und -beobachtung. Sein jüngstes Buch trägt den Titel: ›Thinking about Institutions‹.

Debbie Maxwell, (Michaels), MA RATh MBACP, arbeitet als Kunsttherapeutin in Sheffield, Großbritannien. Sie hat eine Ausbildung als Psychotherapeutin abgeschlossen und ist in ihrer Arbeit besonders an der Schnittstelle von physischer und psychischer Gesundheit interessiert.

Mark Morris, BA, MBChB, MRCPsych, ist Leiter einer privaten forensischen Einrichtung und Assoziiertes Mitglied der British Psycho-Analytical Society. Er hat Medizin und Psychiatrie in Glasgow studiert, arbeitete in seiner Weiterbildung u.a. im Barnet Psychiatric Crisis Team und am Cassel Hospital in Richmond, Surrey, Großbritannien und war später in verschiedenen Einrichtungen als Consultant Psychotherapist tätig, u.a. in einer therapeutischen Gemeinschaft in einem Gefängnis (Grendon Underwood) und an der Portman Clinic in London.

Noreen Ramsay hat ihre Ausbildung zur Psychiaterin in Irland und England absolviert. Ihr besonderes Interesse war die Arbeit mit kranken und sterbenden Patienten. Sie lebt heute in Irland und ist als Keramik- und Glaskünstlerin tätig. Sie ist vor allem an der therapeutischen und spirituellen Bedeutung von Kunst interessiert.

John Rees, MRCPsych, ist Consultant Psychiatrist in Basingstoke, North Hampshire, Großbritannien. Er hat seine Ausbildung als Psychiater in London und in Wessex erhalten. Seine Hauptinteressen sind die Lehre der Psychiatrie, psychiatrisches Krisenmanagement innerhalb der allgemeinen Medizin und die Geschichte der Medizin.

Burkard Sievers, Dipl. Soz., Dr. Soz-Wiss. ist Professor für Wirtschaftswissenschaften mit sozialwissenschaftlicher Ausrichtung (Organisationsentwicklung) an der Bergischen Universität Wuppertal. Er ist Mitherausgeber der ›Freien Assoziation‹, Co-Direktor des internationalen Fortbildungsprogramms ›Organisationslandschaften – Organizations in Depth‹ und Präsident der ›International Society for the Psychoanalytic Study of Organizations (ISPSO)‹ (2005-2007). Er ist Mitherausgeber von ›Sievers, B. u. a. (Hg.), (2003): Das Unbewusste in Organisationen. Freie Assoziationen zur psychosozialen Dynamik von Organisationen. Gießen (Psychosozial-Verlag)‹.

Wilhelm Skogstad ist Psychiater und Psychoanalytiker, Mitglied der British Psycho-Analytical Society. Er absolvierte seine medizinische, psychiatrische und psychotherapeutische Ausbildung in München und bildete sich dann in London weiter, an der Tavistock Clinic, am Cassel Hospital und am Londoner Psychoanalytischen Institut. Er ist Leiter der Erwachsenenabteilung am Cassel Hospital in London und Psychoanalytiker in privater Praxis. Veröffentlichungen zur Unfähigkeit zu trauern, stationärer Psychotherapie und zur psychoanalytischen Beobachtung von Institutionen.

Literatur

Barron, C. (1987): Asylum to anarchy. London (Free Association Books).

Barton, R. (1959): Institutional neurosis. Bristol (Wright).

Berger, P. L. & Luckmann, T. (1971): The social construction of reality. Harmondsworth (Penguin). Dt.: Die gesellschaftliche Konstruktion der Wirklichkeit. Eine Theorie der Wissenssoziologie. Frankfurt/M. (S. Fischer), 1969.

Bick, E. (1964): Notes on infant observation in psychoanalytic training. International Journal of Psycho-Analysis 45, 558-566.

Bion, W. (1959): Attacks on linking. International Journal of Psycho-Analysis 40, 308-315; wieder in: Bott-Spillius, E. (1988): Melanie Klein today. Bd. I. London (Routledge). Dt.: Angriffe auf Verbindungen. In: Bott Spillius, E. (1990): Melanie Klein heute. Bd. I. München (Verlag Internationale Psychoanalyse), S. 110-129.

Bion, W. (1961): Experiences in groups. London (Tavistock). Dt.: Erfahrungen in Gruppen und andere Schriften. Stuttgart (Klett), 1990.

Bleuler, E. (1924): Textbook of psychiatry. New York (Macmillan). Dt.: Lehrbuch der Psychiatrie. Berlin (Springer), (15.Aufl.), 1983.

Bott, E. (1976): Hospital and society. British Journal of Medical Psychology 49, 97-140.

Bott-Spillius, E. (1990): Asylum and society. In: Trist, E. & Murray, H. (Hg.) The social engagement of social science. Bd. I. London (Free Association Books), S. 586-612.

Chiesa, M. (1989): Psychodynamic and systemic approaches: Some areas of convergence. Free Associations 14, 62-78.

Chiesa, M. (1993): At the border between institutionalization and community psychiatry: Psychodynamic observations of a hospital admission ward. Free Associations 4 (2), 241-263. (Wieder als Kapitel 5 in: Hinshelwood, R. D. & Skogstad, W. (Hg.) (2000): Observing organisations. Anxiety, defence and culture in health care. London (Routledge) bzw. in diesem Buch).

Cohn, N. (1994): Attending to emotional issues on a special care baby unit. In: Obholzer, A. & Roberts, V. Z. (Hg.) The unconscious at work. London (Routledge), S. 60-66.

Coid, J. (1994): Failure in community care: Psychiatry's dilemma. British Medical Journal 308, 805-806.

Conolly, J. (1856): The treatment of the insane without mechanical restraints. London (Smith, Elder); Dt.: Die Behandlung der Irren ohne mechanischen Zwang. Lahr (Schauenburg) (1860).

Conran, M. (1985): The patient in hospital. Psychoanalytic Psychotherapy 1, 31-43.

Dartington, A. (1994): Where angels fear to tread: Idealism, despondency and inhibition of thought in hospital nursing. In: Obholzer, A. & Roberts, V. Z. (Hg.) The unconscious at work. London (Routledge), S. 101-109.

de Board, R. (1978): Psychoanalysis of organisations. London (Tavistock).

Dejours, Chr. (1990): Nouveau regard sur la suffrance humaine dans les organisations. In: J.-F. Chanlat (Hg.) L'individu dans l'organisation. Les dimensions oubliées. (Les Press de l'Université Laval), S. 687 – 708.

Dejours, Chr. (1998): Suffrance en France. Paris (Éditions du Seul).

Devereux, G. (1978) Ethnopsychoanalysis: Psychoanalysis and anthropology as complementary frames of reference. London (University of California Press). Dt.: Ethnopsychoanalyse – die komplementaristische Methode in den Wissenschaften vom Menschen. Frankfurt/M. (Suhrkamp) 1978.

Dobson, F. (1998): Open letter to Professor Thornicroft.

Donati, F. (1989): A psychodynamic observer in a chronic psychiatric ward. British Journal of Psychotherapy 5, 317-329. (Wieder als Kapitel 3 in: Hinshelwood, R. D. & Skogstad, W. (Hg.) (2000): Observing organisations. Anxiety, defence and culture in health care. London (Routledge) bzw. in diesem Buch).

Fletcher, A. (1983): Working in a neonatal intensive care unit. Journal of Child Psychotherapy 9 (1), 47-55.

von Foerster, H. (1973): On constructing reality. In: Preiser, W. F. E. (Hg.) Environmental design research. Strondsberg (Dowden, Hutchinson & Ross).

Freud, S. (1909): Notes upon a case of obsessional neurosis. SE, Bd. 10. London (Hogarth Press). Dt.: Bemerkungen über einen Fall von Zwangsneurose. GW, Bd. 7.

Freud, S. (1914): Remembering, repeating and working-through. SE, Bd. 12. London (Hogarth Press). Dt.: Erinnern, Wiederholen und Durcharbeiten. GW, Bd. 10.

Freud, S. (1921): Group psychology and the analysis of the ego. SE, Bd. 18. London (Hogarth Press). Dt.: Massenpsychologie und Ich-Analyse. GW, Bd. 13.

von Glaserfeld, E. (1984): An introduction to radical constructivism. In: Watzlawick, P. (Hg.) The invented reality. New York (Norton). Dt.: Die erfundene Wirklichkeit: Wie wissen wir, was wir zu wissen glauben? München (Piper), 2006.

Goffman, E. (1961): Asylums. London (Anchor Books Doubleday). Dt.: Asyle: Über die soziale Situation psychiatrischer Patienten und anderer Insassen. Frankfurt/M. (Suhrkamp), 1972

Golding, W. (1954): Lord of the flies. London (Faber & Faber). Dt.: Herr der Fliegen. Frankfurt/M. (Fischer-Taschenbuch-Verlag), 2001.

Harrington, J. (1988): Psychiatrists – an endangered species? Bulletin of the Royal College of Psychiatrists 12, 169-174.

Heald, S., Deluz, A. & Jacopin, P.-Y. (1994): Introduction. In: Heald, S. & Deluz, A. (Hg) Anthropology and psychoanalysis: An encounter through culture. London (Sage).

Helman, C. (1981): Disease versus illness in general practice. Journal of the Royal College of General Practitioners 230, 548-552.

Hinshelwood, R. D. (1979): Demoralisation in the hospital community. Group Analysis 12, 84-93.

Hinshelwood, R. D. (1987a): The psychotherapist's role in a large psychiatric institution. Psychoanalytic Psychotherapy 2 (3), 207-215.

Hinshelwood, R. D. (1987b): What happens in groups. London (Free Association Books).

Hinshelwood, R. D. (1989): Comment on Dr Donati's ›A psychodynamic observer in a chronic psychiatric ward‹. British Journal of Psychotherapy 5, 330-332.

Hinshelwood, R. D. (1993): Locked in role: A psychotherapist within the social defence system of a prison. Journal of Forensic Psychiatry 4 (3), 427-440.

Hinshelwood, R. D. (1994): Attacks on the reflective space – Containing primitive emotional states. In: Sehermer, V. L. & Pines, M. (Hg.) Ring of fire: Primitive affects and object relations in group psychotherapy. London (Routledge), S. 86-106.

Hunt, J. (1989): Psychoanalytic aspects of fieldwork. London (Sage).

Jaques, E. (1953): On the dynamics of social structure. Human Relations 6, 10-23.

Jaques, E. (1955): Social systems as a defence against persecutory and depressive anxiety. In: Klein, M.; Heimann, P. & Money-Kyrle, R. (Hg.) New directions in psycho-analysis. London (Tavistock), S. 478-498.

Keenan, B. (1992): An evil cradling. London (Hutchinson).

Khaleelee, O. & Miller, E. (1985): Beyond the small group: Society as an intelligible field of study. In: Pines, M. (ed.) Bion and group psychotherapy. London (Routledge).

Lewis, I. (1977): Introduction. In: Lewis, I. (Hg.): Symbols and sentiments: Cross-cultural studies in symbolism. London (Academic Press).

Main, T. F. (1975): Some psychodynamics of large groups. In: Kreeger, L. (Hg.) The large group. London (Constable). Dt.: Zur Psychodynamik großer Gruppen. In: Kreeger, L. (Hg.) Die Großgruppe. Stuttgart (Klett), 1977, S. 50-80.

Menzies, I. (1959/1988): The functioning of social systems as a defence against anxiety. A report on a study of the nursing service of a general hospital. In: Menzies Lyth, I. (1988): Containing anxiety in institutions. Selected essays. Bd. I. London (Free Association Books), S. 43-85. Dt.: (1974) Die Angstabwehr-Funktion sozialer Systeme – ein Fallbericht. Gruppendynamik 5, 183-216.

Menzies Lyth, I. (1990): A psychoanalytical perspective on social institutions. In: Trist, E. & Murray, H. (Hg.) The social engagement of social science. Bd. I. London (Free Association Books), S. 463-475.

Miller, E. (1993): From dependency to autonomy: Studies in organisation and change. London (Free Association Books).

Miller, E. I. & Gwynne, G. V. (1972): A life apart. Landon (Tavistock).

Miller, E. I. & Rice, A. K. (1967): Systems of organization: The control of task and sentient boundaries. London (Tavistock).

Miller, L.; Rustin, M. & Shuttleworth, J. (1989): Closely observed infants. London (Duckworth).

Milner, M. (1950): On not being able to paint. London (Heinemann).

Obholzer, A. (1987): Institutional dynamics and resistance to change. Psychoanalytic Psychotherapy 2 (3), 201-205.

Obholzer, A. (1994a): Authority, power and leadership: Contributions from group relations training. In: Obholzer, A. & Roberts, V. Z. (Hg.) The unconscious at work. London (Routledge).

Obholzer, A. (1994b): Managing social anxieties in public sector organizations. In: Obholzer, A. & Roberts, V. Z. (Hg.) The unconscious at work. London (Routledge), S. 169-178.

Obholzer, A. & Roberts, V. Z. (Hg.) (1994): The unconscious at work. London (Routledge).

Orwell, G. (1945): Animal Farm. (Martin Secker & Warburg). Dt.: (2005): Farm der Tiere: Ein Märchen. Zürich (Diogenes).

Palmer, B. (2001): The Tavistock paradigm: Inside, outside and beyond. In: Hinshelwood, R.D. & Chiesa, M. (Hg.) Towards a Psychoanalytical Social Psychology. London (Whurr Publishers).

Perez-Sanchez, M. (1990): Baby observation: Emotional relationships during the first year of life. Perth (Clunie Press).

Pinel, P. (1801): Traité médico-philosophic sur l'alienation mentale. Paris.

Ramsay, N. (1995): Sitting close to death: Observation on a palliative care unit. Group Analysis 28, 335-365. Dt.: Nahe beim Tode sitzen. Eine Palliativstation. Freie Assoziation 8 (2005), 65-76. (Wieder als Kapitel 10 in: Hinshelwood, R. D. & Skogstad, W. (Hg.) (2000): Observing organisations. Anxiety, defence and culture in health care. London (Routledge) bzw. in diesem Buch).

Rapoport, R. N. (1960): Community as doctor. London (Tavistock).

Rees, J. (1987): Psychotherapy training: Food for thought. International Journal of Therapeutic Communities 8 (1), 47-56. (Wieder als Kapitel 4 in: Hinshelwood, R. D. & Skogstad, W. (Hg.) (2000): Observing organisations. Anxiety, defence and culture in health care. London (Routledge) bzw. in diesem Buch).

Reid, S. (Hg.) (1997): Developments in infant observation: The Tavistock Model. London (Routledge).

Rice, A. K. (1963): The Enterprise and its environment. London (Tavistock).

Rice, A. K. (1965): Learning for leadership. London (Tavistock). Dt.: Führung und Gruppe. Stuttgart (Klett) 1971.

Roberts, V. Z. (1994a): Till death us do part: Caring and uncaring in work with the elderly. In: Obholzer, A. & Roberts, V. Z. (Hg.) The unconscious at work. London (Routledge), S. 75-83.

Roberts, V. Z. (1994b): The self-assigned impossible task. In: Obholzer, A. & Roberts, V. Z. (Hg) The unconscious at work. London (Routledge), S. 110-120.

Rosenberg, S. D. (1970): Hospital culture as a collective defence. Psychiatry 33, 21-35.

Rosenfeld, H. (1971): A clinical approach to the psychoanalytic theory of the life and death instincts: An investigation into the aggressive aspects of narcissism. International Journal of Psychoanalysis 52, 169-178.

Rosenhan, D. L. (1973): On being sane in insane places. Science 179, 250-258.

Rustin, M. (1989): Observing infants: Reflections on methods. In: Miller, L.; Rustin, M. & Shuttleworth, J., Closely observed infants. London (Duckworth).

Saunders, C. M. (1960): Care of the dying. London (Macmillan).

Scott, D. & Starr, I. (1981): A twenty four hour family orientated psychiatric and crisis service. Journal of Family Therapy 3, 177-186.

Scull, A. T. (1977): Decarceration: Community treatment and the deviant: A radical view. Englewood Cliffs, N.J. (Prentice-Hall); Dt.: Die Anstalten öffnen: Decarceration der Irren und Häftlinge. Frankfurt/Main, New York (Campus) (1980).

Selvini-Palazzoli, M.; Anolli, L. & Di Blasio, P. (1987): The hidden games of the organization. New York (Pantheon).

Sinanoglou, I. (1987): Basic anxieties affecting psychiatric staff and their attitudes to psychotic patients. Psychoanalytic Psychotherapy 3, 27-37.

Skogstad, W. (1997): Working in a world of bodies: Defensive techniques on a medical ward – a psychoanalytical observation. Psychoanalytic Psychotherapy 11 (3), 221-241. Dt.: Arbeiten in einer Welt von Körpern – eine internistische Station. Freie Assoziation 8 (2005), 41-63. (Wieder als Kapitel 8 in: Hinshelwood, R. D. & Skogstad, W. (Hg.) (2000): Observing organisations. Anxiety, defence and culture in health care. London (Routledge) bzw. in diesem Buch).

Skogstad, W. (2002): Kein Platz für Angst und Schmerz. Psychoanalytische Beobachtungen von psychiatrischen und medizinischen Einrichtungen. Freie Assoziation 5, 143-157; wieder in: Sievers, B.; Ohlmeier, D.; Oberhoff, B. & Beumer, U. (Hg.) (2003): Das Unbewusste in Organisationen. Freie Assoziation zur psychosozialen Dynamik von Organisationen. Gießen (Psychosozial-Verlag), S. 307-321.

Stanton, A.H. & Schwartz, M.S. (1954): The mental hospital. New York (Basic).

Trist, E. (1950/1990): Culture as a psychosocial process. In: Trist, E. & Murray, H. (Hg.) (1990): The social engagement of social science. London (Free Association Books), S. 539-545.

Trist, E. & Murray, H. (1990): Historical overview: The foundation and development of the Tavistock Institute. In: Trist, E. & Murray, H. (Hg.) The social engagement of social science. London (Free Association Books), S. 1-34.

Trist, E.; Higgin, G.; Murray, H. & Pollock, A. (1963): Organisational choice. London (Tavistock).

VV.AA. (1998): PriSM psychosis study. British Journal of Psychiatry 173, 363-427.

Watzlawick, P. & Weakland, L. H. (1977): The interactional view: Studies at the Mental Research Institute, Palo Alto 1965-1974. New York (Norton).

Willshire, L. (1999): Workplace observation: Not knowing and coming to know. Socio-Analysis 1, 191-215

Winnicott, D. (1967): The location of cultural experience. International Journal of Psycho-Analysis 48 (3), 368-372. Dt.: Die Lokalisierung des kulturellen Erbes. In: Vom Spiel zur Kreativität. Stuttgart (Klett-Cotta), 1979, S. 111-120.

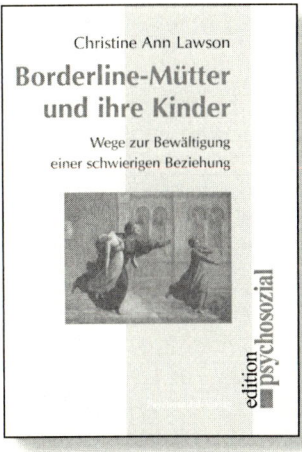
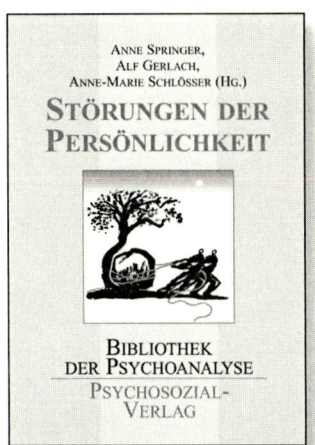

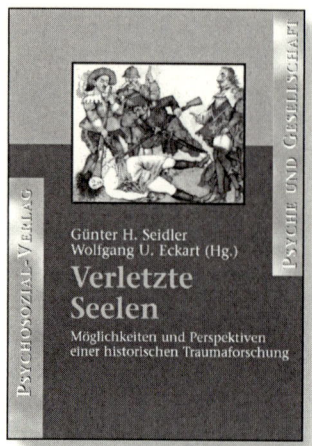

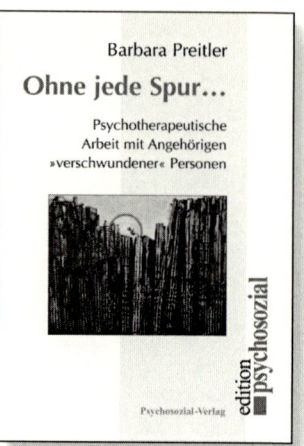

2005 · 314 Seiten · Broschur
EUR (D) 29,90 · SFr 52,20
ISBN 3-89806-406-9 · 978-3-89806-406-4

Wie wird eine Kultur durch (kollektive) Traumatisierungen beeinflusst, und wie reagiert sie auf (individuelle) Traumatisierungen und Traumatisierte? Die Psychotraumatologie mit ihren erprobten Konstrukten und Ansätzen zu Krankheitsbildern und Therapieverfahren stellt jenseits ihrer klinischen Anwendbarkeit eine historisch und kulturtheoretisch relevante Perspektive dar.

Di Autoren erweitern die historische Traumaforschung um klinische und kulturelle Deutungsmuster für Traumafolgestörungen. Dabei werden u.a. die Folgen von Gewalterfahrungen für kulturelle Phänomene – wie Werteorientierungen – aber auch für soziale Einrichtungen – wie Bildungs- und Gesundheitsversorgungssysteme oder politische Strukturen – beleuchtet.

September 2006 · ca. 240 Seiten · Broschur
EUR (D) 24,90 · SFr 43,90
ISBN 3-89806-928-1 · 978-3-89806-928-1

Nach einem gut lesbaren geschichtlichen und globalen Überblick zur Thematik ist ein erster Schwerpunkt die Beschreibung des Phänomens des gewaltsamen »Verschwindens« von Personen und den daraus resultierenden psychischen Folgen für die Angehörigen. Die Dimension dieser Problematik wird exemplarisch an Beispielen aus verschiedenen Regionen der Welt dargestellt. Der zweite Teil des Buches beschäftigt sich mit Bewältigungsstrategien von Angehörigen und der konkreten psychotherapeutischen Arbeit mit betroffenen Angehörigen. Anhand von zwölf Beispielen aus der psychotherapeutischen Praxis werden die Möglichkeiten und auch Grenzen der therapeutischen Unterstützung diskutiert.

Die Autorin vermittelt einen besonderen Zugang zur Arbeit mit traumatisierten Menschen und beleuchtet deren Situation aus einem neuen Blickwinkel.

P🔲V
Psychosozial-Verlag

Goethestr. 29 · 35390 Gießen · Tel. 06 41/9716903 · Fax 77742
bestellung@psychosozial-verlag.de
www.psychosozial-verlag.de

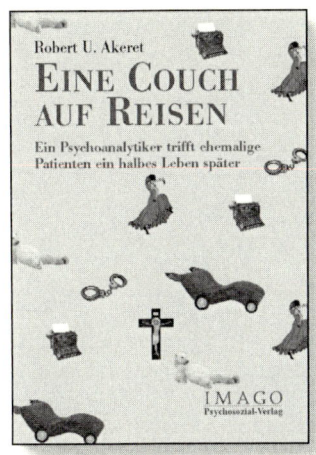

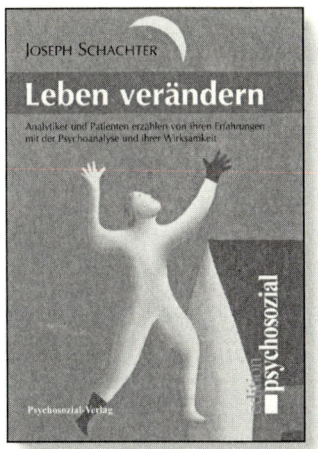

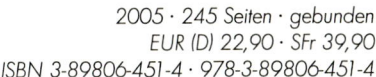

2005 · 245 Seiten · gebunden
EUR (D) 22,90 · SFr 39,90
ISBN 3-89806-451-4 · 978-3-89806-451-4

2006 · 232 Seiten · gebunden
EUR (D) 24,90 · SFr 43,–
ISBN 3-89806-049-7 · 978-3-89806-049-3

»Fünf Geschichten in der besten Tradition von Sigmund Freud, der die Krankengeschichte zur literarischen Form der Novelle entwickelte. ... Akeret erzählt die Geschichten seiner Patienten mit ansteckender Leidenschaft für seine therapeutische Aufgabe ... . Es gelingt ihm, die Erzählung ihrer Lebensgeschichte, ... seine heutigen Eindrücke von diesen Menschen und seine eigenen Gefühle auf der Reise zu in sich geschlossenen Geschichten zu verknüpfen. ... Aus den Qualen seiner Patienten und seinen inneren Skrupeln, ob er denn gute Arbeit geleistet hat, ist sein Buch entstanden. ... Man liest [es] auch deswegen gern, weil Akeret ... sich nicht an starre Regeln seiner psychoanalytischen Zunft hält.«

Ulfried Geuter, Deutschlandradio Kultur

Die Psychoanalyse kann das Leben eines Menschen drastisch verändern. Gleichzeitig kann die Entscheidung dazu derart gewaltig erscheinen, dass sich viele diese außergewöhnliche Erfahrung versagen. Der Entscheidungsprozess wird häufig durch weit verbreitete Vorbehalte, die auf mangelnder Information beruhen, noch weiter erschwert. »Leben verändern« enthält von Psychoanalytikern sachlich, aber verständlich und lebendig geschriebene Fallgeschichten, in denen die Veränderungen im Leben der Patienten – die zusätzlich selbst zu Wort kommen – geschildert werden. Die detaillierten Fallstudien sind auch für sich genommen faszinierend und werden den Lesern helfen, die Psychoanalyse ohne Vorbehalte zu betrachten und ihr lebensveränderndes Potenzial zu erkennen – wenn sie auch nicht immer in einer erfolgreichen und völligen Verwandlung endet.

P🙢V
Psychosozial-Verlag

Goethestr. 29 · 35390 Gießen · Tel. 06 41/ 9716903 · Fax 77742
bestellung@psychosozial-verlag.de
www.psychosozial-verlag.de

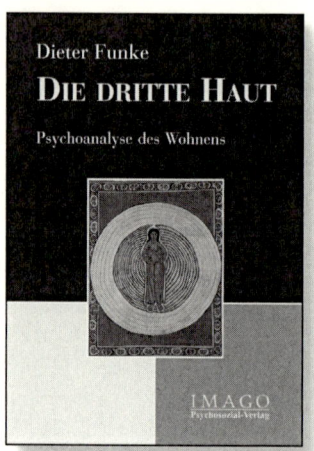

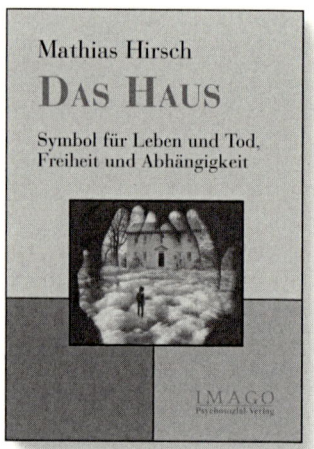

Dieter Funke
DIE DRITTE HAUT

Psychoanalyse des Wohnens

Mathias Hirsch
DAS HAUS

Symbol für Leben und Tod,
Freiheit und Abhängigkeit

Oktober 2006 · ca. 250 Seiten · Broschur
EUR (D) 24,90 · SFr 43,90
ISBN 3-89806-552-9 · 978-3-89806-552-8

2006 · 217 Seiten · Broschur
EUR (D) 19,90 · SFr 34,90
ISBN 3-89806-512-X · 978-3-89806-512-2

Die Metapher von der dritten Haut weist auf ein körpernahes Verständnis des Wohnens hin. Die erste Haut erweitert sich in textilen Umhüllungen und in Wänden, Decken und Böden in den Raum der Kultur. Der Wandel dieser Elementarformen von Dach, Wand, Tür und Fenster von der Steinzeit bis zur Postmoderne spiegelt auch die Entwicklungsgeschichte des menschlichen Bewusstseins. So lassen sich Häuser und Baustile als Ausdruck unserer psychischen Grundbedürfnisse verstehen; die Art des Wohnens beeinflusst unser seelisches Wohlbefinden, das wir durch Öffnen und Schließen, Weggehen und Wiederkommen, Sammeln und Entrümpeln regulieren. Das Buch wendet sich nicht nur an Fachleute wie Psychoanalytiker, Architekten, Kulturwissenschaftler, sondern an Menschen, die den Grundvorgang des Wohnens bewusster vollziehen wollen.

»Wenn das Haus fertig ist, kommt der Tod.« (türk. Sprichwort)

Das Haus verbinden wir mit Geborgenheit und Sicherheit. Es ist Teil unserer Sehnsuchtsliebe nach der idealisierten Kindheit im Elternhaus, und gleichzeitig symbolisiert es eigene Zukunftswünsche nach Selbstständigkeit im eigenen Haus. Das eigene Haus bedeutet aber auch ein Festgelegt-Sein, ein Stück Unfreiheit: Individualität wird zur Konformität, Freiheit zur Festlegung, Sicherheit zur Abhängigkeit. Möchte man sich im Haus selbst eine mütterliche Hülle schaffen, entdeckt man über kurz oder lang mit unheimlichem Gefühl, dass es auch den Charakter des Grabes annehmen kann. So symbolisiert das Haus einen basalen ambivalenten Autonomie-Abhängigkeitskonflikts, dem Mathias Hirsch nachgeht: witzig und hintergründig – kulturwissenschaftlich und psychoanalytisch.

P▦V
Psychosozial-Verlag

Goethestr. 29 · 35390 Gießen · Tel. 06 41/ 9716903 · Fax 77742
bestellung@psychosozial-verlag.de
www.psychosozial-verlag.de